中医内科临床实践

刘 飞 著

汕头大学出版社

图书在版编目（CIP）数据

中医内科临床实践 / 刘飞著 . -- 汕头 ： 汕头大学
出版社，2021.1
　　ISBN 978-7-5658-4224-5

　　Ⅰ．①中… Ⅱ．①刘… Ⅲ．①中医内科学 Ⅳ．
① R25

中国版本图书馆 CIP 数据核字（2020）第 261262 号

中医内科临床实践

ZHONGYI NEIKE LINCHUANG SHIJIAN

作　　者：刘　飞
责任编辑：汪艳蕾
责任技编：黄东生
封面设计：中图时代
出版发行：汕头大学出版社
　　　　　广东省汕头市大学路 243 号汕头大学校园内　邮政编码：515063
电　　话：0754-82904613
印　　刷：廊坊市海涛印刷有限公司
开　　本：710mm×1000 mm　1/16
印　　张：14
字　　数：265 千字
版　　次：2021 年 1 月第 1 版
印　　次：2022 年 5 月第 1 次印刷
定　　价：58.00 元
ISBN 978-7-5658-4224-5

目　录

第一章 肺系病证

肺居胸中,其位最高,下覆诸脏,故有"华盖"之称。肺主气,司呼吸,肺朝百脉,辅助心脏运行血液,主宣发肃降,主通调水道。肺系上通鼻窍,外合皮毛,不耐寒热,易受外邪侵袭,故又称之为"娇脏"。

肺之本脏病多因外感六淫、饮食不当、情志所伤、久病体虚所致。其证型类型主要分为虚实两大类。实者由风、寒、热、燥、火、痰饮上干于肺,肺失宣肃,升降不利;虚者多由肺脏气阴不足,肺不主气而宣肃无权。包括风寒束肺证、风热袭肺证、风燥伤肺证、痰湿蕴肺证、痰热郁肺证、寒饮伏肺证、痰瘀阻肺之实证和肺气亏虚证、肺阴亏耗证、气阴两虚证之虚证。

由于"肺为气之主",可助心治节,并且肺能通调水道,下输膀胱,而脾土为肺金之母,肝肺升降相因,金水相生,因此,肺系病证可涉及心、脾、肝、肾、膀胱、大肠等脏腑,从而出现脏腑相兼为病。如肝火犯肺、肺脾气虚、肺肾阴虚、水气凌心等。

肺系病证常见感冒、咳嗽、肺痨、哮病、喘证、肺痈、肺胀、肺痿等病证。如六淫外感,肺卫受邪则为感冒;内外之邪干肺,则肺气上逆为咳嗽;痰邪蕴肺,肺失宣降则为喘证、哮病;热壅血瘀肺叶生疮则为肺痈;痨虫蚀肺则病肺痨等。此外,肺与心、脾、肝、肾、大肠均有密切关系,临证时应予以全面考虑。

肺系病证的治疗应遵循"治上焦如羽,非轻不举"。肺为娇脏,多气少血,清旷而位高,故用药多选轻清而忌重浊。肺为娇脏,不耐寒热而恶燥,所以用药又宜甘润,润则肺气清肃自降。治肺不唯肺,尚需注意五脏之间,生克有序,相互影响,临床常用培土生金法、滋肾养阴法、平肝泻木法及通腑泻肺法、益气活血法等。

第一节 感 冒

感冒是感受风邪或时行疫毒,导致肺卫功能失调,临床以鼻塞、流涕、喷嚏、咳嗽、头痛、恶寒、发热、全身不适等为主要特征的常见外感病证。

本病四季均可发生,尤以冬、春季多发,以其两季气候多变,人体正气不足者,感而发病。其发病有轻重之分,轻者俗称"伤风"或"冒风""冒寒";重者俗称"重伤风";如由时行疫毒引起,发病急,病情较重,全身症状显著,症状多相类似,可发生传变,化热入里,继发或合并他病,具有广泛的传染性、流行性者,称为"时行感冒"。

《黄帝内经》已认识到感冒主要是感受风邪所致。如《素问·骨空论》云:"风从外入,令人振寒,汗出头痛,身重恶寒。"张仲景在其《伤寒论·辨太阳病脉证并治》中提出太阳表实证用麻黄汤,太阳表虚证用桂枝汤,实为感冒轻、重两型的具体治疗。"时行感冒"具有较强传染性,正如《诸病源候论·时气病诸候》所说:"……因岁时不和,温凉失节,人感乖戾之气而生,病者多相染易。"并指出:"非其时而有其气,是以一岁之中,病无长少,率相近似者,此则时行之气也。"北宋医家杨士瀛在《仁斋直指方·诸风》首提感冒之名,其书在"伤寒方论"中记载了参苏饮治"感冒风邪,发热头痛,涕唾稠黏"。元朝《丹溪心法·伤风》提出辛温、辛凉两大治法,明确病位在肺。此后医家又提出虚人感冒扶正祛邪的治法,至此对感冒有了比较系统而全面的认识。

西医所称的普通感冒、流行性感冒、上呼吸道感染,均可参照本节辨证论治。

【病因病机】

感冒的病因主要是风邪和时行病毒。六淫之中,以风邪为主,常兼夹他邪,常有风寒、风热、风燥、暑湿之别,风性轻扬,多犯上焦,故《素问·太阴阳明论》:"说伤于风者,上先受之。"而时行感冒的主要病因是时行疫毒,属疠气致病的范畴。常在素体虚弱或体质相对下降的条件下感邪发病。

(一)病因

1. 风为主因,常兼夹他邪

六淫之中,"风为百病之长",常为"百病之始",故风为感受其他邪气的先导,不同的季节,有不同气候主令,因而风邪又兼夹不同的邪气侵袭人体,如冬多风寒,春多风热,夏多风(暑)湿,秋多风燥。

2. 非时之气,时行疫毒

非时之气则是指四时六气失常,正如《诸病源候论·时气病诸候》中说"春时应暖而反寒,夏时应热而反冷,秋时应凉而反热,冬时应寒而反温",所谓当至不至或至之太过。时行疫毒暴虐伤人,发病迅速,症状较重,流行性强,且不受季节局限。

3. 体质因素

至于感邪之后发病与否,正气的强弱是关键,同时感邪轻重也有一定关系,在同一时间、同一环境,正气强者可安然无事,而卫外不固者,则易感邪发病。而不同的体质,感邪后又有不同的病理变化,如阳虚之人易感风寒,阴虚之体易感风热、燥邪;脾虚湿盛者易感外湿等。起居不适、劳倦过度、贪凉饮冷、寒温失调、感凉露宿、冒雨涉水均可成为卫外不固的感邪诱因。再如肺有宿痰,肺卫功能失常,又复感风邪,每易引动宿痰而发病。

(二)病机

1. 基本病机

外邪袭表,肺卫失和。

2. 病位

主要在肺卫。

3. 病理性质

本病以实证居多,如体虚感邪则可见虚实夹杂,本虚标实证。

4. 病机转化

一般感冒,全身症状不重,少有传变;时行感冒及年老、婴幼儿及体质虚弱者,可变生他病。初起为外邪袭表,肺卫功能失调,风热不解,或寒郁化热,则可转为肺热证;病邪传里化热而表寒未解,以致内外俱实,发为表寒里热证(即寒包火);或时行病毒,入里化热较速,热邪充斥内外,而为热毒炽盛之证。若反复感邪,正气耗损,由实转虚,或体虚感邪,正气愈亏,则转化为本虚标实证。

【诊断要点】

1. 临床特征

初起一般多见鼻塞、咽痒、流涕、喷嚏、声重、恶风等,继则恶寒发热、咳嗽、咽痛、头痛、肢体酸楚等。

2. 病史

本病四季均可发生,但尤以冬春为多见,常见气候骤变、劳倦、酗酒、淋雨而发病,起病多急,病程3~7天,时行感冒呈流行性,且症状较重。

3. 辅助检查

白细胞计数多正常或减少,中性粒细胞减少,淋巴细胞相对增加,单核细胞增加。

【鉴别诊断】

感冒应与鼻渊、风温初期等病证相鉴别。

1. 鼻渊

两者均可见鼻塞流涕或伴头痛等症。鼻渊多流腥臭浊涕但无恶寒发热等表证,感冒多为清涕并无腥味;鼻渊病程长,反复发作,不易治愈,感冒病程短,治愈快。

2. 风温初期

风温初起类似风热感冒,在各温热病流行时期,应特别警惕。风温病势急骤,多表现高热、壮热,表证持续时间短暂,服解表药出汗后热势虽降,但脉数不静,身热旋即复起,且多见传变入里的症候,由卫入气,进而入营入血,甚者神昏、谵妄、惊厥等;普通感冒则始终停留在表证阶段少有传变,发热多不高或不发热,其身热服解表药后汗出热退,身凉脉静。

【辨证论治】

(一)辨证要点

1. 辨寒热

表寒证与表热证主要应从涕与痰之色质、舌脉之象、寒热的轻重及有无汗出辨别。一般来说,寒证流清涕,咯痰清稀;热证流黄涕,咯痰黄稠。风寒苔薄白,脉浮紧;风热苔薄黄,脉浮数。风寒者,恶寒重,发热轻,多无汗;风热者,发热重,恶寒轻,多有汗。

2. 辨兼夹

风邪常兼夹他邪,兼暑有季节性,必为夏季;兼湿可外感,也可内生,有困重感及湿象表现;兼燥多为秋季,且有口、鼻、咽、皮肤的干燥症状。

3. 辨虚实

一般而言,发热,无汗,恶寒,身痛者,属表实;发热,汗出,恶风者,属表虚。而气虚、血虚、阴虚、阳虚的感冒为虚体感冒,往往反复发作,虚实相兼,病程缠绵。其中以气虚感冒、阴虚感冒为多见。

4. 辨普通感冒与时行感冒

普通感冒以风邪为主因,冬春季节气候多变时发病率升高,常呈散发性,病情较轻,多无传变;时行感冒以时行疫毒为主因发病不限季节,有广泛的传染性、流行疫情,起病急骤,病情较重,全身症状显著,且可发生传变,入里化热,合并他病。

(二)治疗原则

本病邪在肺卫,多为实证,治取《黄帝内经》"其在皮者,汗而发之"之旨,以解表达邪为原则。风寒治以辛温发汗,风热治以辛凉解表,暑湿又当清暑祛湿解表,体虚感冒则应扶正解表,不可专行发散,重伤肺气。至于时行感冒,因其易发热、发生传变,故清热解毒法是常用的重要治则。

(三)分证论治

1. 实　证

(1)风寒证

症候:恶寒发热(恶寒重,发热轻),无汗,头痛,肢体酸楚,鼻塞,时流清涕,喉痒咳嗽,痰稀白,口不渴。舌苔薄白而润,脉浮或浮紧。

症候分析:风寒束表,邪正相争,卫表不和,卫阳被郁,且寒为阴邪,故恶寒发热(恶寒重,发热轻);寒性收引,腠理闭塞,则无汗;风寒束表,经脉郁滞,故头痛,肢体酸楚;肺开窍于鼻,外合皮毛,风寒犯表,肺气不宣,故鼻塞、喷嚏、喉痒、咳嗽;寒为阴邪,津液未伤,故痰清稀而色白,口不渴;苔薄,脉浮主表,苔白而润,脉紧为寒,故脉证均为外感风寒之征象。本证基本病机为风寒束肺,卫表失和,肺气失宣。以恶寒重,发热轻,流清涕,痰清稀,舌苔薄白,脉浮紧为审证要点。

治法:辛温解表,宣肺散寒。

方药:荆防败毒散加减。方中荆芥、防风辛温散寒;柴胡、薄荷解表退热;川芎活血散风而治头痛;桔梗、枳壳、茯苓、甘草宣肺利气,止咳化痰;羌活、独活祛风散寒止痛而助解表。恶寒甚者,加麻黄、桂枝;头痛甚者,加白芷、藁本;痰多色白者,加橘红、半夏;风寒夹湿,症见头重如裹,恶寒而身热不扬,肢体困重者,用羌活胜湿汤加减。

（2）风热证

症候：身热较重，汗出，微恶风寒，头胀痛，鼻塞流黄浊涕，咽喉红肿疼痛，或有乳蛾肿大，咳嗽，痰黄黏稠，口渴欲饮。舌苔薄黄，脉浮数。

症候分析：风热阳邪袭表，热迫津泄，腠理开，卫表不和，故发热重，微恶风寒，汗出；风热上扰清空，则头胀痛；热甚津伤，故口渴欲饮；风热上壅，肺失清肃，故鼻塞流黄浊涕，咯痰黄稠，咽喉红肿疼痛或乳蛾肿大；苔薄黄，脉浮数为风热在表之征。本证主要病机为风热袭表，肺失清肃。以发热重，恶寒轻，口渴或咽痛，苔薄黄，脉浮数为审证要点。

治法：辛凉解表，宣肺清热。

方药：银翘散加减。方中金银花、连翘辛凉解表，清热解毒为主药，用量宜重；配荆芥、薄荷、淡豆豉助金银花和连翘解表达邪；桔梗、牛蒡子、甘草清热益肺，化痰利咽。头胀痛甚者，加桑叶、菊花以清利头目；咳嗽痰多，加浙贝母、前胡、杏仁化痰止咳；痰黄稠，加知母、黄芩、瓜蒌皮清化痰热；咽喉红肿疼痛，加板蓝根、马勃、射干解毒利咽；若风寒入里化热，或肺热素盛，风寒外束，热为寒遏，烦热恶寒，少汗，咳逆气急，痰稠，声哑，可用麻杏石甘汤清宣肺热。若时行感冒，症见高热寒战，咯痰黄稠，胸闷气急，头痛、咳嗽、舌红、苔黄而干，脉浮洪数，为热毒炽盛，气分热盛，治仍以辛凉解表、宣肺清热为法，加重清热解毒药，可选用大青叶、板蓝根、蚤休、鱼腥草、蒲公英、贯众等。

（3）暑湿证

症候：身热、微恶寒，无汗或少汗，肢体酸重或疼痛，头昏重胀痛，咳嗽痰黏，鼻流浊涕，心烦口渴，或口中黏腻，渴不多饮，胸闷泛恶，小便短赤。舌苔薄黄而腻，脉濡数。

症候分析：夏季感冒，暑多夹湿，暑湿伤表，卫表不和，故身热恶风，无汗或者是少汗，肢体酸重或疼痛；暑湿上犯清空，则头昏重胀痛；暑热犯肺，肺气不利，故咳嗽痰黏，鼻流浊涕；暑热内扰，热灼津伤，则心烦口渴，小便短赤；若湿热并重，内蕴脾胃，则胸闷泛恶，口中黏腻，渴不多饮；舌苔薄黄而腻，脉濡数皆为暑热夹湿之征。本证主要病机为暑湿伤表，肺卫失和。以暑湿和表证并见为审证要点。

治法：清暑祛湿解表。

方药：新加香薷饮加减。方中香薷发汗解表，祛暑化湿，为夏令感冒解表之要药；金银花、连翘清解暑热；扁豆花、厚朴化湿和中。若暑热偏盛，可加黄连、芦根、荷叶清泄暑热；若湿困卫表偏重，则加藿香、佩兰、石菖蒲以助芳化透表；里湿偏重，加苍术、白蔻仁、半夏、陈皮化湿和中;小便短赤,加六一散、赤茯苓清热利湿。

(4)秋燥证

症候:发热恶寒,头痛,鼻咽干燥,干咳无痰或少痰,舌苔薄白少津,脉浮为本证基本特征。凉燥见恶风寒重而无汗,不甚渴饮,咳嗽少痰,苔薄,脉浮;温燥则见发热微恶风寒,少汗而渴,咳嗽无痰,咽干痛,舌边尖红,脉浮数。

症候分析:秋季感受时令燥邪,邪犯卫表,卫表不和,则发热恶寒,头痛,脉浮;燥邪犯肺,肺失宣降,"燥胜则干",气道失润,则鼻咽干燥,干咳少痰或无痰。凉燥为燥兼风寒之邪束表,邪正相争,卫表不和,卫阳被郁,故恶风寒重而无汗,不甚渴饮;温燥为燥兼风热之邪袭表,卫表不和,津液已伤,故发热微恶风寒,少汗而渴。凉燥的主要病机为凉燥束肺,肺卫失和;温燥的主要病机为燥热袭表,肺卫失和。凉燥以干燥症兼风寒表象为审证要点;温燥则以干燥症兼风热表象为审证要点。

治法:润燥疏表。

方药:温燥用桑杏汤加减,凉燥用杏苏散加减。桑杏汤轻宣透表,清热润肺,以桑叶、豆豉宣散表邪;杏仁宣肺止咳而利气;北沙参、象贝母、梨皮润肺止咳;栀子清热除烦。表证重者,加薄荷以助透表;咽干甚或红肿疼痛,加玄参、射干、金银花、板蓝根以清热利咽;头痛甚者,加菊花、蔓荆子清利头目;大便燥结者,加蜂蜜、火麻仁以清润通便;若温燥重证,燥热伤肺伴里热阴虚者,则用清燥救肺汤加减。杏苏散轻宣润燥,以苏叶、前胡疏解表邪,微发其汗;杏仁、桔梗宣肺达邪,利气止咳;半夏、茯苓燥湿化痰;枳壳、陈皮理气宽胸;生姜、大枣、甘草调和营卫;若无痰而燥,可去半夏。无汗身痛,加防风、葱白增强透表之力。

2.正虚邪实证

(1)阴虚感冒

症候:发热微恶风寒,无汗或少汗,或寐中盗汗,头痛心烦,手足心热,干咳少痰,或痰中带血。舌淡红,苔少,脉细数。

症候分析:阴虚之体,易生内热,复感外邪,易从热化,故见风热表证;发热汗出,重伤阴液,则阴虚益甚;风热外袭,卫表不和则身热,微恶风寒;阴虚之体,汗源不足,则无汗或少汗;肺失肃降,则咳;阴液亏损,则干咳少痰;热伤血络,则痰中带血;头痛心烦,寐中盗汗,手足心热,舌质红,脉细数均为阴虚之征。本证主要病机为阴虚感邪,肺失宣降,卫表不和。以阴虚内热兼表证为审证要点。

治法:滋阴解表。

方药:加减葳蕤汤加减。方中玉竹滋阴生津而资汗源,豆豉、葱白、薄荷、桔梗解表宣肺;白薇凉血而清虚热;甘草、大枣甘润和中。心烦口渴明显,加北沙参、麦冬、天花粉、竹叶以养阴生津而除烦;干咳或咯痰不爽,加牛蒡子、射干、瓜蒌皮以利咽化痰;痰中带血,加鲜茅根、藕节、生地凉血止血。

如素体血虚,复感外邪,症见头痛、身热、恶寒、无汗或少汗的表证,又见面色少华,唇甲色淡,心悸头晕等血虚之象,舌淡苔白,脉浮而细弱者,以葱白七味饮加减治疗。

(2)气虚感冒

症候:恶寒甚,发热轻,无汗或自汗,头身疼痛,鼻塞,咳嗽痰白,声低息短,倦怠乏力。舌质淡,苔白,脉浮无力。

症候分析:气虚之体,易感风寒外邪,风寒外袭,卫表不和,故恶寒甚,发热轻,无汗,头身疼痛;肺虚表卫不固,则汗出;肺气不宣,则鼻塞,咳嗽,痰白;肺气亏虚,则声低息短,倦怠乏力;舌脉之象皆为气虚外感之征。本证基本病机为表虚卫弱,风寒乘袭,气虚无力达邪。以风寒表证伴气虚见症为审证要点。

治法:益气解表。

方药:参苏饮加减。方中苏叶、前胡宣肺解表;葛根解肌退热,以治卫表不和之证;桔梗、半夏、前胡祛痰止咳;陈皮、枳壳、木香理气祛痰;人参、茯苓、甘草益气扶正。若表虚自汗,易感冒者,可常服玉屏风散益气固表,预防感冒。若见恶寒重,发热轻,四肢欠温、汗出恶寒更甚,头痛骨节酸痛,面白,语声低微,舌质淡胖,苔白,脉沉细无力或浮大无根,为阳虚外感,治宜助阳解表。卫表不和为主,表虚有汗者,选用桂枝加附子汤;表里俱寒,寒甚无汗,用麻黄附子细辛汤。

【转归预后】

感冒的预后大多良好,且多以表证为主,很少传变,病程短而易治愈。若年老、婴幼儿及时行感冒、体质虚弱者,外邪也可由表入里,或变生他病。

【预防调护】

感冒的预防关键在于增强体质,平时要注意加强体育锻炼。适当进行室外活动,从而提高抗病能力。同时要注意天气变化,防寒保暖,避免淋雨及过度疲劳。在感冒流行期间要采取必要的防护措施。

感冒也可药物预防。冬春季可服贯众汤:贯众、紫苏、荆芥各10g,甘草3g水煎服,连服3天。夏月暑湿当令可服藿佩汤:藿香、佩兰各10g,薄荷3g,水煎频服。

如流行广泛可用贯众 12g,板蓝根 15g,大青叶 15g,鸭跖草 10g,甘草 5g,煎汤服用。在流行期间不去或少去公共场所,避免相互感染。

治感冒的汤药不宜久煎,药应温服,服后加衣被取汗,或吃热粥、热米汤以助药力,冀其汗出,均以微汗为度。饮食宜清淡,忌食生冷油腻之品。

第二节　咳　嗽

咳嗽是指外感或内伤等多种因素导致肺失宣降,肺气上逆,以咳嗽或咯吐痰液为主要表现的病证。古代曾将无痰有声称为咳,无声有痰谓之嗽,临床一般痰声并见,很难截然分开,故合称咳嗽。

咳嗽病名始见于《黄帝内经》,该书对咳嗽在病因、症状、症候分类、病机转归及治疗诸方面做了较系统的论述。在病因方面《素问·咳论》认为是由于"皮毛先受邪气"所致;在病位方面强调"五气所病……肺为咳",又说"五脏皆令人咳,非独肺也",说明咳为肺病,而其他脏腑功能失调,病及于肺,均能导致咳嗽。对于咳嗽的分类,历代论述甚多,《素问·咳论》以脏腑命名分为肺咳、心咳、肝咳、脾咳、肾咳等,并描述了各类不同症候;隋朝《诸病源候论·咳嗽候》又有十咳之称,除五脏咳外,尚有风咳、寒咳、久咳、胆咳、厥阴咳等。明朝张景岳执简驭繁地将其分为外感、内伤两大类,《景岳全书·咳嗽》说:"咳嗽之要,止惟二证,何为二证? 一曰外感,一曰内伤而尽之矣。"此种分类方法,切合临床实用,故沿用至今。

本节讨论的是以咳嗽为主要临床表现的病证,其他疾病兼见咳嗽可与本节联系互参。西医学中急、慢性支气管炎及上呼吸道感染、肺炎、慢性咽炎等,以咳嗽为主要临床表现者,均可参照本病进行辨证论治。

【病因病机】

咳嗽病因有外感、内伤两大类。外感为六淫邪气侵犯肺系;内伤为脏腑功能失调、内干于肺所致,导致肺失宣肃,肺气上逆而咳嗽。

(一)病因

1. 外感六淫

六淫之邪,尤其是风、寒、燥、热之邪,侵犯肺系。当肺卫功能减退或失调时,遇天气冷暖失常,或气候突变的情况下,六淫外邪从口鼻或皮毛而入,伤及于肺,使肺清肃失常,肺气上逆而咳嗽。其他如吸入烟尘、秽浊之气亦可犯肺,肺失宣肃而上逆为咳嗽。

2. 内邪干肺

内伤咳嗽,总因脏腑功能失调,内干于肺所致,可分为肺脏自病及他脏病变影响两个方面。

(1)肺脏自病:多由于肺系疾病,迁延日久,耗气伤阴,肺气虚弱,肺主气功能失常而致肃降无权,或肺阴亏虚,气道失养,肺失润降,肺气上逆而咳。

(2)他脏干肺:由情志失调,肝失条达,气郁化火,气火循经犯肺可致咳;饮食不节、嗜酒过度、过食辛辣肥甘等致脾失健运,聚湿生痰上渍于肺;或因久病气血不足、子盗母气,肺气虚弱均可致咳;房劳伤肾,或因肾失纳气而上逆,或因阴虚火旺而炎上,或因阳虚水停而上逆射肺,均可影响肺之肃降而咳;心肺同居胸中,肺主气,心主血脉,心血瘀阻,亦可致肺失肃降而咳。但无论何脏有病,都必须影响于肺,方能导致咳嗽产生。正如《景岳全书·咳论》说:"咳证虽多,无非肺病"。

(二)病机

1. 基本病机

外邪侵袭或脏腑功能失调导致肺失宣肃,肺气上逆。

2. 病位

主要在肺,与肝、脾、肾关系密切。

3. 病理性质

外感咳嗽属邪实,由于感邪不同,有风寒、风热、燥邪之分;内伤咳嗽则多邪实与正虚并见,或以邪实为主,病理因素主要为"痰"与"火"。而痰有寒热之别,火有虚实之分。

4. 病机转化

主要是寒热及虚实转化两方面。外感咳嗽如治不及时,邪不外达,风寒郁久化热,或风热灼津化燥,或肺热酿液成痰热,或变为客寒包火、寒热错杂。外感咳嗽若迁延失治,邪伤肺气,可转为内伤咳嗽,久咳伤肺则可由实转虚。而内伤咳嗽他脏及肺者可因实致虚,如肝火犯肺,气火灼肺伤津而致肺阴亏虚。肺脏自病者可因虚致实,如肺阴亏虚每致阴虚火旺,灼津为痰,而致痰热或痰湿蕴肺,或肺气亏虚,气不化津,津聚为痰而致痰湿蕴肺。故临床上咳嗽虽有外感内伤之分,但有时两者又可互为因果。

【诊断要点】

1. 临床特征

咳嗽，或伴有咯痰为主要临床表现。

2. 病史

外感咳嗽起病急、病程短，初起咽痒多伴有恶寒、发热、鼻塞流涕等外感表证；内伤咳嗽病势缓，病程长，常因外感诱发而反复发作，以经常咳嗽、咯痰为主，常可见相应脏腑功能失调的症候。

3. 辅助检查

肺部听诊、X 线检查、白细胞分类及计数有助于本病的诊断及鉴别。

【鉴别诊断】

咳嗽应与感冒、肺痨、肺胀、哮病、喘证等病证进行鉴别。

1. 感冒

外感咳嗽与感冒均可有表证与咳嗽。但感冒表证明显，咳嗽较轻；咳嗽则咳嗽较重，而恶寒发热之表证较轻。

2. 肺痨

肺痨的病因为感染痨虫，并具备咳嗽、咯血、潮热、盗汗、消瘦等特征，必要时可结合痰液涂片、血沉、结核菌素试验及 X 线肺部检查，以助诊断；而咳嗽仅以咳嗽和咯痰为主，可兼表证。

3. 肺胀

肺胀具备咳、喘、痰、胀、肿、悸的特征，病史长，桶状胸，甚或面色晦暗，唇舌发绀；而咳嗽仅以咳嗽、咯痰为主要表现，可兼表证。咳嗽长期不愈，可转为肺胀。

4. 哮病、喘证

哮病与喘证虽然也会兼见咳嗽，但各以哮、喘为其主要临床表现。哮病以发作性喉中哮鸣有声、呼吸急促困难，甚则喘息不能平卧为特征；喘证是以呼吸困难，甚至张口抬肩、鼻翼翕动、不能平卧为特征，是多种急、慢性疾病的一个症状。

【辨证论治】

(一)辨证要点

1. 辨外感、内伤

外感咳嗽起病急,病程短,伴恶寒发热等肺卫表证;内伤咳嗽病势缓、病程长,常反复发作,可伴有脏腑功能失调见证。

2. 辨痰

痰作为一种继发性的病理产物,是咳嗽的辨证重点。

(1)痰色:色白属风、寒、湿;色黄属热;色灰为痰浊;痰白带血属虚寒;痰黄带血属肺热;痰白质黏带血者属阴虚;脓血相兼为痰热蕴结成痈之候。

(2)痰质:痰液稀薄属风寒、虚寒;痰液浊厚为湿痰;痰黏稠属热、燥、阴虚。

(3)痰量:量少属燥、阴虚;量多为湿为饮。

(4)痰味:有热腥气或腥臭气为痰热;味甜属脾;味咸属肾;味苦属肝。

3. 辨虚实

暴咳以风寒、风热、风燥为主,均属实证;而久咳中的痰热、痰湿、肝火多为邪实正虚;肺阴亏耗,肺脾气虚则属虚或虚中夹实之证。

(二)治疗原则

咳嗽的治疗应分清邪正虚实,辨别标本缓急。外感咳嗽应祛邪宣肺,用药宜轻清上扬,因势利导,使邪去正安;内伤咳嗽多虚实夹杂,发作时标实为主,当化痰止咳以治其标,缓解时当扶正补虚以治本;久咳之纯虚无邪者可用收涩之品如罂粟壳、诃子肉之类,但早期咳嗽,咯痰多者忌见咳止咳,以免闭门留寇。

(三)分证论治

1. 外感咳嗽

(1)风寒袭肺

症候:咳嗽声重,咯痰稀薄色白,咽痒,常伴有鼻塞流清涕,或兼恶寒,发热,无汗,头身酸楚等。舌苔薄白,脉浮紧。

症候分析:风寒袭肺,肺气郁闭不宣,故咳嗽声重、咽痒、鼻塞、流清涕;寒邪郁肺,气不布津,凝聚为痰,故咯痰稀薄色白;风寒外束肌表,卫表失和,故恶寒,发热,无汗,头身酸楚;舌苔薄白,脉浮紧为风寒在表之特征。本证的基本病机为风寒袭肺,肺气失宣。以咳嗽、咯痰清稀色白,伴风寒表证为审证要点。

治法:疏风散寒,宣肺止咳。

方药:三拗汤合止嗽散加减。前方用麻黄、杏仁、甘草,重在宣肺散寒,适用风寒闭肺初起之证。后方用紫菀、百部润肺止咳;荆芥、桔梗、甘草、陈皮祛风宣肺,化痰利咽;白前降气祛痰,适用于外感咳嗽迁延不愈,表邪未净,或愈而复发喉痒而咯痰不畅者。若痰多胸闷苔腻,加厚朴、苍术、半夏以燥湿化痰;鼻塞声重,加苍耳子、辛夷花以宣通鼻窍;若外寒内热,症见咳嗽声重音嘎,痰浓不易咯出,气急似喘,口渴心烦,或有身热,舌苔白腻中有黄苔,为“寒包火”咳,用止嗽散去紫菀、白前加生石膏、桑白皮、黄芩、鱼腥草以解表清里。

(2)风热犯肺

症候:咳嗽气粗,或咳声嘎哑,喉燥咽痛,咯痰不爽,痰黏稠或黄稠,常伴鼻流黄涕,或有发热,微恶风寒,有汗口渴等症。舌苔薄黄,脉浮数。

症候分析:风热犯肺,肺失清肃,故见咳嗽气粗,或咳声嘎哑;热灼肺津,故口渴,喉燥咽痛;肺热内郁,灼津成痰,故咯痰不爽,稠黏色黄,鼻流黄涕;风热犯表,卫表不和,可见汗出;苔薄黄,脉浮数均为风热表证之征。本证基本病机为风热犯肺,肺失清肃。以咳嗽,痰黄,伴风热表证为审证要点。

治法:疏风清热,宣肺化痰。

方药:桑菊饮加减。方中桑叶、菊花、薄荷、连翘辛凉解表而清风热;桔梗、杏仁、甘草、芦根宣肺止咳,清热生津。咳甚者,加浙贝母、前胡、枇杷叶清宣肺气,化痰止咳;肺热甚者,加鱼腥草、黄芩、桑白皮以清泄肺热;咽痛,声嘶,加牛蒡子、射干清热利咽;热伤肺津,口干渴饮者加沙参、天花粉清热生津;大便秘结,加大黄通腑以泻肺热;夏令夹暑,咳嗽胸闷,心烦口渴,加六一散、鲜荷叶以清解暑热。

(3)风燥伤肺

症候:干咳少痰或痰少而黏,不易咯出,甚或痰中带血丝,咽干鼻燥,咳甚则胸痛,初起或有恶寒发热,头痛。舌尖红,苔薄黄而干,脉浮数或小数。

症候分析:燥热犯肺,肺失清润,故干咳少痰,或痰少而黏,不易咯出;燥热灼津,则咽干鼻燥;肺络受损,则痰中带血,咳甚胸痛;风燥外束卫表不和,故见恶寒发热,头痛等表证;舌尖红,苔薄黄而干,脉浮数或小数均属燥热之征。本证基本病机为燥热灼津,肺失润降。以干咳少痰及干燥少津为审证要点。

治法:疏风清肺,润燥止咳。

方药：温燥者用桑杏汤加减，凉燥者用杏苏散加减。桑杏汤清宣凉润，药用桑叶、豆豉疏风解表；杏仁、象贝母化痰止咳；北沙参、梨皮、山栀生津润燥清热。若津伤较甚配麦冬、玉竹滋阴养肺；热重者加生石膏、知母清肺泄热；痰中带血加白茅根、藕节、茜草凉血止血；若系燥热伤肺之重证，可用.清燥救肺汤。杏苏散温宣而润，药用苏叶、杏仁、前胡辛以宣散，可加紫菀、款冬花、百部以润肺止咳。若恶寒甚，无汗可加荆芥、防风散寒解表。

2. 内伤咳嗽

（1）痰湿蕴肺

症候：咳嗽痰多，痰黏腻或浊厚成块，色白或带灰色，因痰而咳，痰出咳平，每于晨间或食后咳嗽尤甚，进甘甜油腻食物加重，胸闷脘痞，呕恶，食少，体倦，大便时溏。舌苔白腻，脉濡。

症候分析：脾湿生痰，上渍于肺，壅遏肺气，故咳嗽痰多，痰黏腻或浊厚成块；脾失健运，痰湿中阻，甘甜肥腻反助湿生痰，故进甘甜肥腻则咳反加重；湿困中焦，则胸闷，脘痞，呕恶，食少便溏，体倦等；舌苔白腻，脉象濡滑皆为痰湿之征。本证基本病机为脾虚生痰，痰湿壅肺。以咳嗽痰多与脾运失健见证为审证要点。

治法：健脾燥湿，化痰止咳。

方药：二陈平胃散合三子养亲汤加减。前方燥湿化痰，理气和中，方中半夏、茯苓、苍术燥湿健脾；厚朴、甘草、陈皮理气和中。后方化痰降气，方中苏子、白芥子、莱菔子降气化痰止咳。若寒痰较重，痰黏白如沫，怕冷，加干姜、细辛温肺化痰；脾虚明显，加白术、砂仁，益气健脾；痰液咯吐不爽，加瓜蒌皮、浙贝母、桔梗化痰利肺。

（2）痰热郁肺

症候：咳嗽气息粗促，痰多质稠色黄，难以咯出，或喉间腥味，或痰中带有血丝，胸胁胀满，咳时引痛，或兼身热，面赤。舌红苔黄腻，脉滑数。

症候分析：痰热壅阻肺气，肺失清肃，故咳嗽气息粗促；热邪灼津成痰，故痰黄稠难以咯出；痰热郁蒸，气机不畅，则故胸胁胀满，咳时引痛；若热伤肺络，咯痰带血丝，痰有腥味；邪热入里，肺热壅盛，则身热，面赤；舌红苔黄腻，脉滑数，皆为痰热之征。本证基本病机为痰热壅肺，肺失清肃。以咳嗽，痰黄及肺热证为审证要点。

治法：清热化痰，肃肺止咳。

方药：清金化痰汤加减。方中桑白皮、黄芩、山栀、知母清泄肺热；贝母、桔梗、瓜蒌清肺止咳；麦冬、橘红、茯苓、甘草养阴化痰。若肺热炽盛，咳而胸满，壮热口渴，去陈皮、桔梗，加生石膏、金银花、大青叶以加强清肺之力；痰黄如脓或腥臭，加鱼腥草、金荞麦根、薏苡仁、冬瓜子以清肺化痰;胸满咳逆,痰涌便秘,加大黄、葶苈子通腑泻肺;痰热伤津,加北沙参、天冬、天花粉养阴生津。

(3)肝火犯肺

症候:气逆而咳,呛咳连声,痰滞难咯,或干咳少痰,咳时面红目赤、胸胁引痛,性情急躁而怒,怒则咳嗽加剧,甚则痰中带血,或咯吐鲜血。舌质红或舌边尖红,苔薄黄少津,脉弦数。

症候分析:肝郁化火,上侮肺金,肺失清肃,故咳嗽气逆,呛咳连声面红目赤;热灼津伤,故痰少或痰滞难出;肝失疏泄,故咳引胸胁作痛;性情急躁,怒则气上,故咳嗽加剧;木火刑金,肺络受损,故咯痰带血,甚或咯吐鲜血;舌边尖红,苔薄黄,脉弦数均为肝火之征。本证的基本病机为肝火犯肺,肺失清肃。以咳嗽气逆,胸胁引痛,性急易怒为审证要点。

治法:清肺泻肝、顺气降火。

方药:黛蛤散合加减泻白散。前方用青黛、海蛤壳清肝化痰。后方桑白皮、地骨皮、知母、黄芩清肺泻火;粳米、甘草和胃气,使泻肺而不伤胃;桔梗、陈皮、青皮利气。亦可酌加丹皮、栀子清泻肝火;加苏子、竹茹、枇杷叶化痰降气。胸痛甚者,加郁金、丝瓜络理气和络止痛;痰稠难咯,加海浮石、川贝母清肺化痰;咯血,加大黄、白茅根、紫草、茜草以凉血止血;火郁伤津,加沙参、麦冬、天花粉、诃子肉养阴生津敛肺。

(4)肺阴亏耗

症候:干咳无痰,或痰少而黏,甚或痰中带血,口干咽燥,或午后潮热,手足心热,夜寐盗汗,形体消瘦,神疲乏力。舌红少苔,脉细数。

症候分析:肺阴亏耗,气道失润,肺气上逆,故干咳少痰,口干咽燥;阴虚肺燥,肺络受损,则痰中带血;阴虚火旺,故午后潮热,手足心热,夜寐盗汗;阴精不能充养形体,故消瘦,神疲乏力;舌红少苔,脉细数为阴虚内热之征。本证的基本病机为阴虚肺燥,肺失润降。以干咳少痰及阴虚内热证为审证要点。

治法:滋阴清热,润肺止咳。

方药:沙参麦冬汤加减。方中沙参、麦冬、天花粉、玉竹、百合滋阴清热而润肺燥;桑叶清散肺热;扁豆、甘草甘缓和中而生胃津。咳甚,加川贝母、杏仁、百部、紫菀以增强此痰止咳之功;久咳不愈,加五味子、诃子肉敛肺止咳;潮热,加银柴胡、青蒿、胡黄连、十大功劳叶以清虚热;盗汗,加浮小麦、糯稻根、乌梅以收涩止汗;咯痰黄稠,加黄芩、鱼腥草、瓜蒌以清热化痰;痰中带血,加白及、炒山栀、生地黄以清热止血;若见腰膝酸软,则为久病及肾,可加生地、女贞子、墨旱莲以滋肾养阴。

(5)肺气亏虚

症候:久咳不愈、咳声低弱无力,痰液清稀色白量多,伴神疲懒言,倦怠乏力,动则气短,食少,面色无华,自汗,恶风,易感冒。舌淡苔白,脉细弱。

症候分析:久咳伤肺,肺气亏虚,故久咳不愈;咳声低弱,肺气不足,气不布津,聚津为痰,故痰多;阳气不足,运化无权,故痰液清稀色白;肺主气无力,故神疲懒言,倦怠乏力,动则气短;肺虚及脾,子盗母气,则食少,面色少华;肺气虚则卫外不固,故自汗,恶风,易感冒;舌淡苔白,脉细弱为气虚弱之征。本证基本病机为肺气亏虚,肃降无权。以咳声低弱及气虚证为审证要点。

治法:补肺益气,止咳化痰。

方药:补肺汤加减。药用人参、黄芪,补肺益气健脾;熟地、五味子收敛肺气;紫菀、桑白皮降气止咳。若兼脾虚,食少便溏,加六君子汤以增强健脾益气,燥湿化痰之功;若平素自汗,恶风,易感冒,可常服玉屏风散以益气固卫;若日久脾肾阳虚,阳虚水停,水饮上泛,气喘心悸,可用真武汤加干姜、五味子温阳散寒,化饮止咳。

【转归预后】

一般而言,外感咳嗽预后良好,大多可在较短时间内治愈。内伤咳嗽,多呈慢性反复发作,治疗难取速效。痰湿咳嗽日久反复,肺脾两伤,可转化为痰饮;内伤咳嗽日久不愈,可累及他脏,由肺及脾至肾,常演变成喘证、哮证、肺胀、虚劳等,则预后较差,往往病程缠绵,迁延难愈。

【预防调护】

本病的预防重点在于提高机体卫外功能,要增加户外活动,加强体育锻炼,要及时治疗感冒,平素自汗者可常服玉屏风散,以增加卫外之功。注意气候变化,做到适寒温,节情志,戒烟酒,忌食辛辣之品,避粉尘。

第三节　哮　病

哮病是因宿痰伏肺,遇诱因引触伏痰,以致痰阻气逆,痰气搏击,壅塞气道,肺失宣降。临床以发作时喉中哮鸣有声,呼吸急促困难,甚则喘息不能平卧为特征。哮病是一种发作性痰鸣气喘疾患。哮以声响名,喘以气息言,由于哮必兼喘,所以哮病又称哮喘，历代医籍有"呼嗽""哮吼""齁鼽"之称。

《黄帝内经》虽无哮证之名，但有"喘鸣"的记载，其临床特征与本病发作特点相似，如《素问·阴阳别论》说："起则熏肺，使人喘鸣。"《金匮要略·肺痿肺痈咳嗽上气病脉证并治》将本病称为上气，如"咳而上气，喉中水鸡声，射干麻黄汤主之"，即指哮病发作的证治。在病理上将其归于痰饮范畴，称为伏饮证，在《金匮要略·痰饮咳嗽病脉证并治》篇指出："膈上病痰，满喘咳吐，发则寒热，背痛，腰疼，目泣自出，其人振振身𥆧剧，必有伏饮。"为后世哮病宿痰学说奠定了理论基础。元朝朱丹溪首创哮喘病名，阐明病机专主乎痰，提出"未发以扶正气为主，既发以攻邪气为急"的治疗原则。明朝虞抟进一步对哮与喘做了明确的区别，后世医家鉴于哮必兼喘，故一般通称哮喘，但为了与喘证区别，而定名"哮病"。

西医学的支气管哮喘、喘息性支气管炎、嗜酸性粒细胞增多症，或其他肺部过敏疾患所致以哮喘为主要表现者，均可参照本节辨证论治。

【病因病机】

哮病的发生，为宿痰内伏于肺，复因外感、饮食、情志、劳倦等诱因引动触发，以致痰阻气道，肺气上逆所致。

(一)病因

1. 主因

哮病发生的主因是宿痰内停于肺，其产生原因有三：

(1)外邪侵袭：外感风寒或风热之邪，失于表散，邪蕴于肺，气不布津，聚液生痰，或因吸入花粉等刺激性气体，影响肺气的宣发，津液凝聚，痰浊内阻而致哮病。

(2)饮食不当：过食生冷，脾阳受损，津液凝聚，寒饮内停；或嗜食酸咸甘肥，积痰酿热；或因进食海鲜发物，而致脾失健运，痰浊内生，上干于肺，壅塞气道，发为哮病。故古代医籍有"食哮""鱼腥哮""卤哮""糖哮""醋哮"等名。

(3)体虚病后：素体薄弱或病后体虚，如婴幼儿时期患麻疹、顿咳或反复感冒、久咳以致肺气耗损，气不化津，痰饮内生；或阴虚火旺，热蒸液聚，灼津为痰，痰热胶固。素体薄弱多以肾为主，多见于幼儿，故有"幼稚天哮"之名；病后所致多以肺脾为主。

2. 诱因

外邪侵袭，饮食不当，情志失调，劳倦失养均可触动伏痰，尤以气候变化关系密切。

（二）病机

1. 基本病机

本病的基本病机为诱因引触伏痰，痰随气升，气因痰阻，痰气搏击，壅塞气道，肺管狭窄，通畅不利，肺气宣降失常发为哮病。

2. 病位

病位在肺，涉及脾、肾，甚则累及于心。肺主气，气因痰阻，气道不利，故病位以肺为主。脾因湿困，湿聚生痰，上渍于肺，则涉及肺、脾。肾主纳气，又为气之根，虚则失纳，而致主气无根，故又涉及肺、肾。肺朝百脉，主治节，气行则血流。若肺肾两虚而痰浊又复壅盛，严重者肺不能治理调节心血运行，肾虚命火不能上济于心，则心阳亦同时受累，甚至发生喘脱危候。

3. 病理性质

哮病有虚实、寒热之不同。发作期以邪实为主，因痰邪壅肺，痰阻气闭，邪气盛则实。由于病因及体质不同，又有冷哮、热哮之分。若邪为风寒、素体阳虚则痰从寒化；若邪为风热，素体阴虚或阳盛则痰从热化。缓解期以正虚为主。哮病久发，气阴两伤，子盗母气而脾弱，母病及子而肾虚，肺脾肾三脏俱衰，故现三脏虚损之候。肺虚则不能主气，肃降无权，气不化津而生痰浊，卫外不固易感邪而诱发本病。脾虚则不能化水谷为精微以上输于肺，津反为痰，上贮于肺而阻塞肺气的升降。肾虚精气亏乏，摄纳失常，或阳虚水泛为饮，或阴虚灼津成痰，上干于肺而影响肺气的宣降。三脏之间，又可相互影响，常表现为肺脾气虚或肺肾两虚。

4. 病机转化

哮病的病机转化常取决于感邪的性质，体质的阴阳盛衰以及病程长短三个方面。如同为寒邪，素体阳虚者，发为冷哮；阳盛、阴虚者则邪从热化发为热哮。

若长期反复发作，寒邪伤及脾肾之阳，痰热灼伤肺肾之阴，则可由实转虚，缓解期虽以肺脾肾虚为主，但宿痰未除，变为虚中夹实，一旦大发作时，每易持续不解，可表现为上盛下虚的错杂症候。严重者，因肺不治理调节心血运行，命门之火不能上济于心，或痰饮凌心，则心阳受累，甚至发生喘脱危候，可参照喘证危象辨治。

【诊断要点】

1. 临床特征

发无定时，常突然发作。发作时心胸憋闷，呼吸困难，不能平卧，喉间哮鸣有声，甚则张口抬肩，唇甲紫暗，额汗，烦躁不宁。缓解期可无明显症状，或感乏力，纳差。

2. 病史

呈反复发作，有过敏史或家族史。常因气候变化、饮食劳倦、情志失调而诱发，发作前多有鼻痒、喷嚏、胸闷等先兆症状。

3. 辅助检查

发作时两肺可闻及哮鸣音或伴湿性啰音，外周血嗜酸性粒细胞可增高，痰液涂片可见嗜酸性粒细胞、晶体及黏液栓。

【鉴别诊断】

哮病应与喘证、支饮、肺胀等病证进行鉴别。

1. 喘证

哮病与喘证都有呼吸急促困难，但哮必兼喘，而喘未必兼哮。哮指声响言，喉中有哮鸣声，是一种反复发作的独立性疾病；喘指气息言，为呼吸气促困难，是多种肺系急慢性疾病的一个症状。

2. 支饮

支饮虽然也有痰鸣气喘的症状，但多系部分慢性咳嗽经久不愈，逐渐加重而成，病势时轻时重，发作期与缓解期界限不清，咳与喘重于哮鸣，与哮病之间歇发作，突然发病，迅速缓解，哮吼声重而咳轻或不咳有显著不同。

3. 肺胀

肺胀为多种慢性肺部疾病长期反复发作，肺脾肾三脏虚损，痰瘀互结，致使肺气壅滞，肺体胀满，肺不敛降而成，以喘促、咳嗽、咯痰、胸部膨满、憋闷如塞等为临床特征；哮病为诱因引触宿痰，痰阻气道，气道挛急，肺失肃降而成，痰鸣气喘呈发作性。但哮病长期反复发作，可向肺胀转化。

【辨证论治】

（一）辨证要点

1. 辨虚实

本病属邪实正虚，发作时以邪实为主，缓解期以正虚为主，并可从病程新久及全身症状辨别虚实。实证多为新病，喘哮气粗声高，呼吸深长，呼出为快，脉象有力，体质不虚；虚证多为久病，喘哮气怯声低，呼吸短促难续，呼气不利，脉沉细或细数，体质虚弱。

2. 辨寒热

在分清虚实的基础上，实证需辨寒痰、热痰以及兼证寒热的不同。寒痰痰液稀白，面色晦滞兼风寒表证；热痰痰液黄稠，胸膈烦闷，面赤口渴兼风热表证或里热证。

3. 辨病位

肺虚者自汗、恶风、易感冒；脾虚者食少便溏、痰多；肾虚者短气息促，动则尤甚，伴腰膝酸软。

（二）治疗原则

发时治标，平时治本为本病治疗的基本原则。发作时攻邪治标，以豁痰祛邪利气为主，寒痰宜温化宣肺，热痰当清化肃肺。缓解期扶正治本，阳气虚者应予温补，阴虚者则予滋养，分别采用补肺、健脾、益肾等法，以冀减轻、减少或控制其发作。反复发作，邪实正虚者，又不可拘泥于攻邪。

（三）分证论治

1. 发作期

（1）冷哮

症候：呼吸急促，喉中哮鸣有声，胸膈满闷如窒，咳不甚，痰少咯吐不爽，面色晦滞，口不渴；或渴喜热饮，背冷，天冷或受寒易发，形寒怕冷；或兼恶寒发热，头痛无汗等。舌质淡，苔白滑，脉浮紧或弦紧。

症候分析：寒痰留伏于肺，为诱因所触发以致痰升气阻，搏击气道，故呼吸急促而喉中哮鸣有声；肺气郁闭，不得宣畅，则见胸膈满闷如窒，咳反不甚而咯痰量少；

背有腧穴与肺相通,阴盛于内,阳气不能宣达,故背冷,面色晦滞带青,形寒怕冷;病因于寒,津液未伤,故口不渴,喜热饮;外寒每易引动内饮,故天冷或受寒易发;风寒束表,故兼有恶寒发热,头痛无汗之卫表不和证;舌淡,苔白滑,脉弦紧或浮紧皆为寒痰之征。本证基本病机为寒痰伏肺,痰气搏击,肺失宣降。以喉中哮鸣,口不渴及寒痰征象为审证要点。

治法:温肺散寒,化痰平喘。

方药:射干麻黄汤。药用射干、麻黄宣肺平喘,豁痰利咽;细辛、干姜、半夏温肺蠲饮降逆;紫菀、款冬、甘草化痰止咳;五味子收敛肺气;大枣和中。若痰壅喘逆不得卧者,加用三子养亲汤,酌配葶苈子、杏仁;若表寒里饮、寒象较甚者,用小青龙汤;兼浮肿者,加车前子、茯苓利水消肿。若病久,阴盛阳虚,发作频繁,症见痰鸣如鼾、声低、气短不足以息、咯痰清稀、面色苍白、汗出肢冷、舌苔淡白、脉沉细者,当标本同治,温阳补虚,降气化痰,用苏子降气汤,酌配党参、胡桃肉、紫石英、沉香、诃子之类补肾摄纳;阳虚明显,加附子、补骨脂、钟乳石等温补肾阳。

(2)热哮

症候:气粗息涌,喉中痰鸣如吼,胸高胁胀,呛咳阵作,痰黄黏稠,咯吐不利,烦闷不安,口干喜饮;或大便秘结;或兼发热,头痛,有汗等表证。舌质红,苔黄腻,脉滑数或弦滑。

症候分析:痰热壅肺,肺失清肃,肺气上逆故喘而气粗息涌,痰鸣如吼,胸高胁胀;邪热灼津成痰,痰热胶结,故咯痰黄稠,咯吐不利;痰火郁蒸,则烦闷,有汗,面赤;热灼津伤,故口干,大便秘结;若为外感风热引动则兼风热表证,舌质红,苔黄腻,脉滑数,均为痰热壅实之征。本证基本病机为痰热壅肺,肺失清肃,肺气上逆。以喘而气粗息涌,痰黄黏稠及痰热征象为审证要点。

治法:清热宣肺,化痰平喘。

方药:定喘汤。方中麻黄宣肺平喘,苦杏仁、苏子、半夏、款冬降气平喘,止咳化痰;黄芩、桑白皮、石膏清泄肺热,兼制麻黄之温;白果敛肺气,化痰浊,防麻黄之辛散太过;甘草调和诸药。若痰鸣息涌不得卧,加葶苈子、地龙泻肺祛痰;表热重者,加连翘、薄荷清热解表;肺与大肠相表里,内热壅盛,舌苔黄燥,便秘者,加大黄、枳实通腑泄热以利肺气肃降;痰吐黄稠胶结,酌配知母、海蛤粉、射干、鱼腥草以清热化痰。痰多色黄,胸痛,加桃仁、薏苡仁、冬瓜仁、芦根以化痰通络。若病久热盛伤阴,虚中夹实,气急难续,咳呛,痰少质黏,口燥咽干,烦热颧红,舌红少苔,脉细数者,又当养阴清热,敛肺化痰,可用沙参麦冬汤加甜杏仁、地龙、知母等。

（3）寒包热哮

症候：呼吸急促，喉中哮鸣有声，胸膈烦闷，喘咳气逆，咯痰不爽，痰黏色黄，或黄白相间，发热，恶寒，无汗，身痛，口干欲饮，大便偏干。舌苔白腻罩黄，舌尖边红，脉弦紧。

症候分析：肺热内盛，痰热内郁，复感外寒，寒束卫表，则发热，恶寒，无汗，身痛；痰热内郁于肺，风寒束于表，肺失宣降，故呼吸急促，喉中哮鸣有声，胸膈烦闷；肺气郁闭，痰热阻肺，则喘咳气逆，咯痰不爽，痰黏色黄；表寒内热，故痰黄白相间；客寒包火，痰热扰心，故烦躁；痰热内郁，邪热伤津，故口干欲饮，大便偏干；舌苔白腻罩黄，舌尖边红，脉弦紧，均为风寒外束，痰热内郁之征。本证主要病机为风寒外束，痰热内郁，肺失宣降。以喉中哮鸣有声，发热恶寒，无汗，痰黏色黄为审证要点。

治法：解表散寒，清化痰热。

方药：小青龙加石膏汤或厚朴麻黄汤。前方用于外感风寒，饮邪内郁化热，喘咳烦躁者；后方用于饮邪迫肺，夹有郁热，咳逆喘满，烦躁而表寒不显者。麻黄解表散寒，宣肺平喘，石膏清泄肺热，二药一辛一凉，外散风寒，内清里热；厚朴、杏仁平喘止咳；生姜、半夏化痰降逆；甘草、大枣调和诸药。表寒甚者，加桂枝、细辛；喘哮，痰鸣气逆，加射干、葶苈子、苏子祛痰降气平喘；痰黄稠黏，加黄芩、前胡、瓜蒌皮清热化痰。

（4）风痰哮

症候：喉中痰涎壅盛，声如拽锯，或鸣声如吹哨笛，喘息胸满，但坐不得卧，咯痰黏腻难出，或为白色泡沫痰液，无明显寒热倾向，面色青暗，起病多急，常倏忽来去，发前自觉眼、耳、鼻、咽发痒，喷嚏，鼻塞，流涕，胸部憋塞，随之迅即发作。舌苔厚浊，脉滑实。

症候分析：痰浊伏肺，外感风邪引动，升降失职，故喉中痰涎壅盛，声如拽锯，喘息胸满，但坐不得卧；痰浊为病，胶黏厚浊，故咯痰黏腻难出；若风邪偏盛，则喉中鸣声如吹哨笛，咯白色泡沫痰液；痰浊蕴肺，气机郁闭，故面色青暗，胸部憋塞；风邪触发故自觉眼、耳、鼻、咽发痒，喷嚏，鼻塞，流涕；舌苔厚浊，脉滑实，为痰浊内盛之征。本证主要病机为痰浊伏肺，风邪引触，肺失宣降。以发病急，喉中痰涎壅盛，声如拽锯，无明显寒热倾向及风痰征象并见为辨证要点。

治法：祛风涤痰，降气平喘。

方药：三子养亲汤加味。方中白芥子温肺涤痰利气；莱菔子降气祛痰；苏子降气化痰，止咳平喘。方中宜加麻黄宣肺平喘，杏仁、僵蚕祛风化痰，厚朴、半夏、陈皮降气化痰,茯苓健脾化痰。若痰壅喘急,不能平卧,加用葶苈子、猪牙皂泻肺涤痰;若感受风邪而发者,加用防风、苏叶、蝉蜕、地龙等祛风化痰。

(5)虚哮

症候:喉中哮鸣如鼾,声低,气短息促,动则喘甚,发作频繁,甚则持续哮喘,口唇、爪甲青紫,咯痰无力,痰涎清稀或质黏起沫,面色苍白或颧红唇紫,口不渴或咽干口渴,形寒肢冷或烦热。舌质淡或偏红,或紫暗,脉沉细或细数。

症候分析:哮病久发,痰气瘀阻,肺肾两虚,摄纳失常,喉中哮鸣如鼾,声低,气短息促,动则喘甚;正气亏虚,痰浊内生,外邪易干,故发作频繁,甚则持续哮喘;肺虚,治节失职,心血瘀阻,故口唇、爪甲青紫;肺肾气虚,痰涎壅盛,无力达邪,则咯痰无力,痰涎清稀或质黏起沫;气虚及阳则面色苍白,口不渴,形寒肢冷;肺肾阴虚,则颧红唇紫,咽干口渴,或烦热;舌质淡红或偏红,或紫暗,脉沉细或细数,为气虚阴伤,血瘀内阻之征。本证主要病机为肺肾两虚,痰气瘀阻,摄纳失常。以喉间哮鸣有声,气短息促,咯痰无力,痰涎清稀及肺肾亏虚征象并见为审证要点。

治法:补肺纳肾,降气化痰。

方药:平喘固本汤加减。方中党参、黄芪补益肺气;冬虫夏草、胡桃肉、五味子、沉香、坎脐补肾纳气;半夏、陈皮、款冬花化痰降气。若肾阳虚,加附子、鹿角片、补骨脂、钟乳石;肺肾阴虚,加沙参、麦冬、生地;痰瘀气阻,口唇青紫,加桃仁、苏木;气逆于上,动则气喘,加磁石、紫石英镇纳肾气。

2.缓解期

(1)肺脾气虚

症候:自汗,恶风,常易感冒,常因气候变化而诱发哮喘,喉间时有轻度哮鸣,气短息弱,咯痰清稀色白,倦怠无力,面白无华,食少便溏。舌质淡,苔薄白,脉濡软。

症候分析:肺气虚弱,卫气不固,腠理疏松,外邪易侵,故自汗、恶风、常易感冒,每因气候变化而诱发;肺虚主气无力,气不化津,故咯痰清稀色白,气短息弱,面白无华;脾虚中气不足,健运无权,故倦怠无力,食少便溏;舌质淡,苔白,脉濡软,为肺脾气虚之征。本证主要病机为肺脾气虚,痰饮蕴肺,肺气上逆。以喉间轻度哮鸣,自汗恶风,体倦易感,食少便溏及肺脾气虚表现并见为审证要点。

治法:健脾益气,补土生金。

方药:六君子汤加味。方中以四君子汤(党参、白术、茯苓、炙甘草)益气健脾;法半夏、陈皮燥湿化痰。方中宜加山药、薏苡仁健脾化湿;五味子敛肺气。若表虚自汗,加麻黄根、浮小麦、大枣敛肺止汗;怕冷畏风,易感冒,可加桂枝、制附片温阳;

痰多者,加贝母、杏仁化痰。

(2)肺肾两虚

症候:短气息促,动则尤甚,吸气不利,咯痰质黏起沫,脑转耳鸣,腰膝酸软,劳累后哮喘易发。或畏寒肢冷,面色苍白,夜尿频多,小便清长,舌质胖,苔淡白,脉沉细;或五心烦热,口干,颧红,潮热盗汗。舌红少苔,脉细数。

症候分析:肺肾两虚,摄纳失常,气不归元,则气短息促,动则为甚,吸气不利;精气亏乏,不能充养,气不布津,津凝为痰,故咯痰质黏起沫。若肾阳亏虚,不能温煦,则腰膝酸软,畏寒肢冷,面色苍白,夜尿频多,小便清长,舌质胖,苔淡白,脉沉细;若肾阴亏损,虚热内生,故五心烦热,颧红,口干,舌质红少苔,脉细数。本证主要病机为肺肾精气亏乏,摄纳失常,气不归原,津凝为痰。以短气息促,动则尤甚,吸气不利伴肺肾两虚征象为审证要点。

治法:补肺益肾。

方药:生脉地黄汤合金水六君煎加减。前方以益气养阴为主,后者以补肾化痰为主。前方以六味地黄丸(熟地、山萸肉、山药、茯苓、丹皮、泽泻)补肾;人参、麦冬、五味子补益肺之气阴。后方以熟地、当归养肾阴;茯苓、甘草益气健脾;半夏、陈皮理气化痰。若肺气阴两虚为主者,加黄芪、沙参、胡桃肉、百合益气养阴;肾阳虚为主者,酌加补骨脂、仙灵脾、鹿角片、制附片、肉桂温补肾阳;肾阴虚为主者,加生地、冬虫夏草滋补肾阴。另可常服紫河车粉补益肾精。

肺、脾、肾亏虚,乃哮病虚损之本,虽各具特征,但临床上每多互见,表现为兼病形式,如肺脾气虚、肺肾阴虚、脾肾阳虚等,治疗应区别主次,又要适当兼顾。

【转归预后】

本病较为顽固,易于反复发作,迁延难愈。部分儿童、青少年至成年时,肾气日盛,正气渐充,辅以药物治疗,可以终止发作;中老年、体弱病久、肾气渐衰,发作频繁者则不易根除。痰伤阳气,热痰耗伤阴津,疾病后期易出现阴液耗竭、阳气衰弱或者阴阳俱虚的局面。肺肾两虚,痰浊壅盛,上实下虚,哮喘持续发作者,可出现喘脱危候。本病长期反复发作,使肺脏受损,肺燥津伤,或肺气虚冷,可转化为肺痿;若肺脾肾受损,可演变为肺胀。

【预防调护】

气候变化,受凉感冒是本病最常见的诱发因素。因此,要注意气候变化,做好防寒保暖。饮食以清淡为主,忌食肥甘厚腻,忌辛辣海腥发物,防止生痰生火。戒除烟酒,避免接触刺激性气体、花粉、烟尘等,避免过度劳累及不良情志刺激。鼓励患者根据身体状况,选择太极拳、八段锦、慢跑、呼吸体操等方法长期锻炼,以增强体质,减少发作。

冷哮药汤宜温服,热哮药汤宜凉服,痰多或痰黏难咯者,用拍背、雾化吸入等法助痰排出。心中悸动,喘息哮鸣应及时给氧,限制活动,防止喘脱。

第四节　喘　证

喘证是指由于外感或内伤,导致肺气升降出纳失常,以呼吸困难、气息迫促,甚至张口抬肩、鼻翼翕动、难以平卧为主要临床表现的一种病证。

喘既是一种临床常见病证,又是多种急、慢性疾病中的一种症状,轻者仅有呼吸困难,不能平卧;重者稍动则喘息不已,甚则张口抬肩,鼻翼翕动;严重者喘促持续不解,烦躁不安,面唇青紫,肢冷,汗出如珠,脉浮大无根,谓之喘脱。

喘证在历代文献中也称"鼻息""肩息""上气""逆气""喘促"等。《黄帝内经》对其临床表现、病因病机已有论述。《灵枢·五阅五使》篇说"故肺病者,喘息鼻张";《灵枢·本脏》篇说"肺高则上气,肩息咳",指出喘以呼吸急促、鼻煽、抬肩为特征。对于喘证的病因病机,《灵枢·五邪》篇说"邪在肺,则病皮肤痛,寒热,上气喘,汗出,喘动肩背";《素问·举痛论》又说"劳则喘息汗出"。可见《黄帝内经》已经认识到喘证之因有外感内伤之分。"邪在肺"即外感;"劳则喘"即内伤。汉朝张仲景已经认识到许多疾病,如肺痿、肺痈、水气、黄疸、虚劳等都可导致喘证,并创立了许多具体的方药来治疗。如《金匮要略·肺痿肺痈咳嗽上气病脉证治》将喘证称为"上气",创射干麻黄汤、越婢汤、小青龙加石膏汤等方进行治疗。金元以后,诸多医家充实了内伤因素导致喘证的证治。如《丹溪心法·喘》说"亦有脾肾俱虚体弱之人,皆能发喘"。《景岳全书·喘促》篇云"实喘者有邪,邪气实也;虚喘者无邪,元气虚也"。将喘证以虚实分类,至今仍作为喘证的辨证纲领。《临证指南医案·喘》说:"在肺为实,在肾为虚。"《类证治裁·喘证》认为"喘由外感者治肺,由内伤者治肾"。这些论点,对指导临床实践具有重要意义。

喘证虽是一个独立的病证,但可见于各种急慢性疾病过程中,主要见于西医的喘息型支气管炎、肺部感染、肺气肿、心源性哮喘、肺结核、硅肺以及癔症等疾病中。当这些疾病出现喘证的临床表现时,均可参照本节辨证施治。

【病因病机】

喘证涉及的疾病虽多,但在病因上不外外感和内伤两个方面。外感为外邪侵袭,内伤可由饮食、情志、劳倦及久病体虚所致。病理性质分虚实两方面,邪盛为实,实邪壅肺,宣降失司;虚者病在肺、肾,肺不主气,肾失摄纳,气机失常。

(一)病因

1. 外邪侵袭

外感风寒或风热之邪,侵袭肺卫,未能及时表散,内蕴于肺,肺气壅阻,宣降失司,上逆作喘。

2. 饮食不当

过食生冷、肥甘厚味,或嗜食酒酪,损伤脾胃,健运失司,聚湿生痰,上渍于肺,肺气壅阻,气逆而喘。

3. 情志所伤

忧思气结,肺气不得宣发;或郁怒伤肝,肝气上逆犯肺;或惊恐伤及心肾,气机逆乱,致使肺气升降失常,气逆作喘。

4. 劳欲久病

久咳损伤肺气,气无所主则短气而喘;劳欲过度,损伤肾气,肾失摄纳,主气无根,呼多吸少,气逆于上而作喘。另则肾阳虚衰,寒水不化,凌心射肺,心阳不振,肺气上逆亦可致喘。

(二)病机

1. 基本病机

喘证的基本病机为肺气升降出纳失常。实证为邪气壅塞,肺气不利;虚证则为气无所主,肾失摄纳,气机上逆而喘。

2. 病位

主要在肺、肾两脏。与肝、脾有关,甚者可累及于心。

肺为气之主,肾为气之根,肾与肺同司气之出纳,故肾元不固,摄纳失常则气不归元,阴阳不相接续,气逆于上而为喘。另外,脾虚痰浊饮邪上扰,或肝气上逆侮肺,升多降少,皆可使肺气上逆而为喘。喘证的严重阶段,不但肺肾俱虚,孤阳欲脱时,多影响到心。因此,喘之病变虽主要在肺肾,但与五脏均有关联。

3.病理性质

喘证的病理性质有虚实之分。实喘在肺,为外邪、痰浊、肝郁气逆,邪壅肺气,宣降失常所致;虚喘在肺、肾,为本虚,因精气不足,气阴两伤,而致肺肾出纳失常,尤以气虚为主。在病程中亦可出现虚中夹实者,多为慢性咳喘,肺肾虚弱,又复感外邪,邪夹痰浊壅阻肺气,而成"上盛",与肾不纳气之"下虚"并存,形成上盛下虚、虚实夹杂之候。

4.病机转化

实喘因外邪所致者,失于表散,可由表及里;因痰浊、肝郁所致者,可化热化火;虚喘因肺虚所致者,反复发作,可累及脾肾二脏;因肾虚所致者,复感外邪,可转化为上盛下虚之证;若长期迁延,反复发作,可造成肺脾肾虚损严重,最后可累及心阳,导致心气,心阳衰惫,血行瘀滞,甚至出现面青、唇绀、指甲青紫,喘汗至脱,亡阴、亡阳危证。

【诊断要点】

1.临床特征

以呼吸困难,气息迫促,甚至张口抬肩、鼻翼翕动,不能平卧,口唇发绀为特征。

2.病史

多有久咳、哮病、肺病、心悸等病史,每遇外感或劳累而诱发。

3.辅助检查

体检两肺可闻及干、湿性啰音或哮鸣音。X线胸片及CT检查、心电图检查有助于肺源性或心源性哮喘的鉴别诊断,配合血常规检测、痰培养、血气分析、肺功能测定等检查。

【鉴别诊断】

喘证应与气短、哮病、肺胀等病证相鉴别。

1.气短

二者同有呼吸异常,但喘证是以呼吸困难,张口抬肩,甚则不能平卧为特征,实证气粗声高,虚证气弱声低;气短亦即少气,呼吸微弱而浅促,或短气不足以息,似喘而无声,尚可平卧,亦不抬肩撷肚。气短不若喘证呼吸困难之甚,但气短进一步加重可呈虚喘表现。如《证治汇补·喘病》说:"若夫少气不足以息,呼吸不相接续,出多入少,名曰气短。气短者,气微力弱,非若喘症之气粗奔迫也。"

2. 哮病

二者均有呼吸困难,呼吸急促,均由肺失宣降,肺气上逆引起。哮以声响言,呼吸困难伴喉中有哮鸣音,是一种反复发作的独立疾病;喘指气息言,为呼吸气促困难,多是慢性疾病的一个症状。一般来说,哮必兼喘,喘未必兼哮。

3. 肺胀

肺胀为多种慢性肺部疾病长期反复发作,肺脾肾三脏虚损,痰瘀互结,致使肺气壅滞,肺体胀满,肺不敛降而成,以喘促、咳嗽、咯痰、胸部膨满、憋闷如塞等为临床特征,而喘促是肺胀的一个症状,喘证日久可致肺脾肾三脏虚损,发展为肺胀。

【辨证论治】

(一)辨证要点

1. 辨病位

凡外邪、痰浊、肝郁气逆等致邪壅肺气,宣降不利而喘者,病位在肺;久病劳欲,肺肾出纳失常,呼多吸少,其病位在肺肾。因情志诱发者涉及肝,与饮食相关者涉及脾,伴心悸者涉及心。

2. 辨虚实

实喘者呼吸深长有余,呼出为快,气粗声高伴痰鸣咳嗽,起病急骤,脉数有力;虚喘者呼吸短促难续,深吸为快,气怯声低,少有痰鸣咳嗽,起病较缓,时轻时重,反复发作,脉来微弱或浮大中空。

3. 辨外感内伤

外感者起病急,病程短,多有表证。内伤者病程长,反复发作,无表证。外感者多为实证,内伤者多为虚证或虚实错杂证。

(二)治疗原则

对于喘证的治疗,当分清虚实,实喘治肺,以祛邪利气为主,区别寒热、痰浊、气郁之不同,采用温宣、清肃、化痰、降气等法;虚喘治在肺肾,以培补摄纳为主,当分清脏腑阴阳虚衰之不同,采用补肺、固肾、益气、养阴、温阳等法。虚实夹杂、下虚上实、寒热错杂者,又当分清主次,权衡标本,分别处治。由于喘证多继发于各种急慢性疾病中,所以应积极治疗原发病,不能见喘治喘。

(三)分证论治

1. 实喘

(1)风寒壅肺

症候:喘咳气促,胸部胀闷,痰多色白而清稀,口不渴,初起多兼恶寒发热,头痛无汗。舌苔薄白而滑,脉浮紧。

症候分析:风寒袭入肌表,外伤皮毛,内壅肺气,肺气不宣,肺气上逆,故咳喘气促;寒性收引,肺气被郁,气机不利,故胸部胀闷;寒邪伤肺,气不布津,凝津成痰,故咯痰清稀色白;风寒袭表,卫表不和,则见恶寒发热等风寒表证;舌苔薄白,脉浮紧皆为表寒之征。本证基本病机为风寒壅肺,肺失宣降。以咳喘痰液清稀色白,兼风寒表证为审证要点。

治法:疏风散寒,宣肺平喘。

方药:麻黄汤合华盖散加减。麻黄汤宣肺平喘,散寒解表;华盖散功主宣肺化痰降气。前方麻黄、桂枝宣肺平喘,散寒解表;杏仁助麻黄降肺气而平喘,且能宣散外邪;甘草调和诸药。后方麻黄宣肺平喘;杏仁、苏子、桑白皮降气化痰;陈皮、茯苓健脾化痰。痰多者,可酌加半夏、川贝以加强化痰之力。如表证不重,去桂枝名三拗汤,长于宣肺平喘;若得汗而喘不平,可用桂枝加厚朴杏子汤和营卫,宣肺气;若属支饮复感外寒而喘咳,痰多泡沫清稀,可用小青龙汤外散表寒,内化痰饮。

(2)表寒肺热

症候:喘逆上气,息粗鼻煽,咯痰黏稠不爽,胸胀或痛,伴恶寒身热,烦闷身痛,口渴,有汗或无汗。舌质红,苔薄白或黄,脉浮数或滑。

症候分析:邪热郁肺,肺失宣降,气逆于上,故见喘逆上气、息促、鼻煽;痰热内蕴,肺气不利,故吐痰稠黏,咳而不爽;热伤肺络,故见胸胀或痛;风寒在表,故见恶寒,身热,无汗,苔薄白;肺热伤津,故见口渴;里热炽盛,则见身热,汗出,烦闷,苔黄,脉浮数或滑。本证的基本病机为寒邪束表,热郁于肺,肺气上逆。以喘咳气逆,痰黄黏稠与表证共见为审证要点。

治法:解表清里,宣肺平喘。

方药:麻杏石甘汤加味。方中麻黄宣肺解表;石膏清泄里热;杏仁降气化痰;甘草调和诸药。一般表寒无汗者,麻黄用量大于石膏,热重有汗者石膏大于麻黄。可酌加黄芩、桑白皮、鱼腥草、川贝以清肺泄热化痰平喘。表寒重,加桂枝解表散寒;痰热重,加瓜蒌、贝母清化痰热;痰鸣息涌,加葶苈子、射干泻肺消痰。

(3)痰热郁肺

症候:喘咳气涌,胸中胀闷,痰黄黏稠不易咯出,甚或夹有血色,伴胸中烦闷,身热有汗,渴喜冷饮,面赤,咽干,尿赤,大便秘结,舌红,苔黄腻,脉滑数。

症候分析:邪热壅肺,炼津成痰,阻遏肺气,肃降无权,故喘咳气涌而胸闷,痰黄黏稠不易咯出;热伤肺络则痰带血色;痰热郁蒸于肺,故胸中烦闷,面赤;痰热伤津故渴喜冷饮,咽干,尿赤,便秘;舌红,苔黄腻,脉滑数皆为痰热之征。本证的基本病机为痰热壅肺,肺失清肃。以喘咳气涌,痰黄黏稠及里热证为审证要点。

治法:清热化痰,泻肺平喘。

方药:桑白皮汤加减。本方清热肃肺化痰,药用桑白皮、黄芩、黄连、栀子清泻肺热,贝母、杏仁、苏子、半夏降气化痰。身有壮热,加石膏、知母清气;痰多黏稠,加海蛤粉、鱼腥草、冬瓜仁、薏苡仁清热化痰泄浊;喘不能卧,大便秘结,加大黄、葶苈子通腑泻肺;痰有血色或带腥味,加鱼腥草、金荞麦根、芦根以清热解毒排痰。

(4)痰浊阻肺

症候:喘而胸满闷窒,甚则胸盈仰息,咳嗽,痰多黏腻色白,咯吐不爽,呕恶纳呆,口黏不渴。舌苔白厚而腻,脉滑。

症候分析:脾为生痰之源,肺为贮痰之器,饮食伤脾,脾失健运,聚湿生痰,上壅于肺,肺气上逆,则喘咳痰多、咯吐不爽;痰阻于肺,气机不畅,故喘而胸满闷窒,甚则胸盈仰息;痰浊中阻,胃失和降,则呕恶纳呆;苔腻,脉滑均为痰湿之征。本证基本病机为脾虚生痰,痰浊阻肺,肺气上逆。以咳喘痰多与苔腻为审证要点。

治法:祛痰降逆,宣肺平喘。

方药:二陈汤合三子养亲汤加减。前方为燥湿化痰的基础方,治重在脾,药用半夏、陈皮化痰降气;茯苓健脾利湿,以绝生痰之源;甘草和中。后方豁痰降气,治重在肺,药用苏子降气化痰;白芥子畅膈涤痰;莱菔子消食化痰。二方合用顺气消痰,止咳平喘。痰湿较重,舌苔厚腻,加苍术、厚朴燥湿醒脾,化痰利气;痰多喘甚,酌加胆南星、竹沥、天竺黄、葶苈子泻肺涤痰。若痰从寒化,色白清稀,畏寒,加干姜、细辛;痰转黄稠,为痰已化热,可加入竹茹、黄芩、桑白皮,或按痰热郁肺论治。

(5)肺气郁闭

症候:每因情志刺激而诱发,发时突然呼吸短促,息粗气憋,但痰鸣不著,喘后如常人,胸闷胁胀,咽中如窒,常伴精神抑郁,失眠,心悸。苔薄,脉弦。

症候分析:忧思恼怒情志过极伤肝,肝郁气逆犯肺,肺气郁闭,肺失肃降,则因情志刺激突然呼吸短促,息粗气憋;因病位在肝,气郁为主,素无痰湿蕴肺,故咳嗽痰鸣不著,喘后如常人;肝肺络脉不和,则胸闷胁胀,咽中如窒;气郁则心肝失调,故见精神抑郁,失眠,心悸;苔薄,脉弦为肝郁之征。本证基本病机为肝郁气逆,肺气郁闭。以每因情志刺激而诱发气喘,气憋,胁胀为审证要点。

治法:开郁降气平喘。

方药:五磨饮子加减。药用沉香降气平喘;木香、枳实、乌药疏肝理气;槟榔破气降逆。可加郁金、青皮、柴胡加强疏肝解郁之力。气逆喘剧,加旋覆花、代赭石降气镇逆;气郁夹痰,加杏仁、厚朴花开郁降气化痰;伴心悸,失眠,加夜交藤、合欢皮、酸枣仁以宁心安神;气滞腹胀,大便秘结,加用大黄以降气通腑,即六磨汤之意。

2. 虚喘

(1)肺虚

症候:喘促短气,气怯声低,咳声低弱,痰吐稀薄,自汗恶风。舌淡,脉虚弱。

症候分析:肺虚主气无力,故喘促短气,气怯声低;气不化津,停津成痰则痰吐稀薄;肺虚卫外不固,则自汗,恶风;舌淡,脉虚弱均为气虚之征。本证基本病机为肺气虚弱,肃降无权。以喘促气短声低,自汗恶风为审证要点。

治法:补肺益气,敛肺平喘。

方药:补肺汤加减。药用黄芪、人参补肺益气;熟地、五味子养肾敛肺纳气;桑白皮、紫菀化痰止咳平喘。临证酌加白术、茯苓、苏子培土生金,降逆平喘。若兼见呛咳,痰少质黏,烦热口渴,咽喉不利,面色潮红,舌红,苔剥,脉细数,为气阴两虚,宜用生脉散加北沙参、玉竹、百合、熟地黄以益气养阴,敛肺定喘。若兼肾虚喘促不已,动则尤甚,加山萸肉、胡桃肉、紫河车等补肾纳气。

(2)肾虚

症候:喘促日久,呼多吸少,气不得续,动则尤甚,腰膝酸软,跗肿便溏,汗出肢冷,面青唇紫,舌质淡苔白,或黑而嫩滑,脉微细或沉弱;或见喘咳,面红烦躁,口咽干燥,足冷汗出如油。舌红少津,脉细数。

症候分析:久病肺虚及肾,肾不纳气,气不归元,气逆于上则喘促,呼多吸少,气不得续;动则耗气,故动则喘甚;腰为肾之府,肾虚肾府失养,故腰膝酸软;肾阳虚不能温暖脾土,水湿内生,故跗肿便溏;肾阳虚衰,卫阳不固,津液外泄,则汗出;肾阳衰极,真阳衰微,不能温养四肢、肌肤,则肢冷,面青唇紫;舌质淡,脉微细或沉弱均为肾阳虚之征。本证基本病机为肾阳亏虚,摄纳无权。以喘促,动则尤甚,呼多吸少,与肾阳亏虚表现并见为审证要点。

治法:补肾纳气。

方药:金匮肾气丸合参蛤散加减。前方温补肾阳,药以熟地、山药、山茱萸滋补肾精;茯苓、泽泻健脾利湿;丹皮清泻肝火,配少量桂枝、附子温补肾中之阳,意在微微生长少火以生肾中阳气,体现了阴中求阳的法则。后方补肺益肾,纳气定喘,以人参大补元气;蛤蚧纳气平喘。可加入五味子、补骨脂、胡桃肉以加强补肾纳气之功;肾阳虚甚,寒象明显者,加仙灵脾、仙茅。

若肾阴虚者,症见喘咳,面红烦躁,口咽干燥,足冷汗出如油,舌红少津,脉细数,为阴不敛阳,气失摄纳,可改用七味都气丸合生脉散以滋阴纳气;若肾阳不温心阳,血脉瘀阻,症见面唇、爪甲、舌质青紫者,酌加川芎、丹参、桃仁、红花等活血化瘀。若肾阳亏虚,水饮不得温化,致喘咳气逆,倚息难以平卧,心悸,肢体浮肿,尿少者,为水凌心肺证,用真武汤合葶苈大枣泻肺汤再加桂枝、椒目、车前子、泽泻、紫石英、苏子、葶苈子、枳实、北五加皮等温阳化气行水,降逆平喘。如兼标实,痰浊壅肺,喘咳痰多,气急,胸闷,苔腻,为"上盛下虚"之候,治宜化痰降逆,温肾纳气,用苏子降气汤加减。

(3)喘脱

症候:喘逆甚剧,张口抬肩,鼻翼翕动,端坐而不能平卧,稍动则咳喘欲绝,或有痰鸣,心悸,烦躁不安,面青唇紫,汗出如珠。舌质淡白无华或干瘦枯萎,少苔或无苔,脉浮大无根或结代,或见歇止、模糊不清。

症候分析:本证多由肺肾虚极,累及心阳,阳气外脱而成。肺肾衰竭,气失所主,气不归根,则喘逆剧甚,张口抬肩,鼻翼翕动,端坐不能平卧,稍动则喘剧欲绝;心阳欲脱,虚阳躁动,则心慌动悸,烦躁不安;阳脱血脉失于温运,则肢厥,面唇青紫。阳脱阴液外泄则汗出如珠;舌质淡而无华或干瘦枯萎,少苔或者无苔,脉浮大无根,或见歇止,或模糊不清,皆为阳脱阴竭之征。

治法:扶阳固脱,镇摄肾气。

方药:参附汤加紫石英、灵磁石、沉香、蛤蚧等。方中人参、附子扶助正气,回阳固脱;紫石英、灵磁石、沉香镇摄肾气,纳气平喘;蛤蚧温肾阳,散阴寒,降逆气,定虚喘。若伴烦躁内热,颧红,汗出黏手,为气阴衰竭之喘脱危候,宜急用参脉散加蛤蚧,扶元救阴固脱;阴竭阳脱者,宜回阳救阴,益气固脱,用参附汤合参脉散救治;汗出气逆,加龙骨、牡蛎敛汗固脱。因喘脱病情危急,临床可用参附注射液、参附青注射液、生脉注射液等静脉推注、滴注抢救。

【预防调护】

本病预防,平时宜慎风寒,适寒温,饮食应清淡而富有营养,室内空气要新鲜,避免烟尘刺激。积极参加体育锻炼,以增强体质,提高抗病能力。已病则应早期治疗,卧床休息或取半卧位休息,充分给氧。因情志致喘者,需怡情悦志,避免不良刺激。有吸烟嗜好者应坚决戒烟,房事应节制,注意活动量适度,避免过度劳累。病情严重者应密切观察病情的变化,防止喘脱。痰多者应注意及时排痰,以保持呼吸通畅。

第二章 心脑病证

心主血脉，又主神明，在体合脉，其华在面，开窍于舌，在液为汗，在志为喜，其经脉属心络小肠。心的主要生理功能一是主血脉，具有推动血液在脉道中运行不息的作用；二是主神明，为人体精神和意识思维活动的中枢。

心之本脏病多因情志所伤、禀赋不足、年老体虚、久病失养所致，症候特点主要表现为心脏本身及心脉血液运行障碍和情志思维活动异常，临床常见痰火扰心、饮遏心阳、心血瘀阻及心之气血、阴阳不足的心悸、胸痹、心痛、不寐等病证。同时，由于心为"君主之官""五脏六腑之大主"，故心系病证还常引起其他脏腑功能失调，而其他脏腑的病变，也可影响心的功能，以致常常相兼为病，如心脾两虚证、心肾不交证、心肾阳虚证、心肺气虚证等。

脑为"髓海"，乃"元神之府"，脑通过经络与五脏相连。脑的病理表现主要是髓海不足，清窍失灵，脑脉受损。若髓海不足，神机失用，则易健忘，甚则痴呆；邪入经络，清窍失灵，则眩晕，舌不能言；风阳夹痰上扰，气血逆乱，直冲犯脑，则为中风；头为诸阳之会，脑脉不通或挛急，则头痛。由于脑为元神之府，与心共主神明，故将脑的病证也一并归于心病中讨论。

心脑病证的治疗，实证应以祛邪为主，兼用重镇安神。根据不同的原因，分别采用不同的治法。痰火扰心，清心豁痰泻火；饮遏心阳，温阳化饮；心血瘀阻，活血化瘀通络；脑脉受损，活血化瘀，化痰开窍，心神不安，重镇安神。痰火扰心者多兼阴虚，治当兼顾阴津；饮遏心阳常有心肾阳虚，治当兼顾阳气。虚证，当补其不足，兼以养心安神。心阳、心气虚者，宜温心阳，益心气；心阳暴脱者，应回阳救逆；心阴、心血虚者，宜滋心阴，养心血；脑髓空虚，宜补肾填髓。气属阳，血属阴，心阳虚必兼心气虚，治疗心阳虚必加用补心气药，心阴虚常兼心血虚，治心阴虚多加养心血药。

心脑病证在急性发作期，应加强病情监护，注意神志、舌苔、脉象、呼吸、血压等变化，加强夜间巡视，做好各种急救准备，必要时予以吸氧、心电监护及保持静脉通道。缓解期应使患者保持心情舒畅，精神愉快，避免情志刺激；饮食不宜过饱，应予易于消化吸收、营养结构合理的饮食，保持大便通畅；劳逸适度，保证充分休息及充足的睡眠,根据病情从事适当的活动。

第一节　心　悸

　　心悸是因气血阴阳亏虚,心失所养,或痰饮瘀血阻滞心脉,邪扰心神,心神不宁所致,以心中悸动,惊惕不安,甚则不能自主为主要表现的病证。常伴有胸闷气短,神疲乏力,甚至头晕喘促,不能平卧,严重者可出现晕厥。心悸包括惊悸和怔忡,其中因惊恐、劳累而发,时发时止,不发如常人,其证较轻者为惊悸;怔忡为心悸的重证,即终日悸动,稍劳尤甚,全身情况较差。

　　《黄帝内经》虽无心悸或惊悸、怔忡之病名,但已有类似的记载,如"心下鼓""心怵惕"等,并认识到心悸的病因有宗气外泄、心脉不通、突受惊恐、复感外邪等;同时认识到心悸脉象的变化与疾病预后的关系。《素问·平人气象论》"脉绝不至曰死,乍疏乍数曰死"。心悸的病名首见于汉朝张仲景的《伤寒杂病论》,称本病为"惊悸""心动悸""心下悸"。如在《金匮要略·惊悸吐衄下血胸满瘀血病脉证治》篇提出心悸时脉象的表现及"惊"与"悸"的区别:"寸口脉动而弱,动则为惊,弱则为悸",提出心悸的基本治则及以炙甘草汤等为治疗心悸的常用方剂。朱丹溪提出心悸当"责之虚与痰"。《丹溪心法·惊悸怔忡》:"惊悸者血虚……怔忡无时,血少者多;有思虑便动属虚;时作时止者,痰因火动。"《景岳全书·怔忡惊恐》认为怔忡由阴虚劳损所致,在治疗与护理上主张"速宜节欲节劳,切戒酒色"。

　　现代医学中由各种原因引起的心律失常,如心动过速、心动过缓、期前收缩、心房颤动或扑动、房室传导阻滞、病态窦房结综合征、预激综合征及心功能不全、神经官能症等,凡具有心悸临床表现的,均可参照本节辨证论治。

【病因病机】

　　心悸是由多种因素导致气、血、阴、阳的亏虚造成心神失养,或痰火瘀血阻滞心脉导致心神不宁所引起。

(一)病因

1.体虚劳倦

　　禀赋不足,素体虚弱,或久病失养,劳欲过度等,皆可使气血阴阳亏虚,心失所养,发为心悸。

2. 饮食不节

嗜食膏粱厚味,煎炸炙馎,蕴热化火生痰,痰火扰心,心神不宁而致心悸;或饮食不节,损伤脾阳,阳虚不能温运水液,水饮内停,上凌于心而致心悸。

3. 七情所伤

平素心虚胆怯,突遇惊恐,忤犯心神,心神动摇,不能自主而心悸;或长期忧思不解,心气郁结,郁久化火生痰,痰火扰心,心神不宁而心悸。此外如大怒伤肝、大恐伤肾,怒则气逆,恐则精却,阴虚于下,火逆于上,动撼心神而发惊悸。

4. 感受外邪

风寒湿三气杂至,合而为痹,痹证日久,复感外邪,内舍于心,痹阻心脉,心血运行受阻,发为心悸;或风寒湿热之邪,内侵于心,耗伤心气心阴,亦可引起心悸。温热、疫毒之邪均可灼伤营阴,或邪毒内扰心神,引起心悸。

5. 药物中毒

某些药物过量或使用不当,损及于心,耗伤心气,损伤心阴,引起心悸。如中药的附子、乌头等,西药的锑剂、洋地黄等。

总之,心悸的病因可归纳为体虚劳倦、饮食不节、七情所伤、感受外邪、药物中毒五个方面,其中饮食不节、七情所伤、感受外邪主要产生痰火、痰湿、瘀血等阻滞心脉,致使心脉不畅,心神受扰,引发心悸;体虚劳倦主要是气血阴阳亏虚,以致心失所养,发为心悸;药物中毒则直接损伤心脉,引起心悸。

(二)病机

1. 基本病机

心悸的基本病机为气血阴阳亏虚,心失所养,或邪扰心神,心神不宁。

2. 病位

其病位在心,而与脾、肾、肺、肝四脏密切相关。

3. 病理性质

为本虚标实证,本虚为气血阴阳亏损,因心失所养所致;标实为气滞、血瘀、痰浊、水饮。临床表现多为虚实夹杂。如阴虚者常兼火亢或夹痰热;阳虚易夹水饮、痰湿;气血不足者,易见气血瘀滞;瘀血可兼见痰浊。

4. 病机转化

临床上心悸的病机转化主要与脏腑气血阴阳的亏虚程度有关。虚实之间可以相互夹杂或转化。如痰浊瘀血阻滞日久,正气日渐亏耗,可分别兼见气、血、阴、阳之亏损,又如气虚不能运化,痰浊瘀血渐生,往往兼见实证表现。心气虚可进一步发展为心阳虚,心血虚可进一步发展为心阴虚,心阴虚日久可致心肾阴虚,心阳虚日久可致心肾阳虚等。虚证可兼有瘀血、痰浊、水饮,即所谓"因虚致实",或实证日久,正气耗损,可转为虚证。若阴损及阳,阳损及阴,可出现阴阳俱损之候。若病情恶化,心阳暴脱,可出现厥脱等危候。

【诊断要点】

1. 临床特征

自觉心慌不安,心跳异常,不能自主,心搏或快或慢或忽跳忽止,呈阵发性或持续不止;可伴有胸闷不适,心烦,乏力,头晕等,甚至喘促,唇甲青紫,肢冷汗出,晕厥;脉象可见数、疾、促、结、代、沉、迟等变化。

2. 病史

中老年常见,发作常由情志刺激、惊恐、紧张、劳倦过度、饮酒饱食等因素而诱发。

3. 辅助检查

心电图、测血压、胸部摄片、心脏彩超、动态心电图等检查有助于明确诊断。

【鉴别诊断】

心悸应与真心痛、奔豚以及卑慄等病证相鉴别。

1. 真心痛

二者均有心慌不安,脉结或代,但真心痛以心痛为主症,多呈心前区或胸骨后刺痛,牵及肩背,多短暂发作,甚者心痛剧烈不止,唇甲青紫或手足青冷至节,呼吸急促,大汗淋漓甚至晕厥,病情危笃。真心痛常可与心悸合并出现,但在真心痛中心悸应视为真心痛的一系列临床表现中的一个次要症状,而与以心悸为主症的心悸病证有所不同。

2. 奔豚

奔豚发作时,也有心胸躁动不安,但奔豚上下冲逆,发自少腹,心悸但见心中剧烈跳动,发自于心,二者不难鉴别。

3. 卑慄

心悸与卑慄都有心慌,但卑慄虽有心慌,一般无促、结、代、疾、迟等脉象出现,也无心跳异常的表现,是以神志异常为主的疾病。

【辨证论治】

(一)辨证要点

1. 辨惊悸与怔忡

惊悸为心悸的轻症,多为功能性,发病多与情绪因素有关,可由骤遇惊恐、忧思恼怒,悲哀过极或过度紧张而诱发,多呈阵发性,病来虽速,病情较轻,实证居多,病势轻浅,可自行缓解,不发时如常人。怔忡为心悸的重症,多为器质性,常由久病体虚、心脏受损所致,无精神因素亦可发生,多持续心悸,心中惕惕,不能自控,活动后加重,病情较重,多属虚证,或虚中夹实。惊悸日久不愈,可发展为怔忡。

2. 分清虚实

虚者系指气血阴阳亏虚,实者多指痰饮、瘀血、火热之类。辨证时,不仅要注意正虚一面,亦应重视邪实一面,并分清虚实之程度。正虚程度与脏腑虚损情况有关,即一脏虚损者轻,多脏虚损者重。在邪实方面,一般来说,单见一种者轻,多种夹杂者重。

3. 辨脉象变化

脉象变化是心悸辨证中的重要内容。心悸脉象千变万化,促、结、代、疾、乍疏乍数、忽强忽弱,均可出现。临床应结合病史、症状,推断脉症从舍。一般认为,阳盛则促,数为阳热,若脉虽数、促而沉细、微细,伴有面浮肢肿,动则气短,形寒肢冷,舌淡者,为虚寒之象。阴盛则结,迟而无力为虚寒,脉象迟、结、代者,一般多属虚寒,其中结脉表示气血凝滞,代脉常由元气虚衰、脏气衰微。凡久病体虚而脉象弦滑搏指者为逆,病情重笃而脉象散乱模糊者为病危之象。

(二)治疗原则

心悸由脏腑气血阴阳亏虚、心神失养所致者,治当补益气血,调理阴阳,以求气血调畅,阴平阳秘,配合养心安神之品,促进脏腑功能的恢复,使心神得养。心悸因于痰饮、瘀血等邪实所致者,治当化痰涤饮,活血化瘀,配合重镇安神之品,以求邪去正安,心神得宁。临床上心悸表现为虚实夹杂时,当根据虚实轻重之多少,灵活应用益气养血,滋阴温阳,化痰涤饮,行气化瘀,养心安神,重镇安神之法。

(三)分证论治

1. 心虚胆怯

症候:心悸不宁,善惊易恐,稍惊即发,劳则加重,坐卧不安,少寐多梦而易惊醒,恶闻声响。苔薄白,脉细略数或细弦。

症候分析:心主神志,心虚则心神无主,故心悸不宁,坐卧不安;胆气怯弱,则善惊易恐;心胆俱虚,则恶闻声响,稍惊即发;劳则耗气,心气更虚,故劳则加重;心不藏神,则少寐多梦而易惊醒;脉象数或细弦为心神不安,气血逆乱之征。本证轻者时发时止,重者怔忡不宁,心慌神乱,不能自主。本证的主要病机为心虚胆怯,心神不宁。以心悸不宁,善惊易恐为审证要点。稍惊即发,劳则加重。

治法:镇惊定志,养心安神。

方药:安神定志丸加减。方中党参补益心气;龙齿镇惊安神,止惊宁胆;茯苓、茯神健脾养心安神;菖蒲化痰开窍,醒神健脑;远志交通心肾。全方共奏镇惊宁神,定惊止悸之功。方中宜加磁石、琥珀、朱砂以增镇惊安神之功。兼见气虚者,可加黄芪、炙甘草以益气;夹瘀者,加丹参、桃仁、红花;兼心血不足,加熟地、阿胶;若肝气郁结,心悸烦闷,精神抑郁,胸胁时痛,加柴胡、郁金、合欢皮、绿萼梅;若心悸而烦,善惊痰多,食少泛恶,舌苔黄腻,脉象滑数者,系痰热内扰,心神不安之故,可用黄连温胆汤以清痰热,痰热清则心自安宁。

2. 心血不足

症候:心悸气短,头晕目眩,面色无华,神疲乏力,少寐多梦,健忘。舌淡红,脉细弱。

症候分析:心血不足,不能养心,故心悸,少寐多梦,健忘;心血亏损不能上营,故头晕目眩;心主血,血不荣面,故面色不华;气虚不能振奋精神,故倦怠无力,气短;舌为心苗,心血不足,故舌质淡红,脉象细弱。本证的主要病机为心血亏虚,心神失养。以心悸,失眠多梦及血虚表现为审证要点。

治法:补血养心,益气安神。

方药:归脾汤加减。方中当归、龙眼肉补养心血;黄芪、人参、白术、炙甘草益气以生血;茯神、远志、酸枣仁宁心安神;生姜、大枣和胃健脾;木香行气,使补而不滞。若心悸气短,神疲乏力,心烦失眠,五心烦热,自汗盗汗,胸闷,面色无华,舌淡红少津,苔少或无,脉细数或结代,为气阴两虚,治以益气养阴,养血安神,用炙甘草汤加减,应用本方应注意炙甘草为方中主药,应重用;神疲乏力,气短,重用人参、黄芪、白术、炙甘草,少佐肉桂,取"少火生气"之意;失眠多梦,加合欢皮、夜交藤、五味子、柏子仁、莲子心等;心烦,口干,舌红,心阴不足者,加麦冬、玉竹、北沙参、五味子;若热病后期,损及心阴而致心悸者,则用生脉散加减以益气养阴。

3.阴虚火旺

症候:心悸易惊,失眠多梦,五心烦热,口干,盗汗,耳鸣,腰酸,头晕目眩。舌红少津,苔少或无苔,脉象细数。

症候分析:心肾阴不足,阴虚火旺,火扰心神,故心悸易惊,失眠;阴亏于下,腰失所养,则见腰酸;脑海失充,虚火上扰,则眩晕耳鸣;五心烦热,口干,盗汗,舌质红,脉细数为阴虚火旺之征象。本证的主要病机为心肾阴虚,虚火妄动,心神不宁。以心悸而烦,失眠多梦及阴虚证为审证要点。

治法:滋阴清火,养心安神。

方药:天王补心丹合朱砂安神丸加减。天王补心丹滋阴养血,补心安神;朱砂安神丸清心降火,重镇安神。前方生地、玄参、麦冬、天冬滋阴清热;当归、丹参补血养心;茯苓、党参益心气;朱砂、远志、枣仁、柏子仁养心安神;五味子收敛耗散之心气;桔梗引药上行,以通心气。后方朱砂重镇安神;生地、当归补血滋阴;黄连清心火;甘草调和诸药。临床上常二方合用而随症加减。若心肾不交,可合用黄连阿胶汤以交通心肾,滋阴补肾,清心降火;若阴虚夹有瘀热者,可加丹参、赤芍、丹皮等,清热凉血,活血化瘀;夹有痰热者,加用黄连温胆汤。

4.心阳不振

症候:心悸不安,胸闷气短,动则尤甚,面色苍白,形寒肢冷。舌淡苔白,脉虚弱,或沉细无力。

症候分析:心阳不足,心失温养,故心悸不安;阳气不足,胸阳不布,故胸闷气短;心阳虚衰,血液运行迟缓,肢体失于温煦,故形寒肢冷,面色苍白;舌淡苔白,脉象虚弱或沉细而数,均为心阳不足,鼓动无力之征。本证的主要病机为心阳虚衰,无以温养心神。以心悸不安,胸闷气短及阳虚证为审证要点。

治法:温补心阳,安神定悸。

方药:桂枝甘草龙骨牡蛎汤合参附汤加减。桂枝甘草龙骨牡蛎汤温补心阳,安神定悸,方中桂枝、炙甘草温补心;龙骨、牡蛎安神定悸。参附汤益心气,温心阳,方中人参大补元气,益气助阳;附子温振心阳。形寒肢冷者,加黄芪,重用人参;大汗出者,重用人参、龙骨、牡蛎,加黄芪、山茱萸;兼见水饮内停者,加葶苈子、车前子、五加皮、泽泻;夹有瘀血者,加丹参、红花、桃仁等;兼见阴伤者,加麦冬、玉竹、五味子;若心阳不振,以致心动过缓者,重用桂枝以温通心阳,酌加炙麻黄、补骨脂、附子。

5. 水饮凌心

症候:心悸,胸闷痞满,渴不欲饮,小便短少,下肢浮肿,形寒肢冷,眩晕,恶心吐涎。舌淡苔白滑,脉弦滑或沉细而滑。

症候分析:水邪内停,上凌于心,故见心悸;阳气不能达于四肢,充于肌表,故形寒肢冷;饮阻于中,清阳不升,则见眩晕;气机不利,故胸脘痞满;气化不利,水液内停,则渴不欲饮,小便短少或下肢浮肿;饮邪上逆,则恶心吐涎;舌淡苔白滑,脉象弦滑,均为水饮内停之象。本证主要病机为脾肾阳虚,水饮内停,上凌于心。以心悸眩晕,舌淡苔滑及虚寒之象为审证要点。

治法:振奋心阳,化气利水。

方药:苓桂术甘汤加减。方中茯苓淡渗利水;桂枝、炙甘草通阳化气;白术健脾祛湿。兼恶心呕吐,加半夏、陈皮;尿少肢肿,加泽泻、猪苓、茯苓;肺气不宣咳喘者,加杏仁、前胡、葶苈子以宣肺利水;瘀血者,加当归、川芎、泽兰叶、益母草;若肾阳虚衰,不能制水,水气凌心,症见心悸,咳喘,不能平卧,尿少浮肿,可用真武汤。

6. 瘀阻心脉

症候:心悸,胸闷不适,心痛时作,痛如针刺,唇甲青紫。舌质紫暗或有瘀斑,脉涩或结或代。

症候分析:心主血脉,心脉瘀阻,心失所养,故心悸不安;血瘀气滞,心阳被遏,则胸闷不舒;心络挛急,则心痛时作;舌脉均为瘀血阻滞之征。

治法:活血化瘀,理气通络。

方药:桃仁红花煎合桂枝甘草龙骨牡蛎汤加减。前方养血活血,理气通脉;后方温通心阳,镇惊安神。两方合用,其中桃仁、红花、丹参、赤芍、川芎活血化瘀;延胡索、香附、青皮理气通脉;生地、当归养血和血;桂枝、炙甘草通心阳;龙骨、牡蛎镇心神。气滞甚者,加柴胡、枳壳、瓜蒌;胸痛甚者,加乳香、没药、失笑散、三七等祛瘀止痛。

7. 痰火扰心

症候:心悸时发时止,受惊易作,胸闷烦躁,失眠多梦,口干苦,大便秘结,小便短赤。舌质红,苔黄腻,脉弦滑。

症候分析:痰火扰心,心神不宁,故心悸时发时止,受惊易作,烦躁,失眠多梦;痰浊阻滞胸阳,则胸闷;口干苦,大便秘结,小便短赤为痰火灼伤津液之象;舌红苔黄腻,脉弦滑,均为痰热内蕴之征。本证的主要病机为痰火扰心,心神不宁。以心悸、胸闷烦躁、苔黄腻为审证要点。

治法:清热化痰,宁心安神。

方药:黄连温胆汤加味。方中黄连苦寒泻火,清心除烦;半夏辛温,和胃降逆,燥湿化痰;陈皮理气和胃,化湿祛痰;生姜祛痰和胃;竹茹甘寒,涤痰开郁,清热化痰;枳实下气行痰;甘草、大枣和中。可加山栀、黄芩、瓜蒌,以加强清火化痰之功;痰火互结,大便秘结者,加生大黄;心悸重者,加远志、菖蒲、珍珠母、石决明;火郁伤阴,加北沙参、麦冬、生地。

【转归预后】

心悸的预后转归主要取决于本虚的程度,邪实的轻重,治疗是否及时、得当及脉象变化等情况。心悸如为偶发、短暂者,一般易治;反复发作或长时间持续发作者,较为难治。如患者气血阴阳虚损程度较轻,无瘀血、痰饮之标证,病变脏腑单一,治疗得当,脉象变化不大者,病证多能痊愈。反之,脉象过数、过迟、频繁结代或乍疏乍数者,加之失治、误治,预后较差,甚至出现喘促、水肿、胸痹心痛、厥证、脱证等变证、坏病,若不及时抢救,预后极差,甚至导致死亡。

【预防调护】

平时应保持精神乐观,情绪稳定,坚持治疗,坚定信心,避免惊恐刺激及忧思恼怒等。轻证可从事适当体力活动,以不觉劳累,不加重症状为度,避免剧烈活动。对重症心悸,应嘱其卧床休息,保持一定生活规律。饮食宜营养丰富而易消化吸收的食物,忌过饥、过饱、烟酒、浓茶,宜低脂、低盐饮食。心阳虚者忌过食生冷,心阴虚者忌辛辣炙煿,痰浊、瘀血者忌过食肥甘,水饮凌心者宜少食盐。心悸病势缠绵,应坚持长期治疗,及早发现变证、坏病先兆症状,做好急救准备。

第二节　胸　痹

胸痹是由于年老体虚，饮食不当、情志失调、寒邪内侵、劳倦内伤等因素导致痰浊、瘀血、气滞、寒凝痹阻心脉，以胸部闷痛，甚则胸痛彻背，喘息不得卧为主症的一种疾病。轻者仅感胸闷如窒，呼吸欠畅，重者则有胸痛，严重者心痛彻背，背痛彻心。

胸痹之名，源于《灵枢·本脏》："肺大则多饮，善病胸痹……"历代文献中尚有"厥心痛""胸痹心痛""心痛""真心痛""卒心痛""心痹"等病名。其症候与胸痹基本相同，现大多统一称为"胸痹"。《黄帝内经》对本病病因病机及症候表现均有记载。《金匮要略》专篇论述了本病的病因病机、治法和方药，认为其病机为"阳微阴弦"，即上焦阳气不足，下焦阴寒内盛，属本虚标实之证。提出用辛温通阳，宣痹化痰等法治疗胸痹，创制瓜蒌薤白半夏汤、瓜蒌薤白白酒汤及人参汤等九张方剂，临床行之有效，为广大医家所宗。《诸病源候论》认为本病病因为风冷邪气犯心，病机为邪犯阳气，瘀血内生，同时对本病的病机转归进行了探讨。明清时期对本病认识进一步提高，创制了一些新的治法和方药，并突破了以往认为本病多为实痛和将心痛与胃脘痛混为一谈的不足，从而使对本病病因病机认识日趋完善，丰富和发展了胸痹的治疗方法，提高了临床疗效。如徐彦纯《玉机微义·心痛》对心痛与胃脘痛进行了明确的鉴别。此期，尤其重视活血化瘀疗法的应用，如明朝王肯堂《证治准绳·诸痛门》提出用大剂量桃仁、红花、降香、失笑散等治疗瘀血心痛；清朝陈修园《时方歌括》载以丹参饮治疗心腹诸痛；清朝王清任《医林改错》中用血府逐瘀汤治疗胸痹，对后世治疗该病影响深远。

本病与西医冠状动脉粥样硬化性心脏病（心绞痛、心肌梗死）关系密切，其他如心包炎、心脏自主神经功能紊乱等临床表现与本病特点相符者，均可参照本节辨证论治。

【病因病机】

胸痹的常见病因有年老体虚、饮食不当、情志失调、寒邪内侵等。寒邪、瘀血、气滞、痰浊闭阻胸阳，阻滞心脉；或气血阴阳亏虚导致心脉失养，血脉失畅为其基本的病机。

（一）病因

1. 年老体虚

本病多见于中老年人。年过半百，肾气渐衰，若肾阳虚衰则不能鼓动五脏之阳，导致心气不足或心阳不振，血脉失于温煦，鼓动无力而痹阻不通；若肾阴亏虚，则不能滋养五脏之阴，可导致心阴内耗，心阴亏虚，心脉失于濡养而致痹；或因阴虚火旺，灼津成痰，痰浊痹阻心脉，发为胸痹。

2. 饮食不当

过食肥甘厚味，或嗜酒成癖，损伤脾胃，脾失健运，聚湿成痰，上犯心胸，清阳不展，气机不畅，心脉痹阻，而成胸痹；或痰浊久留，痰瘀交阻，亦成本病。

3. 情志失调

忧思伤脾，脾运失职，津液不得输布，聚而为痰，痰浊阻滞，气血不畅，心脉痹阻，发为胸痹。或郁怒伤肝，肝失疏泄，肝郁气滞，甚则气郁化火，灼津成痰，气滞痰浊痹阻心脉，而成胸痹。

4. 寒邪内侵

素体阳虚，胸阳不振，阴寒之邪乘虚而入，寒凝气滞，痹阻胸阳，血行不畅，心脉痹阻，发为胸痹。

5. 劳倦内伤

劳倦耗气，积劳伤阳，心肾阳衰，鼓动无力，胸阳失展，阴寒凝滞，心脉痹阻而发胸痹。或由于劳倦伤脾，脾虚运化失司，气血生化乏源，无以濡养心脉，拘急而痛。

（二）病机

1. 基本病机

胸痹的主要病机为心脉痹阻。

2. 病位

以心为主，但其发病与肝、脾、肾三脏功能失调有关。

3. 病理性质

胸痹的病理性质主要表现本虚标实，虚实夹杂。本虚有气虚、阳虚及气阴两虚，标实有血瘀、寒凝、痰浊、气滞，且可相兼为患，如气滞血瘀、寒凝气滞、痰瘀交阻等。发作期以实证为主，主要是气滞、寒凝、痰浊、瘀血痹阻心脉；缓解期以虚证为主,主要是气血阴阳亏虚,血脉失于滋养、温煦,鼓动无力而痹阻不通。

4.病机转化

胸痹的病机转化可因实致虚,如痰踞心胸,病延日久,耗气伤阳,可导致心气不足或阴阳并损;或阴寒凝结,寒邪伤人阳气,可致心阳虚衰;或瘀阻脉络,瘀血不祛,新血不生,日久可导致心气心血不足。亦可因虚致实,如心气不足,鼓动不力,易致气滞血瘀,瘀血阻络;或心肾阴虚,水亏火炎,炼液为痰,痰浊阻于心脉;或心阳虚衰,阳虚生寒,寒痰凝络。

【诊断要点】

1.临床特征

左侧胸膺或膻中处突发憋闷而痛,疼痛性质为隐痛、胀痛、刺痛、绞痛、灼痛。疼痛可窜及肩背、咽喉、胃脘部、左上臂内侧等部位,呈反复发作性或持续不解,常伴有心悸、气短、自汗,甚至喘息不得卧。一般持续时间短暂,几秒至数十分钟,经休息或服药后可迅速缓解。严重者可疼痛剧烈,持续不解,汗出肢冷,面色苍白,唇甲青紫,可发生心脱、心衰、猝死等危候。

2.病史

多见于中年以上,常因情志波动,感受寒冷,暴饮暴食,劳累过度等而诱发。亦有无明显诱因或安静时发病者。

3.辅助检查

心电图应列为必备的常规检查,动态心电图、心功能测定、心电图运动负荷试验、心肌损伤标志物、冠脉造影术等,有助于诊断。

【鉴别诊断】

胸痹应与真心痛、胃痛、悬饮等病证相鉴别。

1.真心痛

真心痛乃胸痹的进一步发展,症见心痛剧烈,甚则持续不解,伴有汗出、肢冷、面白、唇紫、手足青至节、脉微细或结代等危重症候。

2.胃痛

心在脘上,脘在心下,故有胃脘当心而痛之称,以其部位相近。胸痹之不典型者,其疼痛可在胃脘,极易混淆。但胸痹以闷痛为主,为时极短,虽与饮食有关,但休息,服药常可缓解。胃脘痛与饮食相关,以胀痛为主,局部有压痛,持续时间较长,常伴有反酸、嘈杂、嗳气、呃逆等胃部症状。

3. 悬饮

胸痹与悬饮的胸痛相似,胸痹以膻中或左胸部憋闷、疼痛为主要表现,常兼心悸,时作时止,反复发作。持续时间短暂,一般几秒至数十分钟,经休息或服药后可迅速缓解。而悬饮胸胁胀痛,持续不解,且多伴有咳唾、转侧、呼吸时疼痛加重,肋间饱满,并有咳嗽、咯痰等肺系症候。

【辨证论治】

(一)辨证要点

1. 分清标本虚实

辨证首当分清标本虚实。一般发作期以标实为主,缓解期以本虚为主。标实应区别气滞、痰浊、瘀血、寒凝的不同,若胸闷重而疼痛轻,兼见胸胁胀满,善太息,与情绪变化有关者,多属气滞;若胸闷阴天加重,身胖痰多,苔腻者,多为痰浊;胸中刺痛,固定不移,舌质紫暗,或有瘀点、瘀斑,脉涩,多属血瘀;若疼痛如绞,遇寒则发,或得冷加剧,伴畏寒肢冷,舌淡苔白脉涩,为寒凝心脉所致。本虚又应分清阴阳气血亏虚的不同,若胸中疼痛隐隐而作,劳后易发,气短神疲者,多属气虚;若见畏寒肢冷,属阳虚;若胸中隐痛而闷,亡血或经后而发,心悸少寐,舌淡者,多属心血亏虚;若胸中隐痛而烦,头晕耳鸣者,多属阴虚。

2. 辨疼痛性质

闷痛多由气滞或痰浊所致;灼痛,多由火热之邪所致,有虚火实火之别;绞痛多属寒凝;刺痛多属血瘀;隐痛,多见于缓解期,常与气血阴阳亏虚有关。

3. 辨病势轻重

心痛发作频繁者重。每次心痛发作瞬间即逝者轻,疼痛持续时间长者重。疼痛部位固定不移者,病情较重;疼痛部位窜走不定者,病情较轻。休息或服药后即能缓解者轻,服药后难以缓解者重。胸痹之轻重,还应结合全身状况综合分析,才能得出正确的结论。

(二)治疗原则

本病的病理性质为本虚标实,虚实夹杂,发作期以标实为主,缓解期以本虚为主的特点,其治疗原则应先治其标,后治其本,必要时可根据虚实标本主次,兼顾同治。发作期治标以祛邪为主,常以辛温通阳、活血化瘀为法;缓解期以扶正固本为主,常以益气养阴、温阳补气、滋阴益肾等为法。若虚实夹杂者,可分清主次,适当兼顾。由于本病多为虚实夹杂,在发作期虽以标实为主,但常兼本虚;在缓解期以本虚为主,亦可见邪实,故治疗上应补中寓通,通中寓补,通补兼施,当以补正而不碍邪,祛邪而不伤正为原则,不可滥补、猛攻。

(三)分证论治

1.心血瘀阻

症候:心胸疼痛剧烈,如刺如绞,痛有定处,甚则心痛彻背,背痛彻心,或痛引肩背,伴有胸闷,心悸,常因情志波动或劳累而加重。舌质暗红,或紫暗,有瘀斑,舌下瘀筋,苔薄,脉弦涩或结、代、促。

症候分析:瘀血阻于心脉,络脉不通,不通则痛,故见心胸疼痛剧烈,如刺如绞,痛有定处;心脉瘀阻则胸阳不展,故胸闷;心脉瘀阻则心神不宁,故心悸;恼怒则肝气郁结,气滞则加重血瘀,劳则气耗,气耗则运血无力亦加重血瘀,故常因情志波动或劳累而疼痛加重;舌质暗红,或紫暗,有瘀斑,舌下瘀筋,苔薄,脉弦涩或结、代、促,皆为瘀血内停之征。本证病机为心血瘀阻,胸阳不展,心脉不畅。以心胸疼痛剧烈,如刺如绞,痛有定处,舌质紫暗,脉涩为审证要点。

治法:活血化瘀,通脉止痛。

方药:血府逐瘀汤加减。方中以当归、川芎、桃仁、红花、赤芍活血祛瘀而通血脉;柴胡、桔梗与枳壳、牛膝配伍,一升一降,调畅气机,行气活血;生地养阴而润血燥;甘草调和诸药和中。若瘀血痹阻重症,胸痛剧烈,可加乳香、没药、郁金、延胡索、降香、丹参等加强活血理气之功;若血瘀气滞并重,胸痛甚者,可加沉香、檀香、荜茇等辛香理气止痛药物;若寒凝血瘀或阳虚血瘀者,伴畏寒肢冷,脉微细或沉迟,可加人参、细辛、桂枝等温通散寒;若伴有气短乏力,自汗,脉细缓或结代,为气虚血瘀之象,可加人参、黄芪等益气。临床上可选用三七、川芎、丹参、当归、红花、苏木、赤芍、泽兰、牛膝、桃仁、鸡血藤、益母草、水蛭、王不留行、丹皮、山楂等活血化瘀药物,但必须根据临床情况配伍益气、温阳、散寒、化痰、理气等药物,辨证用药,加强祛瘀疗效。

2.气滞心胸

症候:心胸满闷不适,隐痛阵发,时欲太息,遇情志不遂时易诱发或加重,或兼有脘腹胀闷,得嗳气或矢气则舒。苔薄或薄腻,脉细弦。

症候分析:气机阻滞则胸阳不展,心脉不通,故心胸满闷不适,隐痛阵发;肝郁气滞,则情志不舒,故时欲太息;情志不遂时肝郁更重,则容易诱发或加重;肝气郁结,横逆犯脾,脾运不畅,则脘腹胀闷;得嗳气或矢气则肝气暂得疏解,症候稍缓;苔薄或薄腻,脉细弦,为气滞之征。本证病机为肝失疏泄,气机郁滞,心脉不和。以心胸满闷,隐痛阵发,遇情志不遂时易诱发或加重为审证要点。

治法:疏肝理气,和血舒脉。

方药:柴胡疏肝散加减。方中柴胡与枳壳相配可升降气机,白芍与甘草同用可缓急舒脉止痛,加香附、陈皮以增强理气解郁之功,香附又为气中血药,川芎为血中气药,故可活血且能调畅气机。若气郁日久化热,心烦易怒,口干,便秘,舌红苔黄,脉数者,用丹栀逍遥散疏肝清热。如气滞兼见阴虚者,可选用佛手、香橼、合欢皮等理气而不伤阴之品;如胸闷心痛明显,可合用失笑散,以增强活血行瘀、散结止痛之作用。本证型常选用木香、沉香、降香、檀香、延胡索、厚朴、枳实等芳香理气及破气之品,但不宜久用,以免耗气伤阴。

3. 寒凝心脉

症候:突然心痛如绞,形寒,手足不温,心悸气短,或心痛彻背,背痛彻心。多因气候骤冷或骤遇风寒而发病或症状加重。苔薄白,脉沉紧或促。

症候分析:素体阳虚,寒从中生,阴寒凝滞,胸阳阻遏,复感寒邪,使心脉痹阻,可突发绞痛;胸阳痹阻,气机不畅则气短;寒凝心脉、心神不宁,则心悸;阳虚生寒,不达四肢末端,故形寒,手足不温;苔薄白,脉沉紧或促均为阴寒凝滞,阳气不运之候;若心痛彻背,背痛彻心,脉沉紧者,为阴寒凝滞之重症。本证主要病机为阴寒凝滞,阻遏胸阳。以突然心痛如绞,形寒,手足不温,遇寒加重为审证要点。

治法:辛温散寒,宣痹通阳。

方药:枳实薤白桂枝汤合当归四逆汤加减。枳实薤白桂枝汤重在通阳理气,用于胸痹阴寒证;当归四逆汤以温经散寒为主,用于血虚寒厥证。前方以枳实、厚朴理气通脉;薤白、瓜蒌化痰通阳、行气止痛;桂枝温散寒邪,通阳止痛。后方以桂枝、细辛温散寒邪,通阳止痛;当归、芍药养血活血,芍药与甘草相配,有缓急止痛之功,通草入经通脉;大枣养脾和营。若胸痛剧烈,心痛彻背,背痛彻心,病无休止,伴有身寒肢冷,气短喘息,脉沉紧或沉微者,为阴寒极盛,当予温通,用乌头赤石脂丸加荜茇、高良姜、细辛等,温阳逐寒、通络止痛;若痛剧而四肢不温,冷汗自出,即含化苏合香丸或冠心苏合香丸,芳香化浊,理气温通开窍。

4. 痰浊闭阻

症候：胸闷重而心痛轻，肥胖体沉，气短，遇阴雨天而易发作或加重，伴有倦怠乏力，纳呆便溏，口黏，恶心，咯吐痰涎。苔浊腻或白滑，脉滑。

症候分析：痰为阴邪，重浊黏滞，阻于心脉，胸阳失展，气机不畅，故胸闷重而痛；痰浊困脾，脾失健运，痰浊水湿浸渍四肢、肌肉故肥胖体沉；痰浊属阴，阴雨天痰浊痹阻更甚，故引起发作或加重病情；痰浊困脾，脾不能振奋阳气则倦怠乏力；脾受痰阻，纳运失司则纳呆便溏；痰浊上泛则口黏；痰浊阻胃，胃失和降则恶心，咯吐痰涎；胸阳不展则气短；苔白腻或白滑，脉滑为痰浊内阻之征。本证主要病机为痰浊闭阻，胸阳失展。以胸闷心痛，痰多，苔浊腻为审证要点。

治法：通阳泄浊，豁痰宣痹。

方药：瓜蒌薤白半夏汤合涤痰汤加减。前方偏于通阳行气，用于痰阻气滞，胸阳痹阻者，后方偏于健脾益气，豁痰开窍，用于脾虚失运，痰阻心窍者。瓜蒌薤白半夏汤以瓜蒌、薤白化痰通阳，行气止痛；半夏化痰开结；涤痰汤以菖蒲化浊开窍，陈皮、枳实行气滞而破痰结，半夏、胆南星、竹茹化痰，人参、甘草、茯苓健脾化饮，生姜辛散通阳。可加桂枝温阳化气；干姜、细辛温阳化饮，散寒止痛。若痰黏稠，色黄，大便干，苔黄腻，为痰郁化热之象，用黄连温胆汤加郁金清化痰热而理气活血；若胸闷如窒，心胸隐痛或绞痛阵发，苔白腻，舌暗紫或有瘀斑，为痰瘀交阻当活血通脉、化痰散结，加桃仁、红花以活血化瘀；若痰浊闭塞心脉，猝然剧痛，可用苏合香丸。

5. 心肾阴虚

症候：胸闷痛或灼痛，心悸心烦，失眠盗汗，腰膝酸软，头晕耳鸣，或胸憋闷刺痛。舌质红少津，苔少或剥。脉细数，或促代。

症候分析：病延日久，阴虚而血滞，心脉痹阻，故见胸闷灼痛。肾阴虚，心失所养，神不安宁，故见心悸心烦，失眠；心肾阴虚，阴虚生内热，虚热蒸津外泄，则盗汗；阴液亏虚，不能上荣，则头晕耳鸣；肾阴虚，外府失养，故腰膝酸软；阴液亏少，则血行迟缓；心脉痹阻，故时有胸憋闷刺痛；舌质红少津，苔少或剥，脉细数，或促代，均为阴虚内热，瘀血阻络之征。本证主要病机为心肾阴虚，脉道失润，瘀血阻络。以胸闷痛或灼痛，心悸心烦及阴虚见症为审证要点。

治法：滋阴益肾，养心和络。

方药：天王补心丹合炙甘草汤加减。天王补心丹以养心安神为主；炙甘草汤以滋阴益气复脉见长。前方以生地、玄参、天冬、麦冬、丹参、当归滋阴养血而泻虚火；

人参、茯苓、柏子仁、酸枣仁、五味子、远志补心气,养心神;朱砂重镇安神;桔梗载药上行,直达病所。后方重用生地,配以阿胶、麦冬、麻子仁滋阴补血,以养心阴;人参、大枣补气益胃,资脉之本源;桂枝、生姜以行心阳。诸药同用,使阴血得充,阴阳调和,心脉通畅。若胸闷且痛,可加降香、郁金以养血通络止痛;若阴不敛阳,虚火内扰心神,虚烦不寐,舌尖红少津者,可用酸枣仁汤清热除烦以养血安神。

6. 心肾阳虚

症候:胸闷而痛,心悸气短,遇寒加重,汗出乏力,腰酸,畏寒肢冷,唇甲淡白,重者胸痛彻背,四肢厥冷,唇色紫暗,脉微欲绝,或动则气喘,不能平卧,面浮足肿。舌质淡,或紫暗,苔白或腻,脉沉细,或脉微欲绝,或沉细迟,或结代。

症候分析:心肾阳虚,胸阳不运,气血不畅,心脉痹阻,故胸闷痛气短,遇寒则阳气更伤,故病情加重;心阳虚,心神不宁,故心悸;汗为心液,心阳虚,不能收敛心液,则汗出;肾阳虚,不能温运外府,则腰酸;心肾阳虚,不能振奋精神,温运肢体故乏力,畏寒肢冷;唇甲淡白,舌质淡,苔白,脉沉细为心肾阳虚之象。若阳虚寒盛,胸阳阻遏,则胸痛彻背,四肢厥冷,唇色紫暗,脉微欲绝。心肾阳虚,开合失常,水饮凌心射肺,故动则气喘,不能平卧,面浮足肿。舌质紫暗,脉沉细迟或结代,皆为心肾阳虚,瘀血阻络,水饮凌心所致。本证主要病机为心肾阳虚,胸阳不振,血行瘀滞。以胸闷痛气短,心悸及阳虚见症为审证要点。

治法:温补阳气,振奋心阳。

方药:参附汤合右归饮加减。前方大补元气,温补真阳,后方温肾扶阳,补益精气。方中人参大补元气;方中肉桂易桂枝,附子、桂枝温心肾之阳;熟地、山茱萸、枸杞、杜仲、山药补益肾精。可加丹参、红花、苏木通心脉。若胸痛彻背,四肢厥冷,唇色紫暗,脉微欲绝者,可重用人参、附子,并加龙骨、牡蛎以回阳救逆,同时送服冠心苏合香丸,芳香温通止痛;若心肾阳虚重症,水饮凌心射肺者,可用真武汤加黄芪、汉防己、猪苓、车前子以温阳利水。

7. 气阴两虚

症候:胸闷隐痛,时作时止,心悸气短,动则益甚,伴心烦,神疲,或头晕,易汗出,手足心热,或胸憋闷而刺痛。舌质嫩红或有齿痕。苔少,或薄白,或舌质淡青有瘀斑,脉细弱无力,或结、代。

症候分析:心痛日久,气阴耗伤,气虚无以运血,阴虚则络脉不利,均可使血行不畅,心脉痹阻,而胸闷隐痛,时作时止。气虚则神疲,气短,易汗出;动则耗气,故动则益甚;阴血虚,虚火内扰,则手足心热,心悸心烦;清窍失养,则头晕;舌有齿痕,苔薄白,脉细弱无力或细数,均为气阴两虚之象。气阴两虚重证,气不运血,血不养心,气血瘀滞重者,则可见胸憋闷而刺痛,脉细缓或结、代。本证主要病机为气阴两虚,血行瘀滞。以胸闷隐痛,心悸心烦及气阴两虚的见证为审证要点。

治法:益气养阴,活血通络。

方药:生脉散合人参养荣汤加减。生脉散长于益心气,敛心阴;人参养荣汤专于补气养血,宁心安神。方中人参、黄芪、白术、茯苓、甘草健脾益气,以助生化之源;地黄、麦冬、当归、白芍滋阴养血;远志、五味子养心安神;陈皮、生姜理气醒脾;加丹参、红花、苏木、赤芍活血通络止痛。偏于气虚者,可用生脉散合保元汤,加强健脾益气之功,以补养心气,鼓动心脉;偏于阴虚者,可用生脉散合炙甘草汤以滋阴养血,益气复脉而止悸。

【转归预后】

胸痹是内科急症、重症,需及时诊断处理,正确辨证论治,患者积极配合,才能控制或缓解病情。若失治、误治,或患者不遵医嘱,失于调摄,则病情进一步发展,可以变生多种疾患。如瘀血闭阻心脉,心胸猝然剧痛,发为真心痛,则预后不佳,甚至"旦发夕死,夕发旦死"。如心脉瘀阻,阳衰阴盛,阴阳离决,可发为脱证。如心脾肾阳虚,水邪泛滥,水饮凌心射肺,可出现咳喘,肢肿,尿少,心悸等重症合并症。

【预防调护】

预防本病必须高度重视精神调摄,避免大喜、大怒、忧思无度,保持心情平静愉快。不宜感受寒冷,居处除必须保持安静、通风,还要注意寒温适宜。饮食调摄方面,不宜过食肥甘,宜低盐饮食,多吃水果及富含纤维的食物,保持大便通畅,饮食宜清淡,食勿过饱。发作期患者应立即卧床休息,缓解期应坚持力所能及的活动,但要注意休息,做到动中有静,保证充足的睡眠。发病时还应加强巡视,观察舌脉、体温、呼吸、血压及精神情态变化,做好各种抢救设备及药物准备。

第三节　不　寐

不寐"失眠",是以经常不能获得正常睡眠为特征的一类病证。主要表现为睡眠时间、深度的不足及睡眠后不能消除疲劳、恢复体力与精力。轻者入寐困难,有寐而易醒,有醒后不能再寐,亦有时寐时醒等,严重者则整夜不能入寐。临床常兼见头晕、头痛、心悸、健忘,以及心神不安等症。古代文献中亦有称为"目不瞑""不得眠"等。

不寐的病名,首见于《难经·四十六难》。认为老人"卧而不寐",是因为"气血衰,肌肉不滑,荣卫之道涩"。《灵枢·大惑论》认为阳不入阴是"目不瞑"的病机,"卫气不得入于阴,常留于阳。留于阳则阳气满,阳气满则阳跷盛;不得入于阴则阴气虚,故目不瞑矣"。汉朝张仲景在《伤寒论·辨少阴病脉证并治》篇中曰:"少阴病……心中烦,不得卧,黄连阿胶汤主之。"提出少阴病热化伤阴后的阴虚火旺所致不寐的治法。其在《金匮要略·血痹虚劳病脉证并治》篇中云:"虚劳虚烦不得眠,酸枣仁汤主之。"提出肝血不足,虚热烦躁的寐证的治法。该治法及方剂仍为今日临床所常用。《景岳全书·杂证谟·不寐》将不寐分为有邪、无邪两种类型。"不寐证虽病有不一,然惟知邪正二字则尽之矣。盖寐本乎阴,神其主也。神安则寐,神不安则不寐;其所以不安者,一由邪气之扰,一由营气之不足耳。有邪者多实,无邪者皆虚。"明朝李中梓《医宗必读》对不寐的病因和治疗提出了卓有见识的认识,认为引起不寐的病因有气虚、阴虚血少、痰滞、水停、胃不和等,并分别提出了治疗方药。明朝戴元礼《证治要诀·虚损门》又提出了"年高人阳衰不寐"之论,清朝《冯氏锦囊·卷十二》亦指出"壮年人肾阴强盛,则睡沉熟而长,老年人阴气衰弱,则睡轻微易知"。说明不寐与肾阴盛衰及阳虚有关。

西医学中的神经官能症、更年期综合征、慢性消化不良、贫血、高血压、动脉硬化等以不寐为主要临床表现时,均可参照本节辨证论治。

【病因病机】

不寐的病因主要是情志失调,饮食不节,久病年老及禀赋不足,心虚胆怯等造成心火炽盛,肝郁化火,痰热内扰,心脾两虚,心胆气虚,阴虚火旺的病理局面。其主要病机为阳不入阴,心神不宁。

（一）病因

1. 情志失调

情志不遂,肝气郁结,郁而化火,上扰心神;或肝气郁结,木郁土壅,痰浊内生,肝火夹痰,上扰心神;或思虑过度,伤及于心,心血暗耗,血不养心;或思虑太过,伤及于脾,脾虚生化乏源,营血亏虚,不能奉养心神;或五志过极,心火内炽,心神扰动而不寐。

2. 饮食不节

嗜食肥甘辛辣厚味,或暴饮暴食,损伤脾胃,宿食停滞,酿成痰热,壅滞中焦,胃气失和而夹痰热上冲,扰动心神,此即"胃不和则卧不安"所致的不寐。

3. 久病年老

久病血虚,或产后失血,或年老体虚,营血亏乏,以致血不养心,而致不寐。或素体阴虚或因房劳过度,肾阴耗伤,不能上济于心,以致心火独亢,心肾不交而致心神不宁。

4. 心虚胆怯

心虚胆怯,决断无权,遇事易惊,心神不安,常可导致不寐。亦有因暴受惊骇,终日惕惕,渐至胆怯心虚而不寐者。

（二）病机

1. 基本病机

不寐的基本病机主要是阳盛阴衰,阴阳失交,阳不入阴,以致心神失养或心神不宁。

2. 病位

不寐的病位主脏在心,并与肝肾脾胃有密切关系。

3. 病理性质

有虚有实,虚证多由心脾两虚,阴虚火旺,心虚胆怯等引起阴不能纳阳以致心神失养;实证常由心火炽盛、肝郁化火、痰热内扰等引起阳盛不得入阴以致心神不安。病久多虚中夹实。

4. 病机转化

不寐虽有虚实不同的症候,但各症候之间常互相转化,如肝郁化火证、心火炽盛证,火盛伤阴,可致阴虚火旺;心脾两虚证,由于脾虚不能运化水湿,湿聚成痰,痰郁化热,可致痰热上扰等。此类症候多属虚实夹杂,临床应仔细辨证。

【诊断要点】

1. 临床特征

轻者表现为入睡困难,或寐而不酣,时寐时醒,或过早觉醒,醒后不能再寐;严重者则彻夜难寐,常伴有头昏头痛,心悸健忘,神疲乏力,多梦等。

2. 病史

多数患者有不寐病史,常因精神紧张、思虑过度、情绪波动而诱发或加重。

3. 辅助检查

各系统检查未见有妨碍睡眠的器质性病变。

【鉴别诊断】

不寐的鉴别,首先要除外暂时性的失眠以及生理性少寐。

1. 暂时性失眠

因一时情志刺激,如惊恐、悲伤、兴奋过度等引起;或生活环境改变,如过冷、过热、噪声、强光干扰、卧具不适等引起,不属病态。

2. 生理性少寐

睡眠时间较少,常在清晨 4~5 点即醒,不能再睡,但白天精神体力正常,亦无其他不适感觉者,不视为病态。如老年人少寐早醒等。

【辨证论治】

(一)辨证要点

1. 辨脏腑

不寐的病位在心。由于心神不安或心神失养,神无所主而成不寐。其他脏腑,如肝、胆、脾胃、肾的阴阳气血失调,也可扰动心神而致不寐。如急躁易怒而不寐,多为肝火内扰;脘闷苔腻而不寐,多为胃腑宿食,痰浊内盛;心烦心悸,头晕健忘而不寐,多为阴虚火旺,心肾不交;面色少华,肢倦神疲而不寐,多为脾虚不运,心神失养;多梦易惊,胆怯心悸而不寐,多为心胆气虚,心神不宁等。

2. 辨虚实

不寐的病性有虚实之分。虚证的临床特点为体质瘦弱,面色无华,神疲懒言,心悸健忘。或因脾失健运,气血生化不足,心脾两虚,心神失养而致多梦易醒,心悸健忘;或因肾阴不足,心肾不交,虚热扰神,则心烦不寐,心悸不安;或因心胆气虚,心神不宁,则不寐多梦,易于惊醒。总因心脾肝肾功能失调,心失所养而致,病程长,起病缓慢。实证的临床特点为心烦易怒,口苦咽干,便秘溲赤。或因郁怒伤肝,气郁化火,上扰心神则急躁易怒,不寐多梦;或因宿食停滞,痰湿化热,痰火上扰则不寐头重,痰多胸闷。总因火邪扰心,心神不安所致,起病急,病程短。

(二)治疗原则

治疗上以补虚泻实,调整阴阳为原则。同时佐以安神之品。大抵虚证多由于阴血不足或气血亏虚,治宜滋补肝肾或益气养血;实证泻其有余,如清肝泻火,清化痰热,消导和中。实证日久亦可转虚证。虚实夹杂者,应先去其实,后补其虚,或补泻兼顾为治。在此基础上配合安神定志法,安神定志法的使用要根据辨证选择,一般虚证宜选养血安神、实证宜配合镇惊安神、热证宜用清心安神,并注意配合精神治疗,以消除紧张焦虑,保持精神舒畅。

(三)分证论治

1. 肝郁化火

症候:不寐,急躁易怒,严重者彻夜不寐,胸闷胁痛,口渴喜饮,口苦而干,目赤耳鸣,小便黄赤,或头晕目眩,头痛欲裂,大便秘结。舌质红,苔黄,或苔黄燥,脉弦数,或弦滑数。

症候分析:肝郁化火,上扰心神,则不寐;肝火偏盛,则疏泄太过故烦躁易怒;肝气郁结,气机阻滞,故胸闷胁痛;火热伤津,则口渴喜饮,大便秘结,小便黄赤;肝胆火热上扰,则口苦、目赤、耳鸣;舌质红,苔黄,脉弦数,均为肝火内扰之征。若肝火炽盛,上冲于脑,则头晕目眩,头痛欲裂,彻夜不眠;舌苔黄燥,脉弦滑数,皆实热内盛之象,为肝郁化火之重症。本证的主要病机为肝郁化火,上扰心神。以不寐,急躁易怒及肝火表现为审证要点。

治法:清肝泻火,佐以安神。

方药:龙胆泻肝汤加味。方中龙胆草、黄芩、栀子清肝泻火;泽泻、木通、车前子清肝经湿热,导热下行,使热邪从水道而去;当归、生地养阴血而和肝,使邪去而不伤正;柴胡疏肝胆之气。可加磁石、生龙骨、生牡蛎镇心安神;胸闷胁胀,善太息者,加川楝子、郁金以疏肝解郁;若彻夜不寐,头晕目眩,头痛如裂,大便秘结者,加当归龙荟丸。

2. 痰热内扰

症候:心烦不寐,头重目眩,痰多胸闷,呕恶嗳气,口苦,或大便秘结,彻夜不寐。舌质红,苔黄腻,脉滑数。

症候分析:痰热内扰,心神不安,故心烦不寐;痰热郁阻,上蒙清窍,则头重目眩;痰热郁阻,气机不畅,则痰多胸闷;痰热蕴胃,胃失和降,则呕恶嗳气;痰热蕴胃,胃热熏蒸、胆汁上溢,则口苦;若痰热炽盛,心神重扰,则可彻夜不寐;大便秘结,为热盛伤津所致。舌质红,苔黄腻,脉滑数,均为痰热之象。本证的主要病机为痰热内阻,上扰心神。以不寐头重,痰多胸闷,苔黄腻为审证要点。

治法:清化痰热,和中安神。

方药:黄连温胆汤加味。方中黄连、竹茹清心降火,化痰除烦;半夏化痰降逆,和胃止呕;枳实、陈皮理气化痰,使气顺痰消;茯苓健脾利湿,使湿去痰消;甘草、大枣和中益脾。加入瓜蒌清热涤痰;若心悸惊惕不安者,可加朱砂、琥珀以镇惊定志;若彻夜不寐,大便秘结者,改用礞石滚痰丸,以泻火逐痰;若宿食积滞较甚,见有嗳腐吞酸,脘腹胀痛,可用保和丸消导和中安神。

3. 心火炽盛

症候:心烦不寐,躁扰不宁,口干舌燥,小便短赤,口舌生疮。舌尖红,苔薄黄,脉数有力或细数。

症候分析:心火炽盛,扰动心神,心神不安,故心烦不寐,躁扰不宁;心火上炎,故口舌生疮;心火下移小肠,则小便短赤。舌尖红,苔薄黄,脉数有力为心火炽盛之象;脉细数为火盛伤阴的表现。本证的主要病机为心火炽盛,扰动心神。以心烦不寐,躁扰不宁,舌尖红,脉数为审证要点。

治法:清心泻火,安神宁心。

方药:朱砂安神丸加味。方中黄连清心泻火;朱砂安心神;当归、炙甘草、生地滋阴养血。加黄芩、栀子、连翘加强清心泻火之功。胸中懊恼,胸闷泛恶,加豆豉、竹茹宣通胸中郁火;便秘溲赤,加大黄、淡竹叶、琥珀引火下行以安心神。方中朱砂不宜多服或久服。

4. 阴虚火旺

症候:心烦不寐,心悸多梦,头晕耳鸣,健忘,腰膝酸软,五心烦热,口干津少,男子遗精,女子月经不调。舌质红,少苔或无苔,脉细数。

症候分析:肾阴虚于下,心火亢于上,心肾不交,心神不安,故心烦不寐,心悸多梦;肾阴不足,脑髓失养,故健忘,眩晕,耳鸣;肾阴亏虚,腰失所养,故腰酸;肾阴亏虚,虚火内扰,津液不能上承,故五心烦热,口干津少;肾阴虚,相火妄动,冲任不调,故男子遗精,女子月经不调;舌质红,少苔或无苔,脉细数,均为阴虚火旺之象。本证的主要病机为心肾阴虚,心肾不交,虚火扰神。以心烦不寐,心悸及阴虚火旺的现象为审证要点。

治法:滋阴降火,交通心肾。

方药:六味地黄丸合交泰丸加味。前方以滋补肾阴为主,后方清心降火,引火归原。方中熟地黄、山茱萸、怀山药滋补肝肾,填精益髓;泽泻、茯苓、丹皮健脾渗湿,清泻相火;后方黄连清心降火;肉桂引火归原。若面热微红,眩晕耳鸣,彻夜不眠者,可加牡蛎、龟甲、磁石等重镇潜阳;对阴虚而火旺不甚者,亦可选用滋阴养血的天王补心丹。

5.心脾两虚

症候:不寐多梦,时寐时醒,心悸健忘,头晕目眩,面色少华,肢倦神疲,饮食无味,或脘闷纳呆。舌质淡,苔薄白,或苔滑腻,脉细弱,或濡滑。

症候分析:心血不足,心失所养,致心神不安,故不寐多梦,时寐时醒,心悸健忘;气血虚弱,不能上奉于脑,则头晕目眩;血虚不能上荣于面,所以面色少华;气虚功能活动减退,故肢倦神疲;脾气不足,运化失健,故饮食无味;舌质淡,苔薄白,脉细弱为心脾两虚,气血不足之征;若脾虚湿盛,脾阳失运,痰湿内生,则脘闷纳呆,苔滑腻,脉濡滑。本证的主要病机为心脾两虚,心失所养。以多梦易醒及气血两虚的表现为审证要点。

治法:补养心脾,养血安神。

方药:归脾汤加味。方中党参、黄芪、白术、炙甘草、大枣补气健脾;当归、龙眼肉滋养营血;茯神、酸枣仁、炙远志宁心安神;木香、生姜理气醒脾,使补而不滞。可酌加养心安神药,如夜交藤、合欢花、柏子仁等;若脾失健运,痰湿内阻,而见脘闷纳呆,苔滑腻,脉濡滑者,加陈皮、半夏、肉桂等温运脾阳而化痰湿。

6.心胆气虚

症候:不寐多梦,易于惊醒,胆怯恐惧,遇事易惊,心悸气短,倦怠,小便清长。舌质淡,苔薄白,脉弦细,或弦弱。

　　症候分析:心胆气虚,心虚则神不内守,胆虚则决断无权,以致心神不安,则不寐多梦,易于惊醒,胆怯恐惧,遇事易惊,心悸。气衰则功能活动减退,则气短、倦怠;津液气化无权,则小便清长;舌质淡,苔薄白,脉弦细,或弦弱为心胆气虚之象。本证的主要病机为心胆气虚,神不内守。以不寐多梦,易于惊醒,胆怯恐惧为审证要点。

　　治法:益气镇静,安神定志。

　　方药:安神定志丸合酸枣仁汤加减。前方重于镇惊安神,后方偏于养血清热除烦。方中人参大补元气;茯神、朱砂、龙齿定惊安神;茯苓淡渗利湿,健脾益气以化痰;远志、石菖蒲化痰浊而安神;川芎、酸枣仁调血养心;知母清热除烦;甘草调和诸药。方中朱砂一般可去,如使用应注意用量用法,不宜久服、多服。可加合欢花、柏子仁养心安神;若惊悸汗出者,重用人参,加白芍、当归、黄芪、五味子以益心气、养肝血、敛心液;若胸闷善太息,纳呆腹胀者,加柴胡、合欢皮、陈皮、山药、白术以疏肝气,健脾运;若心悸严重,惊惕不安者,加生龙骨、生牡蛎、磁石以重镇安神。

【转归预后】

　　本病病程较短,病情单纯者,则收效较快;若病程较长,病情复杂者,难以速愈。但只要心火得降、肝火得清、痰热得除、气血得养、阴精得复,则不寐可愈。虽病程较长,但预后较好。治疗不当,可由虚转实或虚实夹杂。若失治误治,忧思久郁,进一步损伤心脾,虚久则气滞痰生,加之心胆气虚,痰浊上逆,蒙蔽心窍,神志迷蒙,不能自主可转为癫证;若痰浊内阻,因肝郁化火,或心火内炽,结为痰火,痰火扰心,心窍被蒙,神志逆乱,可发为狂证。

【预防调护】

　　首先要注意精神调摄,保持心情愉快,消除恐惧及顾虑,避免情绪激动。睡眠环境宜安静,空气宜清新。适当参加体力劳动,加强锻炼,增强体质;作息有序,养成良好的生活习惯。忌烟酒,不喝浓茶,避免过度兴奋。按时服用药物,掌握服药时间,尤其重视睡前服药,并可配合心理治疗。

第四节　头　痛

头痛是指因外感六淫、内伤杂病导致头部经脉绌急或失养,清窍不利,以头部疼痛为主要症状的一种病证。

头痛首载于《黄帝内经》。在《素问·风论》中称之为"首风""脑风",指出外感与内伤是其主要病因。在《素问·风论》谓"新沐中风,则为首风","风气循风府而上,则为脑风。"《黄帝内经》认为,六经病变皆可导致头痛。张仲景在《伤寒论》中论及太阳、阳明、少阳、厥阴病头痛的见症,并列举了头痛的不同治疗方药,如厥阴头痛,"干呕,吐涎沫,头痛者,吴茱萸汤主之"。李东垣在《东垣十书》将头痛分为外感头痛和内伤头痛,根据病因病机和症状的不同分为伤寒头痛、湿热头痛、偏头痛、真头痛、气虚头痛、血虚头痛、气血俱虚头痛、厥逆头痛等,并补充了太阴头痛和少阴头痛。朱丹溪在《丹溪心法·头痛》论及痰厥头痛和气滞头痛,提出头痛"如不愈可加引经药,太阳川芎,阳明白芷,少阳柴胡,太阴苍术,厥阴吴茱萸",至今对临床仍有指导意义。清朝医家王清任大力倡导瘀血头痛之说,他在《医林改错·头痛》中论述血府逐瘀汤证时说:"查患头痛者无表证,无里证,无气虚,痰饮等证,忽犯忽好,百方不效,用此方一剂而愈。"至此,形成了头痛外感、内伤、瘀血三大主因,丰富了对头痛的认识。

头痛可见于西医学内、外、神经、精神、五官等各科疾病中。本节所讨论主要为内科常见的头痛,如紧张性头痛、三叉神经痛、外伤后头痛、神经官能症及某些感染性疾病、五官科疾病的头痛等,均可参照本节辨证施治。

【病因病机】

头痛之病因不外乎外感和内伤两大类。头为"诸阳之会","清阳之府",又为髓海之所在,居于人体之最高位,五脏精华之血,六腑清阳之气皆上注于头,手足三阳经亦上会于头。外感六淫之邪上犯清窍,阻遏清阳,或内伤痰浊、瘀血痹阻经络,壅遏经气,或肝阴不足,肝阳偏亢,或气虚清阳不升,或血虚头窍失养,或肾精不足,髓海空虚,均可导致头痛的发生。

（一）病因

1. 外感六淫

多由起居不慎,感受风、寒、湿、热之邪。因风为六淫之首,"百病之长",坐卧当风,以风邪为主,风邪肇始夹杂他邪,上扰清空,经脉绌急而发病。

2. 内伤杂病

多与肝、脾、肾三脏有关。多因情志失调,先天不足,房事不节,饮食劳倦,久病体虚引起。因于肝者,忧郁恼怒,情志不遂,肝失条达,气郁化火,上扰清空而致头痛;因于脾者,多由饮食所伤,脾失健运,痰湿内生,阻塞气机,清阳不升,浊阴不降,清窍被蒙而致头痛;因于肾者,禀赋不足,或房劳过度,使肾精亏损,肾虚不能生髓,脑髓亏虚,清窍失养而致头痛;或病后、产后、失血之后,或生化之源不足,致气血亏虚,脑脉失养而致头痛。

3. 瘀血阻络

跌仆闪挫,头部外伤,导致气血涩滞,瘀血阻于脑络,不通则痛;或各种头痛迁延不愈,久病入络,又可转变为瘀血头痛。

(二)病机

1. 基本病机

外感头痛的病机为风寒湿热之邪外袭,上扰清窍,清窍不利。内伤头痛的病机为肝脾肾功能失调,风、火、痰、瘀上扰清窍,气血阴精亏损,清窍失养。

2. 病位

本病病位在脑,与肝、脾、肾三脏关系密切。

3. 病理性质

有虚有实,外感头痛以实证为主,内伤头痛虚实相兼为主。外感头痛,病程短,头痛暴起,以实证为主;内伤头痛病程长,反复发作,以虚证、虚实夹杂证为主。本虚以气血亏虚、肝肾阴精亏虚、脾虚失运为主;标实以肝阳、痰浊、瘀血、火热最为常见。风、火、痰、瘀、虚为主要致病因素。

4. 病机转化

头痛虚实在一定条件下可以相互转化。如痰浊中阻日久,脾胃受损,气血生化不足,营血亏虚,不养头窍,可转为气血亏虚之头痛。肝阳、肝火日久,阳热伤阴,肾虚阴亏,可转为肾精亏虚的头痛,或阴虚阳亢,虚实夹杂之头痛。各种头痛迁延不愈,病久入络,又可转变为瘀血头痛。

【诊断要点】

1. 临床特征

以头痛为主症。头痛部位可发生在前额、两颞、颠顶、枕项或全头部。疼痛性质可为跳痛、刺痛、胀痛、灼痛、重痛、空痛、昏痛、隐痛等。头痛发作形式可为突然发作,也可缓慢起病,或反复发作,时痛时止。疼痛的持续时间也可长可短,可数分钟、数小时或数天、数周,甚则长期疼痛不已。外感头痛多伴有外感表证。

2. 病史

多有起居不慎,感受外邪的病史;或有饮食、劳倦、房事不节、头部外伤、病后体虚等病史;或有反复发作病史。

3. 辅助检查

结合血压、血常规等检查,必要时可做脑电图、经颅多普勒、头颅 CT 或 MRI、脑脊液等检查,明确头痛原因,并注意排除脑肿瘤等占位性病变。

【鉴别诊断】

头痛应与眩晕、真头痛等病证相鉴别。

1. 眩晕

头痛发病与外感六淫,饮食劳倦,情志失调,或病后体虚等有关,其病机为经脉细急或失养,清窍不利;其主症为疼痛,以实证居多;眩晕之病因多与内伤有关,其病机是虚者为髓海不足,或气血亏虚,清窍失养,实者为风、火、痰、瘀扰乱清空;其主症为昏眩,轻者闭目自止,重者如坐车船,旋转不定,故可鉴别。

2. 真头痛

真头痛为头痛的一种特殊重症,常表现为起病急骤,头痛剧烈,持续不解,阵发加重,手足逆冷,甚至呕吐如喷,肢厥、抽搐。本病急重,病情凶险,应与一般头痛相鉴别。

【辨证论治】

(一)辨证要点

1. 辨外感与内伤

外感头痛,每因外邪致病,发病较急,一般痛势较剧,多以跳痛、灼痛、胀痛、重痛为特点,多属实证。内伤头痛,一般起病缓慢,痛势较缓,多表现为隐痛、空痛、昏痛;痛势悠悠,遇劳则剧,时作时止,多属虚证,但亦有虚实夹杂者,如痰浊、瘀血等,当权衡主次,随证治之。

2. 辨病因

因于风寒者,头痛剧烈而连项背;因于风热者,头胀痛如裂;因于风湿者,头痛如裹;因于痰湿者,头重坠或胀;因于肝火者,头痛如跳痛;因于肝阳者,头痛如胀;因于瘀血者,日轻夜重,头痛剧烈而部位固定不移;因于虚者,或隐痛,或空痛,时作时止,绵绵不休。

3. 辨部位与经络脏腑之关系

头为诸阳之会,手足三阳经络皆循于头面,故可根据头痛部位的不同,审因论治。大抵太阳经头痛,多在头后部,下连于项;阳明经头痛,多在前额部及眉棱等处;少阳经头痛,多在头之两侧,并连及耳部;厥阴经头痛,则在颠顶部位,或连于目系;督脉头痛,则纵行于项部、后头、头顶及面部。

(二)治疗原则

外感头痛属实证,以风邪为主,故治疗主以疏风,兼以散寒、清热、祛湿。内伤头痛多属虚证或虚实夹杂证,虚者以滋阴养血,益肾填精为主;实证当平肝、化痰、行瘀;虚实夹杂者,酌情兼顾并治。头痛的治疗应根据头痛的部位选用不同的引经药,如太阳头痛选用羌活、防风;阳明头痛选用白芷、葛根;少阳头痛选用川芎、柴胡;太阴头痛选用苍术;少阴头痛选用细辛;厥阴头痛选用吴茱萸、藁本等。

(三)分证论治

1. 外感头痛

(1)风寒头痛

症候:头痛,痛连项背,常有拘急收束感,或伴恶风畏寒,遇风尤剧,头痛喜裹,口不渴。苔薄白,脉浮紧。

症候分析:风寒外袭,循太阳经上犯颠顶,清阳之气被遏,故头痛、紧束感,遇风尤剧;太阳经主一身之表,其经脉循项背上行颠顶,故其痛连项背;风寒束于肌表,卫阳被遏,不得宣达,故恶风畏寒;寒属阴邪,得温则减,故头痛喜裹;无热则口不渴,苔薄白,脉浮紧,均为风寒在表之征。本证主要病机为风寒上犯,脑络阻遏。以头痛连项背,恶风寒为审证要点。

治法:疏风散寒止痛。

方药:川芎茶调散加减。方中君药川芎善行头目,祛风止痛,为治头痛之要药;荆芥、细辛、白芷、防风、羌活疏风解表,散寒止痛;薄清利头目,清茶上清头目,可制风药之辛燥升散,使升中有散。若寒邪侵于厥阴经脉,以颠顶头痛为主症,方用吴茱萸汤加减,如藁本、川芎、细辛,以温散寒邪,降逆止痛;寒邪客于少阴经脉,症见头痛,足寒,方用麻黄附子细辛汤加白芷、川芎温经散寒止痛。

(2)风热头痛

症候:头痛而胀,甚则头痛如裂。发热或恶风,面红目赤,口渴喜饮,大便秘结,小便黄。舌质红,苔黄,脉浮数。

症候分析:热为阳邪,其性炎上,风热中于阳络,上扰清窍,故头痛而胀,甚则头痛如裂;热邪上炎,面红目赤;风热之邪犯卫,故发热恶风;热盛耗津,则口渴欲饮,便秘溺黄;舌质红,苔黄,脉浮数均为风热邪盛之征。本证主要病机为风热上干,侵扰清窍。以头痛而胀,伴见风热表证为审证要点。

治法:疏风清热和络。

方药:芎芷石膏汤加减。方中川芎、白芷、菊花、羌活、生石膏疏风清热止痛;藁本偏于辛温,热盛者不宜,可改用桑叶、菊花、薄荷、蔓荆子等辛凉清解。若烦热口渴,舌红少津者,可重用石膏,配知母、天花粉清热生津;若大便秘结,口鼻生疮,腑气不通者,可合用黄连上清丸苦寒降火,通腑泄热。

(3)风湿头痛

症候:头痛如裹,肢体困重,纳呆胸闷,大便或溏。苔白腻,脉濡。

症候分析:本证因风湿之邪,上蒙头窍,困遏清阳。湿性重浊,故头痛如裹,即所谓"因于湿首如裹也";脾主四肢,脾为湿困,脾阳不达四肢,故肢体困重;湿邪困脾,健运失司,故胸闷纳呆,大便溏薄;湿邪内蕴肠道,分清泌浊失职,故小便不利;苔白腻,脉濡滑均为湿邪内停之征。本证主要病机为风湿上蒙清窍,困遏清阳。以头痛如裹,肢体困重,苔腻为审证要点。

治法:祛风胜湿通窍。

方药:羌活胜湿汤加减。方中羌活、独活、防风、藁本、川芎、蔓荆子等辛温发散以解表,可使湿从汗解或以风胜湿使湿邪消散;甘草助诸药辛甘发散,味甘而缓,散中有补。若胸闷脘痞,腹胀便溏者,加厚朴、苍术、佩兰以燥湿宽中,理气消胀;恶心欲呕者,加法半夏、生姜、代赭石以降逆止呕。

2. 内伤头痛

(1)肝阳头痛

症候:头胀痛而眩,两侧为重,心烦易怒,夜寐不宁,或兼胁痛,面红口苦。舌红苔黄,脉弦有力。

症候分析:肝失条达,肝阳偏亢,循经上扰清窍,故头胀痛而眩;头两侧属少阳,肝阳上亢,肝胆之火循经上扰,故头两侧为重;肝火偏亢,扰乱心神,则心烦易怒,夜寐不宁;胁为肝之分野,肝胆之火内郁,故胁痛;肝胆之火上炎,故口苦面红;苔薄黄,脉弦有力,均为肝阳偏亢之征。本证主要病机为肝阳上亢,上扰清窍。以头胀痛而眩,心烦易怒,脉弦为审证要点。

治法:平肝潜阳息风。

方药:天麻钩藤饮加减。方中天麻、钩藤、石决明平肝潜阳;黄芩、山栀清肝火;牛膝、杜仲、桑寄生补益肝肾;夜交藤、茯神养心安神;牛膝、益母草行血祛瘀,引血下行。若肝郁化火,肝火上炎者,加夏枯草、龙胆草;兼肝肾亏虚,水不涵木,症见头晕目涩,视物不明者,加枸杞子、山萸肉、女贞子;头痛而目眩甚,肢体麻痹、震颤者,加牡蛎、龙骨、珍珠母、龟甲等。

另有偏头痛,多半表现为侧头疼痛,或连及眼齿,痛势剧烈,呈胀痛、刺痛或跳痛,痛止如常人,其发生多为肝阳偏亢、肝火上扰,治宜平肝潜阳,清热息风,通络止痛,常用菊花、天麻、黄芩、白芍、川芎、白芷、珍珠母、全蝎、蜈蚣、僵蚕、钩藤、地龙、白蒺藜、蔓荆子等。

(2)痰浊头痛

症候:头痛昏蒙沉重,胸脘满闷,纳呆呕恶。舌苔白腻,脉滑或弦滑。

症候分析:脾失健运,痰浊中阻,上蒙清窍,清阳不展,故头痛昏蒙沉重;痰阻胸膈,故胸脘满闷;痰浊上逆,则呕恶痰涎;脾失健运,则纳呆。苔白腻,脉弦滑均为痰浊内停之征。本证的主要病机为脾失健运,痰浊中阻,上蒙清窍。以头痛昏蒙而重,苔腻为审证要点。

治法:健脾燥湿,化痰降逆。

方药:半夏白术天麻汤加减。方中半夏、生白术、茯苓、陈皮、生姜、大枣健脾化痰,降逆止呕,令痰浊减则疼痛轻;天麻平肝息风,为治头痛、眩晕之要药。若痰湿郁久化热,口苦便秘者,加黄芩、竹茹、胆南星或方选黄连温胆汤加减;胸闷呕恶甚者,加厚朴、枳壳、代赭石和中降逆。

(3)瘀血头痛

症候:头痛如刺,痛处固定不移,或有头部外伤史,或头痛经久不愈。舌质紫暗,或有瘀斑、瘀点,苔薄白,脉细或细涩。

症候分析:头部外伤,或气滞血瘀,瘀血内停,或久病入络,瘀阻脑络,不通则痛,故头痛经久不愈,且痛处固定不移,痛如锥刺;夜则阴气盛,气血运行不畅,故头痛日轻夜重;舌紫暗,或有瘀斑、瘀点,苔薄白,脉细或细涩为瘀血内阻之征。本证的主要病机为瘀阻脑络,不通则痛。以头痛经久不愈,头痛如刺,病处固定,舌脉瘀象为审证要点。

治法:活血化瘀,通窍止痛。

方药:通窍活血汤加减。方中桃仁、红花、川芎、赤芍活血化瘀;麝香辛温开窍;老葱、生姜、黄酒温通以促血行;大枣调和脾胃。若头痛甚者,可酌加白芷、细辛以辛散通窍止痛;或全蝎、蜈蚣、僵蚕、地龙等搜风通络之品;如久病气血不足者,可加黄芪、党参、当归补气血以助血行。

(4)肾虚头痛

症候:头痛且空,每兼眩晕,耳鸣少寐,腰膝酸软,神疲乏力,遗精带下。舌红少苔,脉细无力。

症候分析:肾主藏精生髓,脑为髓之海,肾虚则精髓不足,故头痛且空,眩晕耳鸣;腰为肾府,肾虚不能主骨,故腰膝酸软;男子肾虚精关不固则遗精,女子带脉失束则带下;舌红少苔,脉细数无力均为阴虚之征。本病的主要病机为肾精亏虚,髓海失养,不荣而痛。以头空痛,眩晕耳鸣,腰膝酸软,脉细无力为审证要点。

治法:养阴补肾,填精生髓。

方药:大补元煎加减。本方熟地、山萸肉、山药、枸杞子补肾填精;人参、当归、甘草气血双补,杜仲健腰补肾。若头痛畏寒,面白,四肢不温,舌淡,脉沉细而缓,证属肾阳不足,可用右归丸温补肾阳,填补精血。若头痛兼有头面烘热,面颊红赤,此为肾阴亏虚,虚火上炎,可使用知柏地黄丸加减。

(5)血虚头痛

症候:头痛隐隐,时时昏晕,心悸失眠,面色少华,神疲乏力,遇劳加剧。舌质淡,苔薄白,脉细弱。

症候分析:由于阴血不足,清窍失养,故头痛隐隐,时时昏晕;血不足则心神失养,故心悸易慌;血虚易导致气虚,则神疲乏力,劳累则耗气血,故遇劳加剧;血虚肌肤失养,则面色少华;舌质淡,脉细弱均为血虚之征。本证之主要病机为阴血亏虚,脑失濡养。以头痛而晕,面色少华,心悸为审证要点。

治法:养血滋阴,和络止痛。

方药:加味四物汤加减。本方即四物汤加甘草、菊花、蔓荆子、黄芩。方中当归、白芍、生地、川芎养血补血;菊花、蔓荆子祛风清头目;甘草和中。方中黄芩苦寒,无热象则不用。若血虚气弱,兼见乏力气短,神疲懒言,汗出恶风等,可选加党参、黄芪、白术;若阴血亏虚,阴不敛阳,肝阳上扰者,可加入天麻、钩藤、石决明、菊花等;若心悸重者,可酌加酸枣仁、龙骨、牡蛎以潜镇安神。

【转归预后】

外感头痛,一般病程较短,预后较好,经祛邪治疗后,多数痊愈。若头痛进行性加重,伴颈项强直,呕吐,甚则神昏、抽搐者,病情危急凶险。内伤头痛大多起病较缓,病程较长,常反复发作,病情较为复杂,大多经治疗后,可逐渐好转,甚至痊愈;若头痛进行性加重,或伴视力障碍,或伴肢体半身不遂者,多预后不良;若头痛伴头晕、肢麻者,当注意中风先兆,以防中风发生。

【预防调护】

外感头痛多因外邪侵袭所致,故平时当顺应四时变化,寒温适宜,起居定时,参加体育锻炼,以增强体质,抵御外邪侵袭。内伤所致者,宜情绪舒畅,避免精神刺激,注意休息。各类头痛患者均应禁烟戒酒。此外,尚可选择合适的头部保健按摩法,以疏通经脉,调畅气血,防止头痛发生。

头痛患者宜注意休息,保持环境安静,光线不宜过强。肝阳上亢者,禁食肥甘厚腻,以免生热动风,加重病情;肝火头痛者,可用冷毛巾敷头部;痰浊所致者,饮食宜清淡,以免助湿生痰;精血亏虚者,应加强饮食调理,多食阿胶、牛乳、蜂乳等血肉有情之品。若头痛进行性加重,或伴视力障碍,或伴口舌歪斜,一侧肢体不遂者,病情凶险,预后不良。

第五节　眩　晕

眩晕是由于情志失调、病后体虚、年高肾亏、饮食不节、跌仆外伤等因素,引起风、火、痰、瘀上扰清空或精亏血少,清窍失养,临床上以头晕、眼花为主要表现的一类病证。眩即眼花,晕是头晕,两者常同时并见,故统称为"眩晕"。临床上轻重不一,轻者闭目即止,重者如坐舟车,旋转不定,不能站立,或伴有恶心、呕吐、汗出等症状。严重者可突然仆倒。

眩晕最早见于《黄帝内经》。称为"眩冒""眩",认为本病属肝所主,主要与邪中、髓海不足、血虚等多种因素有关。《灵枢·大惑论》:"故邪中于项,因逢其身之虚……入于脑则脑转。脑转则引目系急,目系急则目眩以转矣。"《灵枢·海论》:"髓海不足,则脑转耳鸣,胫酸眩冒。"《灵枢·卫气》:"上虚则眩。"《素问·至真要大论》:"诸风掉眩,皆属于肝。"汉朝张仲景有"眩""目眩""头眩""身为振振摇""振振欲擗地"等描述。认为痰饮是眩晕发病原因之一,为后世"无痰不作眩"提供了理论基础,并且用苓桂术甘汤、小半夏加茯苓汤、泽泻汤等治疗痰饮眩晕。严用和于《重订严氏济生方·眩晕门》中指出"所谓眩晕者,眼花屋转,起则眩倒是也,由此观之,六淫外感,七情内伤,皆能导致",首次提出六淫、七情所伤致眩说。《丹溪心法·头眩》提倡痰火致眩学说,提出"无痰不作眩"及"头眩,痰挟气虚并火,治痰为主,挟补气药及降火药。无痰则不作眩,痰因火动"。《景岳全书·眩晕》特别强调因虚致眩,认为"无虚不能作眩";"眩晕一证,虚者居其八九,而兼痰者,不过十中一二耳"。同时在《黄帝内经》"上虚则眩"的理论基础上,对下虚致眩做了详尽论述,《景岳全书·眩晕》中云:"头眩晕属上虚,然不能无涉于下。盖上虚者,阳中之阳虚也;下虚者,阴中之阳虚也。阳中之阳虚者,宜治其气,如四君子汤之类是也。然伐下者必枯其上,滋苗者必灌其根。所以凡治上虚者,犹当以兼补气血为最,如大补元煎、十全大补汤诸补阴补阳等剂,俱当酌宜用之。"

眩晕是常见临床症状之一,可见于西医的多种疾病。凡耳源性眩晕,脑性眩晕,如脑动脉硬化、椎-基底动脉供血不足、高血压、低血压、贫血、神经官能症等,以眩晕为主要表现者,均可参照本节辨证论治。

【病因病机】

（一）病因

1. 情志失调

情志忧郁,肝失疏泄,肝气郁结,气郁化火,肝火上扰清空可致眩晕,或肝火灼伤肝阴,阴不制阳,导致风阳升动,肝阳上亢,上扰清空,发为眩晕。

2. 病后体虚

久病不愈,耗伤气血,或失血之后,虚而不复,或他病伤脾,脾胃虚弱,不能健运水谷,生化气血,以致气血两虚。气虚则清阳不升,血虚则清窍失养,均可发生眩晕。

3. 年高肾亏

体弱先天不足,肾精不充,或老年肾亏,或房劳过度,导致肾精亏耗,不能生髓,髓海空虚,清窍失养,发生眩晕。

4. 饮食不节

嗜酒肥甘,饥饱失常,伤于脾胃,健运失司,以致水谷不化精微,聚湿成痰,痰湿中阻,清阳不升,空窍失养,引起眩晕。

5. 跌仆外伤

跌仆坠损,头部外伤,瘀血停留,瘀阻脑络,导致瘀血阻窍,气血不能濡养而发为眩晕。

（二）病机

1. 基本病机

虚者为髓海不足,或气血亏虚,清窍失养;实者为风、火、痰、瘀扰乱清空。

2. 病位

眩晕病位在脑(清窍),与肝、脾、肾三脏关系密切。

3. 病理性质

眩晕的病理性质以虚者居多,如气血两虚,肝肾阴虚,清窍失养;肾精亏虚、髓海不足。眩晕实证多由肝阳上亢,风阳升动;痰浊阻遏,升降失常,或痰火气逆;或瘀血阻窍,气血不畅所致。病理性质总属于本虚标实。本虚为肝肾阴虚、气血不足;标实为风、火、痰、瘀。病理因素主要有风、火、痰、瘀、虚之别。

4. 病机转化

在眩晕的病变过程中,各证之间相互兼夹或转化。如脾虚可致气血亏虚,又可因脾虚聚湿生痰,致痰浊中阻,往往气血亏虚兼见痰浊中阻;若痰浊中阻郁久化热,可形成痰火,甚至火盛伤阴,导致阴亏于下,痰火扰于上的复杂症候;又如肾阴不足,阴损及阳可致阴阳两虚。另外,风阳常夹痰火,肾虚常致肝旺,久病可入络为瘀,临床常形成虚实错杂之候。甚至肝风痰火上蒙清窍,阻滞经络,而形成中风;或突发气机逆乱,清窍暂闭或失养,引起晕厥。

【诊断要点】

1. 临床特征

头晕目眩,视物旋转,轻者闭目即止,重者如坐车船,甚则仆倒。严重者可伴有恶心呕吐,眼球震颤,耳鸣耳聋,汗出,面色苍白等。

2. 病史

慢性起病,逐渐加重,或反复发作。多有情志失调、病后体虚、年高肾亏、饮食不节、跌仆外伤等致病病因史。

3. 辅助检查

血红蛋白、红细胞计数、血压、心电图、电测听、脑干诱发电位、眼震电图、颈 X 线摄片、经颅多普勒等项检查,有助于明确诊断。有条件者可做 CT 等检查。注意排除颅内肿瘤、血液病等。

【鉴别诊断】

眩晕应与中风、厥证、痫证相鉴别。

1. 中风

中风昏仆与眩晕之仆倒相似,且眩晕多为中风先兆,但中风以猝然昏仆,不省人事,伴有口舌歪斜,半身不遂,失语;或不经昏仆,以口舌歪斜和半身不遂为特征。眩晕无半身不遂、昏仆不省人事、口舌歪斜及舌强语謇等表现。

2. 厥证

眩晕重者可出现昏仆与厥证昏仆相似,但厥证以突然昏仆,不省人事,或伴有四肢厥冷为特点,发作后一般在短时间逐渐苏醒,重者也可一厥不复而死亡。眩晕虽有欲仆或晕旋仆倒现象,但一般无昏迷不省人事的表现。

3. 痫证

痫病昏仆与眩晕甚者之仆倒相似,且其发前多有头晕、乏力、胸闷等先兆,发作日久常有神疲乏力、眩晕时作等症状表现,故应与眩晕鉴别,其鉴别要点为痫病昏仆必有昏迷不省人事,且伴口吐涎沫,两目上视,抽搐,猪羊叫声等症状。眩晕一般无昏迷不省人事的表现。也无口吐涎沫,两目上视,四肢抽搐等现象。

【辨证论治】

(一)辨证要点

1. 辨虚实

眩晕以虚证居多,夹痰夹火亦兼有之;一般新病多实,久病多虚;体壮者多实,体弱者多虚;呕恶、面赤、头胀痛者多实,体倦乏力、耳鸣如蝉者多虚;发作期多实,缓解期多虚。病久常虚中夹实,虚实夹杂。

2. 辨脏腑

眩晕虽病在清窍,但与肝、脾、肾三脏功能失常关系密切。肝阳上亢的眩晕,多兼见头胀痛,面潮红等症状。脾运不足,气血亏虚的眩晕,常有纳呆,乏力,面色苍白等;脾失健运,痰湿中阻的眩晕,常兼见纳呆,呕恶,头重,耳鸣等;肾精不足之眩晕,多兼腰酸腿软,耳鸣如蝉等。

3. 辨标本

眩晕以肝肾阴虚、气血不足为本,风、火、痰、瘀为标。其中肝肾阴虚多见头眩目涩,舌红少苔,脉弦细数;气血不足则见神倦乏力,面色无华,舌淡嫩,脉细弱。风火为主者多见眩晕、面赤、烦躁、肢麻震颤、脉弦有力;痰浊者则见头重昏蒙,胸闷呕恶,苔腻脉滑;瘀血者则眩晕时作,头痛固定,唇舌紫暗、舌有瘀斑,临床需加辨识。

(二)治疗原则

眩晕的治疗原则是虚补实泻,调整阴阳。虚者以精气虚居多,精虚者填精生髓,滋补肾阴;气血虚者宜益气养血,调补心脾。实证以痰火为常见,痰湿中阻者,宜燥湿祛痰;肝火偏盛者,则当清肝泻火;肝阳上亢,化火生风者,则宜清肝泻火,镇肝息风。

(三)分证论治

1. 肝阳上亢

症候:眩晕,耳鸣,头痛且胀,面红目赤,急躁易怒,或肢麻震颤,腰膝酸软,心悸健忘,失眠多梦,遇劳、恼怒加重。舌质红,苔薄黄,脉弦细数。

症候分析:水不涵木,肝阳偏亢,风阳升动,上扰头目,则眩晕;肝阳亢逆无制,气血上冲,则头痛且胀,面红目赤;足少阳胆经入耳中,阳亢火升,肝热移胆,循经上冲则耳鸣;肝不疏泄,情志失疏,故急躁易怒;恼怒劳累,可致气火内郁,暗耗阴液,故能加重诸症;腰为肾府,膝为筋府,肝肾阴虚,筋脉失养,故腰膝酸软,肢麻;震颤为肝风内动之征。心悸健忘,失眠多梦乃阴虚心神失养表现;舌质红,苔薄黄,脉弦细数均为阴虚阳亢之象。本证的主要病机是水不涵木,肝阳上亢。以眩晕,头痛且胀,面红目赤,急躁易怒,舌红,脉弦细数为审证要点。

治法:平肝潜阳,滋养肝肾。

方药:天麻钩藤饮加味。方中天麻祛风潜阳,钩藤清热息风降火,两药并用平肝潜阳;石决明镇肝潜阳;黄芩、栀子清肝泻火;牛膝、杜仲、桑寄生补益肝肾;茯神、夜交藤养血安神;益母草活血通经。阴虚甚者,可加生地、首乌、生白芍等滋补肝肾之阴。便秘者,可选加大黄、芒硝以通腑泄热;心悸、失眠多梦较甚者,加远志、炒枣仁以安神;眩晕欲仆,呕恶,手足麻木或震颤者,有阳动化风之势,加珍珠母、生龙骨、羚羊角等镇肝息风之品;若眩晕、头痛较甚,耳鸣、耳聋暴作,胸胁胀痛,目赤口苦,舌质红,苔黄燥,脉弦数有力,可选用龙胆泻肝汤以清肝泻火。

2. 气血亏虚

症候:眩晕动则加剧,遇劳则发,神疲懒言,乏力自汗,面色无华,唇甲淡白,心悸少寐。舌质淡,苔薄白,脉细弱。

症候分析:气虚则清阳不展,血虚则脑失所养,发为眩晕;劳则耗气,故动则加剧,遇劳则发;气虚不能振奋精神,固摄津液故神疲懒言,乏力自汗;血不养心,则心悸失眠;气血两虚不能上荣面舌、充盈脉络,故面色无华,唇甲淡白,舌质淡,脉细弱。本证的基本病机为气血亏虚,清窍失养。以眩晕,动则加剧,遇劳则发及气血亏虚的表现为审证要点。

治法:补养气血,健运脾胃。

方药:归脾汤加味。方中黄芪益气生血;当归补血活血;党参、白术、茯苓健脾;龙眼肉补血养心;酸枣仁、茯神、远志养血安神;木香、生姜、大枣调理气机,健运脾胃。若卫阳不固,自汗者,重用黄芪,加牡蛎、浮小麦益气固表敛汗;气虚湿盛,泄泻或便溏者,加泽泻、薏苡仁、炒扁豆;畏寒肢冷者,为气损及阳,加桂枝、干姜;心悸怔忡、不寐者,加柏子仁、重用酸枣仁等;血虚较甚,面色苍白无华,加熟地、阿胶等。

3. 肾精不足

症候:眩晕日久不愈,耳鸣如蝉,精神萎靡,健忘,两目干涩,视力减退,腰膝酸软,咽干口燥,少寐多梦。舌质红,苔少或无,脉细数。

症候分析:肾精不足,脑髓失充,头目失养,故头晕目眩,健忘;肾开窍于耳,肾精不足,耳窍失养,故耳鸣,虚证耳鸣多声细如蝉;肾精不能养肝,肝阴不足,目失滋养,故两目干涩,视力减退;腰为肾府,肾精不足,髓减骨弱,故腰酸膝软;阴虚生内热,虚热内蒸,故五心烦热;虚热内扰,心神不安,故少寐多梦;阴津亏虚,口舌失润,故咽干口燥;舌质红,苔少或无,脉细数为阴虚之象。本证的主要病机为肾精不足,脑失所养。以头晕目眩,耳鸣健忘及肾虚表现为审证要点。

治法:补肾填精。

方药:左归丸加味。方中熟地、山茱萸、山药滋补肾阴;枸杞、菟丝子益肾生精补髓;鹿角胶助肾益气;牛膝强肾益精,引药入肾;龟甲胶滋阴降火,补肾壮骨。若阴虚内热甚,症见五心烦热,潮热颧红,舌红少苔,脉细数者,可加炙鳖甲、知母、黄檗、丹皮、地骨皮等滋阴清热;心肾不交,失眠、多梦、健忘者,加阿胶、酸枣仁、柏子仁等交通心肾,养心安神;若阴损及阳,肾阳虚者,症见四肢不温,形寒怕冷,舌质淡白,脉沉细者,改用右归丸温肾助阳,填精补髓。

4. 痰浊中阻

症候:视物旋转,头重如蒙,胸闷恶心,呕吐痰涎,脘腹痞满,纳少神疲。苔白腻,脉弦滑。

症候分析:痰浊中阻,清阳不升,则眩晕;浊阴上蒙,则头重如蒙;痰浊中阻,气机不利,故脘腹痞满,胸闷;痰浊阻胃,胃失和降,胃气上逆故恶心,呕吐痰涎;痰浊内阻,中阳受困,脾气被遏,不能运化水谷、振奋阳气,故纳少神疲;苔白腻,脉弦滑均为痰湿内盛之征。本证的主要病机为痰浊中阻,清阳不升,浊阴上蒙。以视物旋转,头重如蒙及痰浊困阻脾胃的表现为审证要点。

治法:燥湿祛痰,健脾和胃。

方药:半夏白术天麻汤加减。方中陈皮、半夏燥湿化痰;茯苓利水渗湿,白术燥湿健脾;天麻息风止眩;甘草、生姜、大枣健脾和胃。若呕吐频繁,加代赭石、竹茹和胃降逆止呕;脘闷、纳呆、腹胀者,加白蔻仁、砂仁等理气化湿健脾;肢体沉重,苔腻者,加藿香、佩兰等醒脾化湿;若痰浊郁而化热,痰火上犯清窍,眩晕,苔黄腻,脉弦滑,用黄连温胆汤清化痰热;若素体阳虚,痰从寒化,痰饮内停,上犯清窍者,用苓桂术甘汤合泽泻汤温化痰饮。

5.瘀血阻窍

症候:眩晕时作,头痛如刺,或面色黧黑,口唇紫暗,或肌肤甲错,健忘,心悸失眠,耳鸣耳聋。舌质紫暗,有瘀点或瘀斑,脉弦涩,或细涩。

症候分析:瘀血阻窍,脑络不通,脑失所养,故眩晕时作,健忘;瘀血阻滞,耳窍不通,故耳聋耳鸣;脑络不通,不通则痛,故头痛如刺;气血不利,肌肤失养,故面色黧黑,肌肤甲错,口唇紫暗;心血瘀阻,心神失养,故心悸失眠;舌质紫暗,有瘀点或瘀斑,脉弦涩或细涩为瘀血之征。本证的主要病机为瘀血阻窍,脑失所养。以眩晕时作,头痛如刺及瘀血征象为审证要点。

治法:祛瘀生新,通窍活络。

方药:通窍活血汤加减。方中赤芍、川芎、桃仁、红花活血化瘀,祛瘀通络;麝香开窍散结止痛,老葱、生姜散结通阳;黄酒辛窜,以助血行;大枣甘温益气,缓和药性,防耗伤气血。若神疲乏力、少气自汗等气虚证者,可加黄芪、党参以补气;若畏寒肢冷、感寒加重者,加附子、桂枝温经活血;若天气变化加重,或当风而发,可重用川芎,加防风、白芷、荆芥、天麻等以理气祛风。如新跌仆坠损、瘀血阻络所致者,可加用苏木、血竭等活血化瘀疗伤之品。

【转归预后】

眩晕病情轻者,治疗护理得当,预后多良好;病重经久不愈,发作频繁,持续时间较长,则难以获得根治,尤其是中年以上风阳上扰、肝火上炎所致的眩晕,不仅影响日常生活和工作,严重者可形成阴亏阳亢,阳化风动,血随气逆,夹痰夹火,上蒙清窍,横窜经络的局面,而发生中风,轻则致残,重则致命。肝血、肾精耗竭的眩晕,日久不愈,可致失明、耳聋重症。

【预防调护】

平时要保证充足的睡眠,注意劳逸结合。保持心情愉悦,增强战胜疾病的信心。饮食以清淡易消化为宜,多吃蔬菜、水果,忌烟酒、油腻、辛辣之品,少食海腥发物。虚证眩晕者应适当增加营养。发作时应卧床休息,闭目养神,少做或不做旋转、弯腰等动作,以免诱发或加重病情。室内保持安静、舒适,避免噪声,室内光线以柔和为宜,不要太强。对重症病人要密切注意血压、呼吸、神志、脉搏等情况,发现异常,要及时处理。

第六节　痫　病

痫病又名"癫痫",俗称"羊痫风",是一种发作性神志异常的病证。其临床表现为发作时精神恍惚,甚则突然仆倒,昏不知人,口吐涎沫,两目上视,肢体抽搐或口中作猪羊般叫声,移时苏醒如常人。

《黄帝内经》所述之"巅疾"即指本病,阐述了本病病因及症候特点。《素问·奇病论》:"人生而有病巅疾者此得之在母腹中时,其母有所大惊,气上而不下,精气并居,故令子发为巅疾也"。《灵枢·癫狂》:"癫疾始作,先反僵,因而脊痛。""癫疾始作,而引口啼呼,喘悸者。"《诸病源候论·癫狂候》较全面地描述了癫痫的症候。"癫者,卒发仆也,吐涎沫,口喎,目极,手足缭戾,无所觉知,良久乃苏。"《三阴极一病证方论·癫痫叙论》进一步阐述了痫病的病因,除受惊外,还提出了感受外邪、饮食不节亦为发病原因。"夫癫痫病,皆由惊动,使脏气不平,郁而生涎,闭塞诸经,厥而乃成。或在母胎中受惊,或少小感风寒暑湿,或饮食不节,逆于脏气。"《丹溪心法·痫》强调痰在本病中的重要性。指出本病"无非痰涎壅塞,迷闷孔窍"。西医癫痫病,可参考本节辨证论治。

【病因病机】

痫病的病因多为先天因素,颅脑受损,情志失调等。因于劳作过度,生活起居失于调摄,以致气机逆乱,引动伏痰,上扰清窍,元神失控,心脑神机失用,发为痫病。

(一)病因

1. 情志失调

猝受大惊大恐,气机逆乱,肝肾受损,阴不敛阳而生热生风。脾胃受损,痰浊内聚,一遇情志刺激,痰随气逆,或随火炎,或随风动,蒙闭心神清窍而发痫病。小儿脏腑娇嫩,元气未充,神气怯弱,或素蕴风痰,更易因惊恐而发生本证。

2. 先天因素

痫病始于幼年者,多与先天因素密切相关,所谓"病从胎气而得之"。如妊娠期间,母体多病,服药不当,损及胎儿;或母体突受惊恐,气机逆乱,影响胎儿发育;或父母有痫疾,传之胎儿,均可致胎儿出生后易患痫病。

3. 颅脑受损

跌仆撞击、出生时产伤,或脑寄生虫病、颅内病变,可致颅脑受伤,痰瘀阻滞。颅脑受损,神机受累,痰瘀内伏,遇劳作起居失调,引动伏痰,上扰清窍,元神失控而发病。

(二)病机

1. 基本病机

本病的病机关键是痰浊作祟,以痰浊内阻,脏气不平,阴阳偏盛,神机受累,元神失控为病机关键所在。

2. 病位

在心(脑),与肝、脾、肾关系密切。

3. 病理性质

本虚标实,其本为肝脾肾的损伤,心脑神机失用,风、火、痰、瘀致病为标。

4. 病机转化

痫病的病机转化决定于正气的盛衰及痰邪深浅。凡发病初期,多正盛邪实,日久损伤正气,痰浊瘀血等邪实沉痼,形成虚实夹杂证。如心肝之火可以动痰,火与痰合则痰热内生,痰热耗气日久,必致中气虚乏,痰浊愈盛,即成脾虚痰盛之证;痰热灼阴也可出现肝肾阴虚之证。另外,痫久必伤五脏,若病程长、发作频者,由肝肾阴精不足,虚火炼液生痰,可在阴虚的基础上出现肝火痰热之证;脾虚痰盛者,如遇情志之火所激,也可使痰浊化热而见肝火痰热的症候。若痫病久治不愈,必致脏腑愈虚,痰浊愈结愈深。痰浊不除,则痫病反复发作,终成痼疾。

【诊断要点】

1. 临床特征

重者典型发作时猝然仆倒,不省人事,两目上视,四肢抽搐,口吐涎沫,或二便失禁,或喉中怪叫等。轻者或仅有突然呆木,两目凝视,呼之不应,或突然动作中断,或头向前倾,肢软无力等。或呈局限性发作,可有多种表现,如口、眼、手等局部抽搐,或无意识动作,或凝视,或语言障碍等。多数在数秒或数分钟即止,发作前常有头晕、胸闷等先兆症状,发作突然,移时苏醒,醒后如常人,醒后对发作情况不知,反复发作。

2. 病史

起病急,呈发作性,多有复发,病发前常有先兆症状,发病多有诱因。有家族遗传史,或产伤史,或脑部外伤史。

3. 辅助检查

脑电图、CT、磁共振等有助于诊断本病。

【鉴别诊断】

痫病应与中风、厥证、痉证等病证鉴别。

1. 中风

痫病与中风中脏腑都有猝然昏仆,应加以鉴别。中风昏仆,昏迷时间长,醒后常有半身不遂,言语謇涩等后遗症;痫病多有反复发作史,发时口吐涎沫,两目上视,肢体抽搐,或作猪羊叫声,移时苏醒,醒后如常。

2. 厥证

痫病与厥证均有突然仆倒,昏不知人,均发病急。痫病以猝然仆倒,昏不知人,喉中有声,四肢抽搐为主要表现,多反复发作,每次发作症状相似。厥证主症是突然昏倒,四肢厥冷,喉中无声,不伴四肢抽搐,一般不反复发作。

3. 痉证

痫病与痉证均有肢体抽搐。痫病主症是猝然仆倒,昏不知人,喉中有声,多有四肢抽搐,起病突然,移时苏醒,醒后如常人。痉证以项背强急,四肢抽搐,甚至口噤,角弓反张为特点。病程相对较长,短时间难以恢复。

【辨证论治】

（一）辨证要点

1. 辨病情轻重

判断本病之轻重决定于三个方面,一是病发持续时间的长短,长则病重,短则病轻;二是发作间隔时间的久暂,间隔时间久则病轻,短暂则病重;三是发作的程度,若猝然仆倒,不省人事,四肢抽搐,项背强直,牙关紧闭,口吐涎沫为病重,若仅仅表现为突然动作中断,或头向前倾,或两目凝视,为病轻。

2. 辨清病性

突然昏仆,不省人事,牙关紧闭,四肢抽搐者病性属风;口吐涎沫,喉中痰鸣,呆木无知,不动不语,或伴恶心泛呕,胸闷咯痰,或情志错乱,幻听,错觉,或有梦游者病性属痰;面赤,口臭苔黄,便秘尿黄,舌质红,苔黄者病性属热;面色由潮红或紫红转为青紫,口唇发绀,或有颅脑受损,跌仆撞击,产伤等病史,舌质紫暗或有瘀点者病性属瘀。

（二）治疗原则

分清标本虚实,轻重缓急。发作期以治标为主,治当豁痰顺气,息风开窍定痫;休止期以治本为主,宜健脾化痰,补益肝肾,养心安神为主。痫病发作时,急以开窍醒神治其标;平时病缓,治宜扶正祛邪治其本。

（三）分型论治

1. 发作期

（1）阳痫

症候:突然昏仆,不省人事,牙关紧闭,面色潮红、紫红转为青紫或苍白,口唇发绀,两目上视,四肢抽搐,口吐涎沫,或喉中痰鸣、或怪叫,移时苏醒如常人。病发前多有眩晕、头痛而胀,胸闷乏力,喜伸欠等先兆症状。平素情绪急躁,心烦失眠,口苦咽干,便秘尿黄。舌质红,苔多白腻,或黄腻,脉弦数,或弦滑。

症候分析:风火相煽,夹痰横窜,气血逆乱,心神失守,故突然昏仆,不省人事;阳气受遏,血行瘀阻,使清气不入,故面色潮红、紫红转青紫或苍白,口唇发绀;内风窜扰筋脉,故两目上视,牙关紧闭,四肢抽搐;风火相攻,引动伏痰,故喉中痰鸣,口吐涎沫,并发出怪声等;舌质红属热,苔腻主湿盛,苔黄为内蕴痰热;其脉弦滑为风痰内盛之征;唯风痰聚散无常,故反复发作而醒后如常人。病发前多有眩晕、头痛而胀、胸闷乏力、喜伸欠等先兆症状,乃肝之风火内聚,欲得上攻之象;平素情绪急躁、心烦失眠、口苦咽干、便秘尿黄,乃肝经痰火内蕴之征。本证的基本病机为肝风内动,夹痰火横窜,气血逆乱,心神失守。以发作性神志异常及痰火内盛的表现为审证要点。

治法:急以开窍醒神,继以泻热涤痰息风。

方药:急以针刺人中、十宣、合谷等穴以醒神开窍,然后用黄连解毒汤合定痫丸加减。前方功用在于清热泻火,方中黄连、黄芩、黄檗、大黄泻上、中、下三焦之火;后方功用在于豁痰开窍,息风止痉,方中胆南星、贝母,苦凉性降,清化热痰;半夏、茯苓、陈皮、生姜相合,燥湿化痰,健脾开胃,以加强祛痰之力;天麻、全蝎、僵蚕长于息风止痉;琥珀镇心;石菖蒲、远志,能化痰浊,开心窍,一则可加强方中化痰之力,二则能增强方中开窍之功;原方中朱砂、丹参、麦冬可去。热甚者可灌服安宫牛黄丸以清热醒脑开窍;兼大便秘结者加生大黄、芒硝、枳实、厚朴等。

(2)阴痫

症候:发作时面色晦暗萎黄,手足清冷,双眼半开半阖而神志昏愦,僵卧拘急,或颤动,抽搐时发,口吐涎沫,一般口不啼叫,或声音微小;或仅表现呆木无知,不闻不见,不动不语,但一日十数次或数十次频作,平素食欲不佳,神疲乏力,恶心泛呕,胸闷咯痰,大便溏薄。舌质淡,苔白而厚腻,脉沉细或沉迟。

症候分析:多因阳痫病久,频繁发作,使正气日衰,痰结不化,脾肾先后受损,一则气血生化乏源,不能温煦肢体,上荣于面,二则命火不足,气化力薄,水寒上泛,故发作时面色晦暗萎黄,手足清冷;湿痰蒙蔽神明,故双眼半开半阖,神志昏愦;血不养筋,虚风内动,则僵卧拘急或颤动抽搐时发;口吐涎沫乃内伏痰湿随气逆而涌出;口不啼叫或叫声微小,是虽有积痰阻窍,而正不胜邪所致;呆木无知是神明失灵之象;平素食欲不佳,神疲乏力,恶心泛呕,胸闷咯痰,大便溏薄,为脾肾亏虚,痰湿内蕴之征。舌质淡,苔白而厚腻,脉沉细迟,均属阳虚湿痰内盛之征。本证的基本病机为脾肾亏虚,湿痰蒙蔽,神明失用。以发作性神志异常及阳虚痰盛的表现为审证要点。

治法:温阳除痰,顺气定痫。

方药:急以针刺人中、十宣穴开窍醒神,然后用五生饮合二陈汤加减。五生饮功用在于温阳消风除痰,方中生南星、生半夏、生白附子辛温除痰,降逆散结,解痉祛风;川乌大辛大热,散沉寒积滞,补肾利湿;二陈汤顺气化痰。痫病重症,持续不省人事,频频抽搐,偏阳衰者,伴面色苍白,汗出肢冷,鼻鼾息微,脉微欲绝者,予参附注射液静推或静滴;偏阴竭者,伴面红身热,躁动不安,息粗痰鸣,呕吐频频者,予清开灵或参脉注射液静滴;抽搐甚者,予紫雪丹;喉中痰鸣者,灌服鲜竹沥。

2. 休止期

(1)风痰闭阻

症候:发病前多有胸闷,眩晕,神倦,痰多,心情不悦。发则呈多样性,或突然昏仆,不省人事,四肢抽搐,口吐涎沫,或伴怪叫与二便失禁,或突然呆木,两目呆视,说话中断,持物掉落,或精神恍惚。苔白腻,脉弦滑。

症候分析:发病前多有胸闷,眩晕,神倦,痰多,心情不悦,均为痰浊素盛作祟;肝阳化风,痰随风动,风痰闭阻清窍,神机受累,元神失控,则见发作呈多样性一系列表现。苔白腻,脉弦滑为痰浊内盛之征。本证的主要病机为痰浊素盛,肝阳化风,痰随风动,风痰闭阻,上干清窍。以胸闷,眩晕,苔白腻,脉弦滑伴痫病表现为审证要点。

治法:涤痰开窍,息风定痫。

方药:定痫丸加味。方中贝母、胆南星清化热痰;半夏、陈皮燥湿化痰;天麻、全蝎、僵蚕息风止痉;朱砂、茯神、琥珀镇心安神;石菖蒲、远志化痰浊开窍;丹参活血;佐麦冬养心阴以防温燥。可加茯苓、生姜、甘草健脾和中;有头部外伤史或痫病屡发,头部刺痛,面色黧黑,舌质紫暗或有瘀点等瘀血证者,加桃仁、红花、地龙、土鳖虫等。

(2)痰火扰神

症候:发作时昏仆,四肢抽搐,吐涎,或有吼叫;平时情绪急躁,心烦失眠,咯痰不爽,口苦口干,便秘尿黄;发作后加剧,目赤,彻夜难眠。舌质红,苔黄腻,脉弦滑数。

症候分析:痰火扰神,神机受累,元神失控,故发作时昏仆,四肢抽搐,吐涎,或有吼叫;肝火内扰,故情绪急躁;火扰心神,则心烦失眠,甚者彻夜难眠;肝火偏旺,煎熬津液为痰,则口苦口干,咯痰不爽;热伤津液,则便秘尿黄;舌质红,苔黄或黄腻,脉弦滑数为肝火痰热之征。本证的主要病机为肝火痰热,扰乱心神,神机受累,元神失控。以情绪急躁,心烦失眠,咯痰不爽,苔黄腻,脉弦滑数伴痫病表现为审证要点。

治法:清肝泻火,化痰宁心。

方药:龙胆泻肝汤合涤痰汤加减。前方清泻肝火为主,后方涤痰开窍见长。方以龙胆草、栀子、黄芩、木通等泻肝经实火;当归、生地、养阴血以防伤肝;茯苓、泽泻、车前子利湿;柴胡疏肝;半夏、陈皮、胆南星、石菖蒲、竹茹、化痰开窍;甘草调和诸药;可去人参、生姜辛温。痰火壅盛,大便秘结者,加大黄、芒硝以泻火通腑;彻夜难寐者,加柏子仁、酸枣仁宁心定志。

(3)瘀阻脑络

症候:平素头晕头痛,痛有定处,常伴单侧口角、眼角、肢体抽搐,颜面口唇青紫。多继发于颅脑外伤,产伤等。舌质紫暗或有瘀点,脉弦或涩。

症候分析:瘀血阻窍、脑络闭塞,故平素头晕头痛,痛有定处;瘀阻脑络,脑神失养而风动,故常伴单侧口角、眼角、肢体抽搐;瘀血阻滞,气血运行不利,肌肤失养则颜面口唇青紫。舌质紫暗或有瘀点,脉弦或涩为瘀血内阻之证。本证的主要病机为瘀血阻窍,脑络闭塞。以头痛,痛有定处,颜面口唇青紫,舌质紫暗为审证要点。

治法:活血化瘀,息风通络。

方药:通窍活血汤加味。方中赤芍、川芎、桃仁、红花活血化瘀;麝香、老葱通阳开窍,活血通络;地龙、僵蚕、全蝎息风定痫,可加胆南星、半夏、石菖蒲以化痰息风开窍。若失眠,夜寐不安者,加酸枣仁、珍珠母安神定志;精神淡漠,表情抑郁者,加香附、郁金、合欢皮疏肝解郁。

(4)心脾两虚

症候:癫痫发病日久,倦怠乏力,心悸气短,失眠多梦,面色苍白,胸闷,眩晕,纳差便溏。舌质淡,苔白腻,脉濡滑,或弦细滑。发作时多表现为阴痫。

症候分析:痫发日久,耗伤气血,血虚心神不守故心悸、失眠、多梦;气虚脾运失健,故纳差便溏;气虚不能振奋精神,则倦怠乏力;脾虚不运,聚湿生痰,痰湿内蕴,痹阻胸阳,故胸闷;升降失司,清气不升,浊气不降,故眩晕;气血亏虚不能上荣于面,则面色苍白;舌质淡,苔白腻,脉弦细滑,均为心脾两虚,痰湿内困之征。本证的主要病机为脾虚不运,痰湿内蕴。以乏力,心悸气短,纳差为审证要点。

治法:健脾化痰,养血宁心。

方药:六君子汤合归脾汤加减。前方健脾益气,化痰降逆;后方益气养血,补心安神。方中黄芪、党参、白术、茯苓、甘草健脾益气;当归、龙眼肉、酸枣仁、远志养血宁心;半夏、陈皮理气化痰;木香调畅诸气。痰多者,加制南星、瓜蒌;呕吐者,加竹茹、旋覆花;便溏者,加苡仁、白扁豆、神曲。

(5)心肾亏虚

症候:痫病频发,日久不愈,神思恍惚,面色晦暗,心悸,头晕目眩或两目干涩,或耳轮焦枯不泽,健忘失眠,腰酸膝软,大便干燥。舌质红,脉细数。

症候分析:痫病日久,心肾精血亏虚,髓海不足,脑失所养,故神思恍惚,头晕目眩;心肾精血亏虚,不能荣面,则面色晦暗;血虚不能濡目,则两目干涩;心血不足,心神失养,则心悸,健忘失眠;肾开窍于耳,肾精亏虚,不能充耳,则耳轮焦枯不泽;腰为肾之外府,肾精亏虚,外府失荣,则腰膝酸软;阴亏大肠失其濡润,则大便干燥;舌质红,脉细数,均为心肾精血不足之象。本证的主要病机为心肾亏虚,髓海不足,元神失养。以痫病频发,日久不愈,神思恍惚及心肾阴虚的表现为审证要点。

治法:滋养心肾。

方药:左归丸合天王补心丹加减。前方重在滋补肾阴,方中熟地、枸杞、山茱萸、龟甲胶滋阴;鹿角胶补阳;菟丝子、牛膝强腰健肾;山药滋益脾肾。后方重在养心安神,滋阴补血,方中酸枣仁、柏子仁、远志养心安神;朱砂镇心;生地黄、麦冬、天冬、玄参滋阴清热;当归、丹参补养心血;人参、茯苓补益心气;五味子敛心阴;桔梗引药上行入心。大便干燥者,加玄参、肉苁蓉、火麻仁以养阴润肠通便。

【转归预后】

本病发病初期因正气尚足,痰浊尚浅,易于康复。若日久不愈,损伤正气,首伤心脾,继损肝肾,加以痰瘀凝结胶固,则治愈较难。若反复频繁发作,少数年幼患者智力发育会受到影响,出现智力减退,甚至成为痴呆,或因昏仆跌伤造成后遗症,或因发作期痰涎壅盛,痰阻气道,易致痰阻窒息等危证,必须进行及时抢救。个别病人可因发作时窒息而死亡。

【预防调护】

消除对疾病的恐惧心理和精神负担,保持心情舒畅,劳欲有度;饮食宜清淡,忌食辛辣刺激及油腻肥甘之品,戒烟酒,适当控制食盐的摄入。加强休止期治疗,预防复发;避免近水、近火、近电、高空、水上作业及驾驶车辆,以免突然发病时发生危险。发作时注意保持呼吸道畅通,解开衣领,将头歪向一侧,去掉假牙,放置物垫,以防窒息和咬伤。可针刺人中、太冲、合谷、涌泉等穴,以促苏醒,终止发作。强调妊娠保健,使胎儿发育正常,婴儿顺利分娩,避免颅脑损伤及颅内感染。

第三章 脾胃病证

　　脾与胃互为表里,共为"后天之本"。脾主运化,胃主受纳;脾主升清,胃主降浊,脾与胃相互配合共同完成人体对水谷的受纳、消化和吸收。若脾胃功能失职,则主要表现为受纳、腐熟、运化、升降等功能的异常。脾为太阴湿土之脏,喜温燥而恶寒湿,得阳气温煦则运化健旺。胃喜润恶燥,不仅需要阳气的温煦,更赖于阴液的濡润,胃中阴液充足,有助于腐熟水谷和胃气通降。故脾阳(气)易虚,而胃阴易亏。

　　临床上,脾的运化水谷精微功能减退,可出现纳呆、便溏、腹胀、倦怠、消瘦等病变;运化水湿功能失调,又可发生泄泻、痢疾等病证。若胃受纳、腐熟水谷及通降功能失常,则可发生胃痛、痞满及便秘等病变;若胃气失降而上逆,可致呕吐、呃逆等。小肠主受盛、化物和泌别清浊,大肠则有传导之能,生理上亦与脾胃共同完成饮食物的消化、吸收、排泄等,故与脾胃病证合并讨论。

　　脾胃病证常见胃痛(嘈杂)、痞满、腹痛、呕吐(吐酸)、呃逆、噎膈、泄泻、痢疾、便秘等病证。脾胃病证的发生既与脾胃自身感受外邪、饮食不节、情志失调、禀赋薄弱等有关,又与其他脏腑密切相关。如肾阳温煦脾阳,若肾阳虚衰,则脾失温煦、运化失职而泄泻;肝木疏土,助其运化,肝郁气滞易犯脾胃,引起胃痛、痞满、腹痛等。依据脾胃的生理和病机变化特点,脾胃病证常见实证有寒邪犯胃、胃热炽盛、肠道湿热、食滞胃肠、寒湿困脾、湿热蕴脾、瘀阻胃络等证型;虚证证型有脾胃虚弱、脾阳虚衰、胃阴亏虚,以及肝脾不调、肝胃不和、肝胃郁热、脾胃湿热等兼夹证型。临证中应注意脏腑之间的关联,随证处理。

　　脾胃病证的治疗,应强调"脾宜升则健,胃宜降则和",治脾毋忘调胃,治胃毋忘健脾。治脾胃时,常用健脾益气、温中升提、醒脾化湿之品,少用甘润滋腻、苦寒清热之剂,以免助湿伤阳;治胃病时,多用和中益胃、消导降逆之剂,慎用辛香燥热之药,以防助热伤阴。

第一节 胃 痛

胃痛是指以上腹胃脘部近心窝处疼痛为主症的病证,亦称胃脘痛。多由脾胃受损,气血不调所致。

胃痛之名最早见于《黄帝内经》。《灵枢·邪气脏腑病形》指出:"胃病者,腹𦜝胀,胃脘当心而痛。"并首次提出胃痛发生与肝、脾有关,如《素问·六元正纪大论》说:"木郁之发,民病胃脘当心而痛。"《灵枢·经脉》说:"脾太足大阴之脉……人腹属脾络胃……是动则病舌本强,食则呕,胃脘痛。"然唐宋以前文献常将胃脘痛与心痛相混而论。《伤寒论·辨太阳病脉证并治》说:"伤寒六七日,结胸热实。脉沉而紧,心下痛,按之石硬者,大陷胸汤主之。"此处心下痛应属胃脘痛。唐朝孙思邈《备急千金要方·心腹痛》记载:"有九痛丸,治九种心痛:一虫心痛,二注心痛,三风心痛,四悸心痛,五食心痛,六饮心痛,七冷心痛,八热心痛,九来去心痛。"以上论述虽未说明九种心痛的临床表现,但从名称上分析,这里所说的心痛,大部分是指胃脘痛。宋朝之后医家对胃痛与心痛混淆提出质疑,如《三因极一病证方论·九痛叙论》明确指出:"夫心痛者,在《方论》有九痛,《内经》则曰举痛,一曰卒痛,种种不同,以其痛在中脘,故总而言曰心痛,其实非心痛也。"至金元时期,《兰室秘藏》首立"胃脘痛"一门,将胃脘痛的症候、病因病机和治法明确区分于心痛,使胃痛成为独立的病证。明清时期进一步分清了心痛与胃痛混淆之论,提出了胃痛的治疗大法,丰富了胃痛的内容。《证治准绳·心痛胃脘痛》中写道:"或问丹溪言痛即胃脘痛然乎? 曰:心与胃各一脏,其病形不同,因胃脘痛处在心之下,故有当心而痛之名,岂胃脘痛即心痛者哉?""古方九种心痛……详其所由,皆在胃脘,而实不在于心也。"各医家从各个不同侧面对胃脘痛进行论述,将胃脘痛的病因病机和辨证论治系统化,为后世辨治胃痛奠定了基础。

西医学中胃及十二指肠溃疡、急慢性胃炎、功能消化不良、胃痉挛、胃癌、胃肠功能紊乱、胃黏膜脱垂等病以胃脘疼痛为主要表现者,均可参照本节辨证论治。

【病因病机】

胃痛的发生,常因外邪犯胃、饮食不节、情志不畅和脾胃素虚等,导致胃气郁滞,失于和降,不通则痛;或虚失所养,不荣则痛。

（一）病因

1. 外邪犯胃

外感可由寒、热、湿诸邪所犯，其中尤以寒邪为多，因寒主凝滞。寒邪客于胃，可致胃脘气机阻滞，不通则痛。《素问·举痛论》曰："寒气客于肠胃之间，膜原之下，血不得散，小络急引，故痛。"

2. 饮食伤胃

五味过极，辛辣无度，肥甘厚腻，饮酒如浆，则蕴湿生热，伤脾碍胃，气机壅滞。或过饥过饱，损伤脾胃，胃气郁滞，胃失和降，不通则痛。或过食香燥之物，耗伤胃阴，胃失濡养，亦致胃痛。《素问·痹论》曰："饮食自倍，肠胃乃伤。"

3. 情志所伤

气郁恼怒则伤肝，肝失疏泄，横逆犯胃，胃气阻滞，导致胃失和降而发胃痛。若气滞日久或久痛入络，可致胃络受阻，血瘀内停亦发胃痛。正如《临证指南医案·胃脘痛》所谓："胃痛久而屡发，必有凝痰聚瘀。"

4. 脾胃素虚

素体脾胃虚弱，运化失职，气机不畅；或中阳不足，中焦虚寒，失其温养；或热病伤阴，阴液耗损，胃失濡养，均可导致胃痛。素体脾胃虚弱，若有饮食失调、外感邪气、情志刺激，更易引起胃痛发作或加重。此外，本病也可因过服寒凉药物，伤及脾胃之阳，而引起疼痛。

（二）病机

1. 基本病机

因外邪犯胃，饮食伤胃，情志所伤，导致胃气失和，气机不利，"不通则痛"；脾胃虚弱致胃失濡养、温煦，"不荣亦痛"。

2. 病位

病位在胃，与肝、脾密切关系。

3. 病理性质

胃痛的病理性质有虚实之别。早期多由外邪、饮食、情志所伤，多为实证；后期常为脾胃虚弱，虚实夹杂。实为寒凝、食积、气滞、郁热、湿热、瘀血，邪阻胃气，"不通则痛"；虚为脾胃虚寒，胃失温养，胃阴不足，胃失濡养，"不荣亦痛"。

4. 病机转化

胃痛的病机转化主要有三个方面：一是寒热转化。如寒郁、湿郁日久化热，形成热证，或寒热错杂之证。二是气血转化。初病多在气分，日久深入血分，出现瘀阻胃络之证，甚则因胃络伤血，导致便血、呕血。三是虚实转化。初期多为实证，寒湿、食积、气滞三者之间相互影响，如食积可导致气滞或酿生湿热；邪滞日久可损伤脾胃，如寒邪可伤脾阳，热邪可伤胃阴，其证则由实转虚，此为因实致虚。若脾胃气虚或阳虚，运化失司，可致痰湿，湿郁化热，又可出现夹热，夹食滞，或痰湿互结，痰瘀内生，相夹为患，或为虚实错杂之证，此为因虚致实。若气虚日久，既可导致阳虚，又可导致阴虚，或气阴两虚，或阴阳两虚。

【诊断要点】

1. 临床特征

以上腹近心窝处胃脘部发生疼痛为基本特征，可表现为胀痛、刺痛、钝痛、隐痛、灼痛、闷痛、绞痛等不同；其中尤以胀痛、刺痛、隐痛常见。常伴食欲不振、恶心、呕吐、嘈杂、泛酸、嗳气、吞酸等症状。

2. 病史

本病以中青年居多，起病或急或缓，多有反复发作病史。发病前常有明显的诱因，如天气变化、恼怒、劳累、暴饮暴食、饥饿、进食生冷干硬辛辣醇酒或服用有损脾胃的药物等。

3. 辅助检查

胃镜、上消化道钡餐造影、胃黏膜活检、幽门螺杆菌(HP)检测、胃液分析、胃电图、心电图、腹部 B 超、CT 等检查有助诊断和鉴别诊断。

【鉴别诊断】

胃痛应与真心痛、胁痛、腹痛、胃痞等病证进行鉴别。

1. 真心痛

心居胸中，其痛常及心下，易与胃痛相混。典型真心痛为左侧心胸部痹塞疼痛，每突然发作，疼痛剧烈，可向左侧肩背或左臂内侧放射。常伴心悸气短、汗出肢冷、唇甲青紫等，病情危急。《灵枢·厥论》曰："真心痛手足青至节，心痛甚，旦发夕死,夕发旦死。"其疼痛程度、伴随症状及其预后与胃痛均有明显区别。老年人既往无胃痛史,突发胃脘部疼痛者,应排除真心痛的可能。心电图、心肌酶谱等检查有助鉴别。

2. 胁痛

胁痛是以胁肋部疼痛为主症,可伴发热恶寒,或目黄身黄,或胸闷,喜叹息,极少伴嘈杂、泛酸、嗳气等。肝气犯胃的胃痛常攻撑连胁,但仍以胃脘部疼痛为主,牵涉胁肋,在疼痛病位和兼症方面两者有明显的不同。

3. 腹痛

胃痛是以胃脘部以下,耻骨毛际以上整个部位疼痛为主症。胃痛是以上腹胃脘部近心窝处疼痛为主症,两者疼痛部位明显不同。但胃处腹中,与肠相连,胃痛可以影响及腹,腹痛亦可牵连于胃,应从起病和其疼痛的主要部位加以鉴别。

4. 胃痞

胃痞是自觉胃脘部痞塞,胸膈胀满,触之无形,按之柔软,压之不痛的病证。胃痛以胃脘部近心窝处疼痛为主要特征。

【辨证论治】

(一)辨证要点

1. 辨寒热

遇冷饮或受凉之后,胃脘痛加重,或得温则舒者,属寒;胃脘灼痛,痛势急迫,得凉或冷饮则痛减者,属热。

2. 辨虚实

暴痛,痛势剧烈,痛而拒按,食后痛或痛而不移者,属实;疼痛日久,痛势缠绵,痛而喜按,得食痛减,痛无定处者,属虚;久病年老者多虚,新病年壮者之实。

3. 辨气血

初痛在气,久痛入血;以胀痛为主,伴有嗳气,痛处游走不定,属气滞;痛如针刺、似刀割,痛处固定不移,属血瘀。

4. 辨脏腑

胃脘痛主要病变在胃,但与肝、脾密切相关。如胃脘痛兼见胸胁胀满,心烦易怒,嗳气频作,发病与情志有关,多见于肝气犯胃、肝胃郁热之证;如胃脘痛兼见神疲乏力,大便溏薄,四肢不温,食少纳呆,则为脾胃虚寒之证。

(二)治疗原则

胃痛的治疗以理气和胃止痛为基本原则,但在使用理气和胃之法时,还须审证求因,审因论治。邪实者以祛邪为急,正虚者以扶正为先,虚实夹杂者,则当祛邪扶正兼顾。古有"通则不痛"治痛之法,但决不能局限于狭义的"通"法,而应从广义的角度去理解和运用"通"法,正如叶天士所谓"通字需究气血阴阳"。属于胃寒者,散寒即谓通;属于食滞者,消食即谓通;属于气滞者,理气即谓通;属于热郁者,泄热即谓通;属于血瘀者,化瘀即谓通;属于湿滞者,健脾除湿即谓通;属于阴虚者,益胃养阴即谓通;属于阳虚者,温运脾阳即谓通。即散寒、消食、理气、泄热、化瘀、除湿、养阴、温阳等治法,均可起"通"的作用。临证应把住"胃以通为补"的实质,灵活运用"通"法。

(三)分证论治

1.寒邪客胃

症候:胃痛暴作,疼痛剧烈,得温痛减,遇寒加剧,口淡不渴,或喜热饮。舌淡苔薄白,脉弦紧。

症候分析:由于外感寒邪,或过食生冷,过服凉药,而致寒邪客胃。寒主收引,寒邪内客于胃脘,阳气被遏,致气机阻滞,故胃痛暴作;寒邪得热则散,遇寒则凝,所以得温则痛减,遇寒则痛增;胃无热邪,故口淡不渴;热能胜寒,故喜热饮。舌淡苔薄白,脉弦紧属寒主痛。本证主要病机为寒邪客于胃腑,气机凝滞不通。以胃痛暴作,得温则减,遇寒加剧为审证要点。

治法:温胃散寒,行气止痛。

方药:香苏散合良附丸加味。两方温散内外之寒,行气止痛。内寒较甚者,可加吴茱萸、肉桂、砂仁、干姜等温中散寒;若恶寒、头痛等风寒表证较显者,可再加藿香、桂枝等以疏散风寒;行气止痛常用木香、苏梗、陈皮、乌药等;若兼见胸脘痞闷,胃纳呆滞,嗳气或呕吐者,是为兼夹食滞,可加枳实、神曲、鸡内金、制半夏、生姜等以消食导滞,降逆止呕;若寒邪郁久化热,寒热错杂,可用半夏泻心汤辛开苦降,寒热并调。

2.饮食停滞

症候:胃脘疼痛,胀满拒按,嗳腐吞酸,或呕吐不消化食物,其味腐臭,吐后痛减,不思饮食,大便不爽,得矢气或便后稍舒。舌苔厚腻,脉滑。

症候分析:暴饮暴食,食滞胃脘,致胃中气机阻塞,故胃痛脘腹胀满;健运失司,腐熟无权,谷浊之气不得下行而上逆,所以嗳腐吞酸,吐不消化食物;吐则宿食上越,矢气则腐浊下排,故吐食或矢气后痛减;胃中饮食停滞,导致肠道传导受阻,故大便不爽。舌苔厚腻,脉滑为食滞之象。本证主要病机为食滞胃脘,胃气不得通降。以脘胀腹满不食,疼痛拒按,嗳腐吞酸或吐食为审证要点。

治法:消食导滞,和胃止痛。

方药:保和丸加减。方中神曲、山楂、莱菔子消食导滞,茯苓、半夏、陈皮和胃化湿,连翘散食积之伏热,共奏消食和胃之效。若脘腹胀甚者,可加枳壳、厚朴、槟榔等以行气消滞;若胃脘胀痛而便闭者,可合用小承气汤或改用枳实导滞丸以通腑行气;胃痛急剧而拒按,伴见苔黄燥、便秘者,为食积化热成燥,可合用大承气汤以泄热解燥通腑。

3. 肝气犯胃

症候:胃脘胀闷,痛连两胁,攻撑走窜,遇烦恼则痛作或痛甚,喜太息,胸闷嗳气,大便不爽。舌苔多薄白,脉弦。

症候分析:肝主疏泄而喜条达,若情志不舒,则肝气郁结不得疏泄,横逆犯胃而作痛;肝居胁下,而气窜游移,故痛连两胁,攻撑走窜;气机不利,肝胃气逆,故胸闷嗳气、喜太息;气滞肠道传导失常,故大便不爽;若情志不和,则肝郁更甚,气结复加,故每遇烦恼则痛作或痛甚。舌苔薄白,脉弦为肝郁气滞之象。本证主要病机为肝郁气滞,横逆犯胃,胃失和降。以胃痛胀闷,攻撑走窜,痛连两胁为审证要点。

治法:疏肝解郁,理气止痛。

方药:柴胡疏肝散加减。方中柴胡、香附疏肝解郁;陈皮、枳壳,理气和中止痛,白芍、甘草柔肝和脾,缓急止痛;川芎调血。如气滞较甚者,可加川楝子、郁金、延胡索增强理气解郁止痛;嗳气较频者,可加沉香、旋覆花以顺气降逆;泛酸者加乌贼骨、煅瓦楞子、左金丸和胃抑酸;若气郁化热,宜加山栀、丹皮、蒲公英以疏肝泄热。由于肝乃体阴用阳之脏,调气之品不宜过用香燥。

4. 肝胃郁热

症候:胃脘灼痛,痛势急迫,烦躁易怒,泛酸嘈杂,口干口苦。舌红苔黄,脉弦数。

症候分析:肝气郁结,日久化热,邪热犯胃,故胃脘灼痛,痛势急迫。肝胃郁热,逆而上冲,故烦躁易怒,泛酸嘈杂;肝胆互为表里,肝热夹胆火上乘,可见口苦口干。舌红苔黄,脉弦数为里热之象。本证主要病机为肝胃郁热,胃气不通。以胃脘灼痛,痛势急迫,泛酸嘈杂,口干苦为审证要点。

治法:疏肝泄热,和胃止痛。

方药:丹栀逍遥散或化肝煎加减。前方柴胡、当归、白芍解郁柔肝止痛;丹皮、栀子清泄肝热;白术、茯苓、甘草和中健胃。后方以贝母散结疏郁;白芍养阴柔肝;青皮、陈皮理气;丹皮、山栀清肝泄热。二方均可加左金丸,重用黄连清泄胃火,稍佐吴茱萸辛散肝郁。肝郁日久化热,易伤肝阴,此时应忌刚用柔,慎用香燥之品,可选厚朴花、香橼皮、佛手等理气不伤阴之解郁止痛药;若火热内盛,灼伤胃络而致吐血,常出现脘腹灼痛,心烦便秘,面赤舌红,脉弦数有力等症,此乃肝胃郁热,迫血妄行,用《金匮要略》泻心汤,苦寒泄热,直折其火,使火降气顺,吐血自止。

5. 湿热中阻

症候:胃脘疼痛,脘闷灼热,嘈杂,口干口苦,口渴而不欲饮,身重肢倦,纳呆恶心,小便色黄,大便不爽。舌红苔黄腻,脉滑数。

症候分析:湿热蕴结,胃气阻滞,不通则痛,故脘闷灼热,嘈杂;湿阻气机,脾升胃降失职,故口干,口渴而不欲饮,身重肢倦,大便不爽。湿热熏蒸,故口苦,小便色黄;胃腑受纳无权,则纳呆恶心。舌红苔黄腻,脉滑数,均为湿热之象。本证主要病机为湿热蕴结,胃气痞阻,胃失和降。以胃脘疼痛,脘闷灼热,身重肢倦,纳呆恶心,舌红苔黄腻,脉滑数为审证要点。

方药:清中汤加减。方中黄连、栀子清热燥湿;制半夏、茯苓、草豆蔻祛湿健脾;陈皮、甘草理气和中。湿偏重者,加苍术、藿香燥湿醒脾;热偏重者,加蒲公英、黄芩清胃泄热;伴恶心呕吐者,加竹茹、陈皮以清胃降逆;大便秘结者,加大黄通下导滞;气滞腹胀者,加厚朴、枳实以理气消胀;纳呆少食者,加神曲、谷芽以消食导滞。

6. 瘀阻胃络

症候:胃痛日久,痛如针刺,痛有定处,疼痛拒按,痛时持久,食后加剧,入夜尤甚,或见呕血、黑便。舌质紫暗或有瘀斑,脉涩。

症候分析:气为血帅,血随气行,气滞日久,则致血瘀。瘀血有形,故痛有定处且拒按,痛时持久;瘀阻胃络,脉络阻滞不通,故疼痛如针刺;进食触动其瘀,故食后加剧;血为阴,故入夜尤甚;若胃络伤,则可见呕血;瘀血入于肠,可见黑便;舌质紫暗或有瘀斑、脉涩为瘀血之征。本证主要病机气滞血瘀,或久痛入络,胃络瘀阻。

以胃脘疼痛,痛有定处,痛如针刺,舌质紫暗或有瘀斑,治法:化瘀通络,和胃止痛。

方药:失笑散合丹参饮加减。两方合用加强活血化瘀、通络止痛,用于治疗胃痛如针刺或痛有定处之证。方中蒲黄、五灵脂、丹参活血化瘀止痛;檀香、砂仁行气和胃。若胃痛较甚者,可加延胡索、木香、枳壳以增活血行气止痛之功;若四肢不温,舌淡脉弱者,是气虚无以行血,宜加党参、黄芪等益气活血;黑便者,加三七、白及化瘀止血;营阴不足者,加生地、当归、阿胶、白芍、麦冬以滋阴养血缓急止痛。

7. 脾胃虚寒

症候:胃痛隐隐,绵绵不休,喜温喜按,喜热饮食,空腹痛甚,得食则缓,劳累或受凉发作,或时而泛吐清水,神疲倦怠,手足不温,大便溏薄。舌淡苔白,脉虚弱。

症候分析:脾胃虚寒,失于温养,故胃痛隐隐,绵绵不休;寒得热而散,气得按而行,所以喜温喜按;脾虚中寒,水饮内生,饮邪上逆,故时泛吐清水;脾胃虚寒,得食则助正抗邪,故空腹痛甚,得食则缓;脾主肌肉四肢,中阳不振,失于温运,则手足不温,受凉发作,大便溏薄,虚不耐劳,故劳累发作;脾虚气血化源生化不足,故神疲倦怠。舌淡苔白,脉虚弱均为虚寒之象。本证主要病机为脾胃虚寒,中阳不振,胃失温养。以胃痛隐隐,喜温喜按为审证要点。

治法:温中健脾,和胃止痛。

方药:黄芪建中汤加减。方中黄芪补中益气,桂枝、生姜温中散寒,白芍、甘草、饴糖、大枣缓急止痛。泛吐清水较多,加干姜、陈皮、茯苓温胃化饮;泛酸,去饴糖,加黄连、吴茱萸、海螵蛸制酸和胃止痛;胃脘冷痛,里寒较甚,呕吐,肢冷,加理中丸以温中散寒;肾阳虚衰者,用附子理中丸;痛止之后宜常服香砂六君子汤调理。

8. 胃阴亏虚

症候:胃脘隐隐灼痛,似饥而不欲食,口燥咽干,五心烦热,口干不多饮,大便秘结。舌红少苔或光剥无苔,脉细数。

症候分析:胃痛日久,郁热伤阴,胃失濡养,故胃脘隐隐灼痛;胃阴亏虚,受纳无权,故似饥而不欲食;阴虚津少,无以上承,则口燥咽干、口干不多饮;阴虚液耗,肠道失润,故大便秘结。五心烦热,舌红少苔或光剥无苔,脉细数乃阴虚内热之象。本证主要病机为胃阴亏虚,胃失濡养。以胃脘隐隐灼痛,口燥咽干,舌红少苔为审证要点。

治法:养阴益胃,和中止痛。

方药:一贯煎合芍药甘草汤加减。两方合用滋阴而不腻,止痛又不伤阴,适用于隐隐作痛、咽干口燥、舌红少苔的胃阴亏虚的胃痛。方中北沙参、麦冬、生地、枸杞子养阴益胃；当归养血活血；川楝子理气止痛；白芍、甘草缓急止痛。若见胃脘灼痛，嘈杂反酸者，可加珍珠粉、牡蛎、海螵蛸或配用左金丸以制酸；若胃酸缺乏者，可加乌梅、山楂以酸甘化阴；胃脘胀痛者，加厚朴花、玫瑰花、佛手等行气止痛；大便干燥者，加火麻仁、瓜蒌仁等润肠通便；阴虚胃热者，加石斛、知母、黄连养阴清胃。本证亦可用益胃汤加减治疗。

【转归预后】

胃痛经正确治疗和调理，预后一般较好，实证治疗较易，邪气去则胃气安；虚实夹杂，或正虚邪实者，则治疗难度较大，且易反复发作。若影响进食，化源不足，则正气日衰，形体消瘦，可成虚劳。胃痛日久，久病入络，伤及胃络，胃络伤则有呕血、便血。若量大难止，兼见大汗淋漓，四肢不温、脉微欲绝，为气随血脱的急危之候，如不及时救治，亦可危及生命。若胃痛日久，痰瘀互结胃脘，亦可导致噎膈。

【预防调护】

本病发病与情志不遂、饮食不节有关，故在预防上要重视精神与饮食的调摄。平时要养成有规律的生活习惯和良好的饮食习惯，忌暴饮暴食以及烟酒过度，保持良好的情绪及心理状态。胃痛持续不已者，应在一定时期内进流质或半流质饮食，少食多餐，以清淡、易消化食物为宜，避免进食浓茶、咖啡和辛辣及易产气食物，进食宜细嚼慢咽，慎用对胃有刺激性的药物。注意防寒保暖，避免过度劳累与紧张也是预防本病复发的重要因素。

第二节　痞　满

痞满是指中焦气机阻滞，脾胃升降失职所致的自觉心下痞塞，触之无形，按之柔软，压之不痛为主要症状的病证。按部位可分为胸痞、心下痞等，心下即剑突下胃脘部。本节主要讨论"心下痞"，又称胃痞。

痞满在《黄帝内经》中称为"痞""痞塞"和"痞隔"等，并认为其病因与饮食不节、起居不适和寒气为患有关。如《素问·太阴阳明论》云："饮食不节，起居不时者，阴受之。阴受之则入五脏，入五脏则膜满闭塞。"《素问·异法方宜论》云："藏寒生满病。"痞满病名首见于《伤寒论》，张仲景明确指出"满而不痛者，此为痞"，

"……若心下满而硬痛者,此为结胸也,大陷胸汤主之。但满而不痛者,此为痞,柴胡不中与也,半夏泻心汤主之"。所创诸泻心汤一直为后世医家疗法和推崇。隋朝巢元方《诸病源候论·否噎病诸候·诸否候》结合病位、病机对病名要领做出阐释:"诸否者,营卫不和,阴阳隔绝,脏腑否塞而不宣,故谓之否","其病之候,但腹内气结胀满,闭塞不通"。金元时期,朱震亨《丹溪心法·痞》将痞与胀满做了鉴别:"胀满内胀而外亦有形;痞者内觉痞闷,而外无胀急之形也。"明朝张景岳《景岳全书·杂病谟·痞满》指出:"痞者,痞塞不开之谓;满者,胀满不行之谓。盖满则近胀,而痞则不必胀也。"并将痞满分为虚实两端:"凡有邪有滞而痞者,实痞也,无物无滞而痞者,虚痞也。有胀有痛而满者,实满也;无胀无痛而满者,虚满也。实痞实满者,可消可散;虚痞虚满者,非大加温补不可。"这种虚实辨证理论对后世痞满诊治颇有指导意义。

西医学中慢性胃炎(包括浅表性胃炎和萎缩性胃炎)、功能性消化不良、胃神经官能症、胃下垂等疾病,若以上腹胀满不舒为主要临床表现者,均可参照本节辨证施治。

【病因病机】

痞满的病因与感受外邪、内伤饮食及情志失调有关,基本病机为脾胃功能失调,中焦气机不利,脾胃升降失职。

(一)病因

1. 感受外邪

外感六淫,表邪入里,或误下伤中,邪气乘虚内陷,结于胃脘,阻塞中焦气机,升降失司,遂成痞满。如《伤寒论》曰:"脉浮而紧,而复下之,紧反入里,则作痞,按之自濡,但气痞耳。"

2. 内伤饮食

暴饮暴食,或恣食生冷,或过食肥甘,或嗜酒无度,损伤脾胃,纳运无力,食滞内停,痰湿中阻,气机不利,发为痞满。如《伤寒论》云:"胃中不和,心下痞硬,干噫食臭","谷不化,腹中雷鸣,心下痞硬而满"。

3. 情志失调

抑郁恼怒,情志不遂,肝气郁滞,失于疏泄,乘脾犯胃,脾胃升降失常,或忧思伤脾,脾气受损,胃腑失和,气机不畅,而生痞满。如《景岳全书·杂病谟·痞满》言:

"怒气暴伤,肝气未平而痞。"

4. 脾胃虚弱

素体脾胃虚弱,或久病之后,或误用、滥用药物,损伤脾胃,健运失职,气机不调,亦生痞满。如《兰室秘藏·中满腹胀》曰:"或多食寒凉及脾胃久虚之人,胃中寒则胀满,或脏寒生满病。"

(二)病机

1. 基本病机

痞满的基本病机为中焦气机不畅,脾胃升降失常。实证为实邪入里,中焦气机不畅;虚证为脾胃虚弱,中焦升降无力。

2. 病位

病位主要在胃,与肝、脾密切相关。

3. 病理性质

胃痞的病理性质有虚实不同。虚为脾胃气虚或胃阴不足;实是寒凝气滞、痰阻、食积湿(郁)热所致。

4. 病机转化

实痞日久,正气日渐消耗,损伤脾胃,或素体脾胃虚弱,而致中焦运化无力,可由实转虚。湿热之邪或肝胃郁热日久伤阴,阴津伤则胃失濡养,和降失司而成虚痞。因痞满常与脾胃不运、升降无力有关,脾胃虚弱,易招致病邪内侵,形成虚实夹杂、寒热错杂之证。若痞满日久不愈,气血运行不畅,脉络瘀滞,血络损伤,可见吐血、黑便,亦可产生胃痛或积聚、噎膈等变证。

【诊断要点】

1. 临床特征

以自觉胃脘痞塞满闷不舒,触之无形,按之柔软,压之无痛为特征。

2. 病史

时轻时重,反复发作。多由饮食不调、情志不畅、起居无常、寒温失宜等因素诱发。

3. 辅助检查

电子或纤维胃镜可以诊断慢性胃炎并排除溃疡病、胃肿瘤等,病理组织活检可确定慢性胃炎的类型,以及是否有肠上皮化生、异型增生。X 线钡餐检查可以协助诊断慢性胃炎、胃下垂等。幽门螺杆菌(HP)相关检测,可判断是否有 HP 感染。B 超、CT 检查可与肝胆疾病及腹水等鉴别。

【鉴别诊断】

胃痞应与胃痛、鼓胀、胸痹、结胸等病证相鉴别。

1. 胃痛

胃痞与胃痛病位同在胃脘部,且常相兼出现。但胃痛以疼痛为主症,病位一般局限于胃脘;胃痞以满闷不适为主而无痛,可累及胸膈。胃痛病势多急,压之疼痛;胃痞起病较缓,压之无痛,两者差别显著。

2. 鼓胀

胃痞与鼓胀均是自觉腹部胀满,鼓胀以腹部胀大如鼓,皮色苍黄,脉络暴露为特征;胃痞以自觉满闷不舒,外无胀形为主症。鼓胀病位在大腹,胃痞病位在胃脘。鼓胀按之腹皮绷急,胃痞满按之柔软。

3. 胸痹

胸痹是以胸闷、胸痛、短气为主症,偶见脘腹不舒。胃痞以脘腹满闷不舒为特征,多兼饮食纳运失常之症状,偶有胸膈不适,但无胸痛等表现。

4. 结胸

胃痞与结胸病位皆在脘部,然结胸以心下至小腹硬满而痛,拒按为特点;胃痞则在心下胃脘,以满而不痛,手可按压,触之无物为特征。

【辨证论治】

(一)辨证要点

1. 首辨虚实

实痞多因外邪侵袭,食滞内停,痰湿中阻,湿热内蕴,情志失调所致;症见痞满能食,食后尤甚,饥时可缓,拒按,便秘,舌苔厚腻,脉实有力。虚痞多由脾胃气虚,或胃阴不足所致,表现为饥饱均满,喜揉喜按,食少纳呆,大便清利、脉虚无力为虚痞。

2.次辨寒热

痞满绵绵,得热则减,口淡不渴,或渴不欲饮,舌淡苔白,脉沉迟或沉涩者为寒证;痞满势急,遇凉则舒,口渴喜冷饮,舌红苔黄,脉数者属热。

3.再辨兼夹

临床还要注意辨别寒热虚实的兼夹。寒痞寒痰中阻者属实,脾胃阳虚者属虚。热痞湿热中阻者属实,胃阴不足者属虚。

(二)治疗原则

痞满的治疗总以调理脾胃升降,行气除痞消满为基本原则。但要根据其虚实分别施治。虚证重在健脾益胃,或补中益气为主,或养阴益胃为主。实证分别采取消食导滞,除湿化痰,理气解郁,清热祛湿等法。虚实寒热夹杂者,宜补消并用,温清同施。

(三)分证论治

1.实痞

(1)饮食内停

症候:脘腹痞闷胀满,食后尤甚,拒按,嗳腐吞酸,呕吐恶食,或兼大便不调,矢气频作,味臭如败卵。舌苔厚腻,脉滑。

症候分析:暴饮暴食,损伤脾胃,食积内停,气机不畅,故脘腹痞闷胀满;进食或按压可致气滞加重,故食后尤甚,拒按;胃不腐熟水谷,宿食停滞,酿而成酸,故嗳腐吞酸,味臭如败卵;胃失和降,故呕吐恶食;食积化热,胃肠气滞,传导失司,故大便不调,矢气频作;舌苔厚腻,脉滑亦为食滞之征。本证主要病机为饮食停滞,胃失和降,气机壅塞。以脘腹痞闷胀满,嗳腐吞酸,舌苔厚腻,脉滑为审证要点。

治法:消食导滞,行气消痞。

方药:保和丸加减。方中神曲、山楂、莱菔子消食导滞,行气除胀;半夏、陈皮、茯苓理气化湿,健脾和胃;连翘清热散结。脘腹胀满者,加枳实、槟榔、厚朴理气除满;食积较重者,加谷芽、鸡内金、麦芽消食化积;食积化热,大便秘结者,加大黄、枳实通腑消胀,也可用枳实导滞丸荡涤积滞,清利湿热;兼见脾虚便溏者,加白术、扁豆、苍术等健脾助运,化湿和中,或用枳实消痞丸消痞除满,健脾和胃。

(2)痰湿中阻

症候:脘腹痞塞不舒,胸膈满闷,呕恶纳呆,头晕目眩,身重肢倦,口淡不渴。舌苔白厚腻,脉沉滑。

症候分析:痰湿中阻,气机不畅,故脘腹痞塞不舒,胸膈满闷;痰湿中阻,清阳不升,清窍失养,故头晕目眩;浊气上逆,胃失和降,则呕恶纳呆;痰湿困阻脾阳,阳气不达四肢,故身重困倦;湿阻中焦,故口淡不渴;舌苔白厚腻,脉沉滑亦为痰湿之征。本证主要病机为痰浊阻滞,脾失健运,气机阻滞。以脘腹痞闷,呕恶纳呆,舌苔白厚腻,脉沉滑为审证要点。

治法:除湿化痰,理气和中。

方药:二陈平胃汤加减。方中制半夏、苍术燥湿化痰,陈皮、厚朴理气消胀,茯苓、甘草健脾和胃。痰湿偏盛而胀满较剧者,加枳实、厚朴、藿香,也可合用半夏厚朴汤化痰理气;气逆不降,嗳气不止者,加旋覆花、代赭石、枳实、沉香;痰湿郁久化热,口苦苔黄者,改用黄连温胆汤加减;兼见脾胃虚弱者,加用党参、白术、砂仁健脾和中。

(3)脾胃湿热

症候:脘腹痞闷,或嘈杂不舒,恶心呕吐,纳呆,厌食油腻,口苦,口干不欲饮,大便不爽,小便短赤。舌红苔黄腻,脉滑数。

症候分析:湿热内蕴,阻滞中焦气机,故脘腹痞闷,纳呆;胃失和降,故恶心呕吐;湿热蕴蒸,热郁于内,故胃脘嘈杂不舒,口苦,厌食油腻;湿热中阻,津不上承,故口干;湿热伤阴不重,故虽口渴而不欲饮;大便不爽,小便短赤,舌红苔黄腻,脉滑数均为湿热内蕴之征。本证主要病机为湿热内蕴,困阻脾胃,气机不利。以脘腹痞闷,舌红苔黄腻,脉滑数为审证要点。

治法:清热化湿,和胃消痞。

方药:泻心汤合连朴饮加减。两方合用可清热除湿,散结消痞,用于胃脘胀闷嘈杂、口干口苦、舌红苔黄腻之痞满。方中大黄、黄连、黄等苦寒清热燥湿;厚朴、石菖蒲理气化湿,醒脾开胃;半夏和胃燥湿;芦根、栀子、豆豉清热和胃,利湿清热。嘈杂不舒者,合用左金丸清热和胃止酸;恶心、呕吐明显者,加竹茹、生姜、旋覆花止呕;纳呆不食者,加谷芽、鸡内金、木香、砂仁开胃导滞;便溏者,去大黄,加扁豆、陈皮化湿和胃。若寒热错杂、虚实相兼者,改用半夏泻心汤,辛开苦降,散寒清热,和胃除痞。

(4)肝胃不和

症候:脘腹痞闷,胸胁胀满,善太息,心烦易怒,呕恶嗳气,或吐酸苦水,大便不爽。舌质淡红,苔薄白,脉弦。

症候分析:情志不和,肝气郁结,乘脾犯胃,气机壅塞,故脘腹痞闷,胸胁胀满,善太息;胃气郁滞,胃失和降,故呕恶嗳气;肝郁日久化热,上扰心神,故心烦易怒;肝热夹胆火上乘,故吐酸苦水;肝郁气滞,疏泄不利,肠腑传导失司,故大便不爽;舌淡红,苔薄白,脉弦,亦为肝气郁结之征。本证主要病机为肝气犯胃,胃气郁滞,胃失和降。以脘腹痞闷,胸胁胀满,舌质淡红,苔薄白,脉弦为审证要点。

治法:疏肝解郁,和胃消痞。

方药:越鞠丸合枳术丸加减。两方合用共奏疏肝解郁、和胃消痞之功效,适用于胃脘胀满连及胸胁、郁怒心烦之痞满者。方中香附、川芎疏肝散结,行气活血;栀子泻火解郁;苍术燥湿健脾;神曲消食化滞;枳实行气消痞;加白术健脾益胃;荷叶升养胃气。气郁胀满较甚者,加柴胡、郁金、厚朴,或选用五磨饮子加减理气导滞,除痞消胀;肝郁化火,口苦而干者,加黄连、黄芩或合用左金丸泻火解郁;呕恶明显者,加小半夏汤和胃止呕;嗳气甚者,加竹茹、沉香和胃降气;若痞满日久不愈,舌黯脉涩,可加丹参、莪术等活血散结。

2. 虚痞

(1)脾胃虚弱

症候:脘腹满闷,喜温喜按,纳呆便溏,时轻时重,面色萎黄,形体消瘦,神疲乏力,少气懒言,语声低微。舌质淡,苔薄白,脉细弱。

症候分析:脾胃虚弱,健运失职,升降失常,故脘腹满闷,时轻时重;中焦阳虚气弱,失于温养鼓动,故喜温喜按;气血生化乏源,故神疲乏力,少气懒言,语声低微;气血失于荣养,故面色萎黄,形体消瘦;脾虚不运,故纳呆便溏;舌淡,苔白,脉细弱均为脾胃虚弱之征。本证主要病机为脾胃虚弱,升降失常。以脘腹满闷,喜温喜按,舌质淡,苔薄白,脉细弱为审证要点。

治法:补气健脾,升清降浊。

方药:补中益气汤加减。方中黄芪、党参、白术、炙甘草益气健脾,升脾胃清阳之气;升麻、柴胡协同升举清阳;当归养血和营以助脾;陈皮理气消痞。胀闷较重者,加枳壳、厚朴、木香理气运脾;舌苔厚腻,湿浊内蕴者,加陈皮、半夏、茯苓、莱菔子,或改用香砂六君子汤加减健脾祛湿,理气除胀;四肢不温,阳虚明显者,加制附子、干姜温胃助阳,或合用理中丸温胃健脾;纳呆厌食者,加砂仁、神曲、麦芽理气开胃。

(2)胃阴不足

症候:脘腹痞闷,饥不欲食,嘈杂,恶心,嗳气,口燥咽干,大便干结。舌红少苔,脉细数。

症候分析：胃阴不足，胃失濡养，和降失司，故脘腹痞闷；胃阴亏虚，胃腑失和，故嘈杂、恶心、嗳气，饥不欲食；阴液不足，津不上承，大肠液亏，失于濡润，故口燥咽干，大便秘结；舌红少苔，脉细数均为阴液不足之象。本证主要病机为胃阴亏虚，胃失和降。以脘腹痞闷，饥不欲食，舌红少苔，脉细数为审证要点。

治法：养阴益胃，调中消痞。

方药：益胃汤加减。方中生地、麦冬、沙参、玉竹、冰糖滋阴养胃；加香橼皮疏肝理脾，消痞除满。腹胀重者，加枳壳、厚朴花理气消胀；津伤口渴重者，加石斛、天花粉生津止渴；食滞者，加谷芽、麦芽消食导滞；便秘者，加火麻仁、瓜蒌仁、玄参润肠通便；如兼神疲乏力、气短懒言者，可加太子参、黄精等益气养阴。

第三节　呕　吐

呕吐是指胃失和降，气机上逆，迫使胃中之物从口中吐出的一种病证。一般以有声有物谓之呕，有物无声谓之吐，无物有声谓之干呕。临床上呕与吐常同时发生，很难截然分开，故统称为呕吐。另外，尚有"有声无物谓之干呕，无声无物谓之恶心"之说，临床症状虽有差异，但病理机制与呕吐相同，只是轻重有别而已，故可参照呕吐辨证。呕吐是内科常见的病证，除脾胃肠病证之外，其他急、慢性疾病如肝胆疾病、肾脏疾病，乃至感冒等，均易伴发呕吐症状。

呕吐虽属一个病证，但有时又是人体祛除胃内有害物质的一种保护性反应。如胃中有停痰、留饮、食积及误服毒物等，此时不仅不能止呕吐，反而应因势利导，使有害物质通过呕吐排出体外，使邪去而正安。

呕吐的病名最早见于《黄帝内经》，并对呕吐的病因论述颇详。如《素问·举痛论》曰："寒气客于肠胃，厥逆上出，故痛而呕也"；《素问·至真要大论》曰："诸呕吐酸，暴注下迫，皆属于热"；"少阳之胜，热客于胃，呕酸善饥"；"燥淫所胜，民病喜呕，呕有苦"；阐述了外感六淫皆可引起呕吐。另外，尚指出呕吐与饮食停滞有关，以及对肝、胆、脾在呕吐发生中的作用等都有论述，奠定了本病的理论基础。汉朝张仲景对呕吐的脉因证治阐发甚详，创立了许多至今行之有效的方剂，如小半夏汤、大半夏汤、生姜半夏汤、吴茱萸汤、半夏泻心汤、小柴胡汤等，且指出呕吐有时是机体排出胃中有害物质的反应，如《金匮要略·呕吐哕下利病脉证治》曰："夫呕家有痈脓，不可治呕，脓尽自愈。"《金匮要略·黄疸病脉证并治》曰："酒疸，心中热，欲吐者,吐之愈。"这类呕吐不可止吐,邪去呕吐自止。隋朝巢元方《诸病源候论》曰:"呕吐之病,由脾胃有邪,谷气不治所为也,胃受邪,气逆则呕。"唐朝王焘《外台秘要·许仁则疗呕吐方》云:"呕吐病有两种,一者积热在胃,呕逆不下食。一者积冷在胃,亦呕逆不下食。二事正反,须细察之。"吴谦《医宗金鉴·呕吐哕》:"呕吐,面色青,指甲黑,中痛不止,肢厥不回,其凶可知也。"程钟龄《医学心悟·呕吐》:"若拒格饮食,点滴不入者,必用姜水炒黄连以开之,屡用屡效。"叶天士《临证指南医案·呕吐》:"治法以泄肝安胃为纲,用药经苦辛为主,以酸佐之。"说明呕吐的发生是由于胃气上逆所致。本病虽以呕吐为主要临床见症,但往往兼有胃痛、痞满、腹痛等症状,呕吐之症亦常出现在其他疾病之中,辨证时应分清主次。

西医学中的急性胃炎、神经性呕吐、胃黏膜脱垂症、贲门痉挛、幽门痉挛、幽门梗阻、十二指肠壅积症、不全性及某些慢性肠梗阻、肝炎、胰腺炎、胆囊炎、肾功能不全等,若以呕吐为主要表现时,均可参照本节辨证论治。

【病因病机】

引起呕吐的病因主要是外邪犯胃,饮食不节,情志失调,体虚病后等。病机也不外乎虚和实两类。实者多由外邪、饮食、痰饮、肝气等犯胃,以致胃失和降,气逆而发;虚者多由气虚、阳虚和阴虚等正气不足,以致胃失温养或濡润,胃气上逆所致。

(一)病因

1. 外邪犯胃

感受风、寒、暑、湿、燥、火六淫之邪,或秽浊之气,从口鼻而入,侵入胃腑,引起胃失和降,胃内容物随逆气上出,则发生呕吐。《古今医统大全·呕吐哕》曰:"无病之人卒然而呕吐,定是邪客胃府,在长夏暑邪所干,在秋冬风寒所犯。"

2. 饮食不节

暴饮暴食,或过食生冷,或肥甘厚味及不洁之物,伤及脾胃,而至食滞不化,胃气不降,上逆而发呕吐。《济生方》曰:"饮食失节,温凉失调,或喜餐腥脍乳酪,或贪食生冷肥腻,露卧湿处,当风取凉,动扰于胃,胃既病矣,则脾气停滞,清浊不分,中焦为之痞塞,遂成呕吐之患焉。"

3. 情志失调

恼怒伤肝,肝郁气滞,横逆犯胃,胃气上逆引发呕吐;或忧思伤脾,脾失健运,饮食难化,停于胃脘,胃失和降,胃气上逆,而致呕吐。

4. 体虚病后

脾胃素虚,或病后体虚,或劳倦过度,伤及中气,胃虚受纳无权,脾虚不能化生精微,痰饮内生,停积胃中,胃失和降,胃气上逆,则发呕吐;若脾阳不振,中焦虚寒,胃失温养,胃气上逆而呕;或热病伤阴,或久呕伤津,以致胃阴不足,胃失濡润,胃气上逆,而成呕吐。

5. 其他

若胃有痈脓,或误食有毒食物或药物,以及蛔虫扰胃等,皆可引起呕吐。

(二)病机

1. 基本病机

主要是胃失和降,胃气上逆。

2. 病位

在胃,与肝、脾关系密切。

3. 病理性质

病理性质不外虚实两类,实证因外邪、食滞、痰饮、肝气等犯胃,致胃气痞塞,升降失调,气逆作呕;虚证为脾胃阳虚或胃阴亏损,胃失温养或濡养,胃失和降,胃气上逆,而发呕吐。

4. 病机转化

一是虚实转化,初呕多实,呕吐日久,可损伤胃津,导致胃阴亏损,或因邪干胃腑日久,损伤脾胃,导致脾胃虚弱,脾阳不振,则由实转虚;若脾胃素虚,痰湿内生,或复饮食所伤,形成食滞,因虚致实,可出现虚实夹杂证。二是寒热转化,如脾胃虚弱,痰饮内阻,可蕴而化热,或过用温燥,可形成热证,成为寒热错杂证。

【诊断要点】

1. 临床特征

呕吐食物、痰涎或水液诸物等胃内容物,或干呕无物为主要特征,时作时止,或呕吐频频,初呕吐物多有酸腐气味,久吐则酸臭气味不甚,一日几次到十次以上,持续或反复发作。且常伴有脘腹满闷不舒、厌食、反酸、嘈杂等症。

2. 病史

起病或急或缓,常先有恶心欲吐之感,每因异常气味、饮食、冷热及情志等因素诱发,或因服用化学药物,或误食毒物,或久病不愈等病史引发。

3. 辅助检查

上消化道钡餐 X 线检查、胃镜、腹部 B 超、头颅 CT、妊娠试验等检查有助诊断。

【鉴别诊断】

呕吐应与反胃、噎膈等病证进行鉴别。

1. 反胃

呕吐与反胃(又称"胃反"),二者同属胃部的病变,其病机都是胃失和降,胃气上逆,而且都有呕吐的症状。但反胃系脾胃虚寒,胃中无火,难以腐熟食入之水谷,以朝食暮吐,暮食朝吐,宿食不化,终至完谷吐尽始感舒畅。呕吐是以有声有物为特征,因感受外邪,饮食不节,情志失调和胃虚失和,胃气上逆而致,实者食入即吐,或不食亦吐,并无规律,虚者时吐时止,或干呕恶心,但多吐出当日之食。

2. 噎膈

呕吐与噎膈均有呕吐的症状。但呕吐之病,进食顺畅,吐无定时,大多病情较轻,病程较短,预后尚好。噎膈之病,进食哽噎不顺或食不得入,或食入即吐,甚则因噎废食。多因内伤所致,病情深重,病程较长,预后不良。

【辨证论治】

(一)辨证要点

1. 辨虚实

实证多由感受外邪,情志失调,饮食停滞所致,起病较急,病程较短,呕吐物量多,多有酸臭味,或伴恶寒发热等表证,脉实有力。虚证多因脾胃虚寒,胃阴不足所致,起病缓,病程长,呕吐物不多,常伴有精神萎靡,倦怠乏力,脉弱无力等。

2. 辨呕吐物

呕吐病证有寒热虚实之别,根据呕吐物的性状和气味,可帮助鉴别。若呕吐物酸腐量多,气味难闻者,多属饮食停滞,食积内腐;若呕吐出苦水黄水者,多由胆热犯胃,胃失和降;若呕吐物为酸水绿水者,多为肝气犯胃,胃气上逆;若呕吐物为浊痰涎沫者,多属痰饮中阻,气逆犯胃;若泛吐清水、痰涎,多为痰饮中阻;若泛吐黏液量少,多属胃阴不足。

3. 辨可吐与否

呕吐多属病理反应,治疗一般以降逆止呕。但有的呕吐,如有痈脓、痰饮、食滞、毒物等有害之物内纳于胃时,则不可止呕,应使其吐出,因势利导,则邪去正安。

(二)治疗原则

呕吐基本病机为胃失和降,胃气上逆,故和胃降逆为治疗呕吐的基本原则,但应区分虚实。邪实者,治宜祛邪为主,邪去则呕吐自止,分别采用解表、消食、化痰、解郁等法;正虚者,治宜扶正为主,正复则呕吐自愈,分别采用温阳、益气、养阴等法;虚实兼夹者当审其标本缓急主次。在辨证论治时,应辅以和胃降逆之品,则胃气和,呕吐亦止。

治疗呕吐注意药物配伍宜忌。含油质较多或有腥臭气味之药物,不宜用作止呕之药,如瓜蒌仁、桃仁、阿魏等。陈皮、生姜、半夏、代赭石等可为治呕之要药,常用于临床之中。

(三)分证论治

1. 实 证

(1)外邪犯胃

症候:突然呕吐,胸脘满闷,不思饮食,常伴有发热恶寒,头身疼痛。舌苔白腻,脉濡缓。

症候分析:外感风寒之邪,或夏令暑湿秽浊之气,动扰胃腑,浊气上逆,故突然呕吐,胸脘满闷,不思饮食;邪束肌表,营卫失和,则发热恶寒,头身疼痛;舌苔白腻,脉濡缓,均为伤于寒湿之象。本证主要病机为外邪犯胃,胃失和降。以突然呕吐,兼有发热恶寒等表证为审证要点。

治法:疏邪解表,化浊和中。

方药:藿香正气散加减。方中藿香、紫苏、白芷芳香化浊,散寒疏表;大腹皮、厚朴理气除满;半夏、陈皮和胃降逆止呕;白术、茯苓化湿健脾;生姜、大枣、炙甘草和胃止呕;桔梗宣肺利膈,既利解表,又助化湿。伴见脘痞嗳腐,饮食停滞者,可去白术、甘草、大枣,加鸡内金、神曲以消食导滞;若外感风寒较重,症见寒热无汗,头痛酸楚,加荆芥、防风、羌活祛风寒解表;兼气机阻滞,脘闷腹胀者,可酌加木香、枳壳行气消胀。

（2）饮食停滞

症候：呕吐酸腐，脘腹胀满，吐后反快，嗳气厌食，大便臭秽或溏或结。舌苔厚腻，脉滑实。

症候分析：食滞内阻，浊气上逆，故呕吐酸腐；升降失常，传导失司，故大便或溏或结；积滞蕴热，故大便臭秽；食滞中焦，气机不利，则脘腹胀满，嗳气厌食，吐后反快；舌苔厚腻，脉滑实为食滞内停之征。本证主要病机为食滞胃肠，浊气上逆。以呕吐酸腐，脘腹胀满，嗳气厌食为审证要点。

治法：消食化滞，和胃降逆。

方药：保和丸加减。方中山楂、神曲、莱菔子消食和胃；陈皮、半夏、茯苓理气降逆，和中止呕；连翘清积滞中伏热。若因肉食而吐者，重用山楂；因米食而吐者，加谷芽；因面食而吐者，重用莱菔子，加麦芽；因酒食而吐者，加蔻仁、葛花；因食鱼、蟹而吐者，加紫苏叶、生姜。

（3）痰饮内阻

症候：呕吐清水痰涎，胸脘痞闷，纳呆，头眩心悸，或胃中漉漉有声。舌苔白腻，脉滑。

症候分析：脾不运化，痰饮内停，胃气不降，故呕吐清水痰涎，胸脘痞闷，纳呆；水饮上犯，清阳之气不展，则头眩；水气凌心，故心悸；水饮留胃，故胃中漉漉有声；舌苔白腻，脉滑为痰饮内阻之象。本证主要病机为脾阳不运，痰饮内阻，胃气上逆。以呕吐清水痰涎，头眩心悸为审证要点。

治法：温中化饮，和胃降逆。

方药：小半夏汤合苓桂术甘汤加减。前方祛痰化饮，降逆止呕；后方温化痰饮。方中半夏化痰饮和胃止呕；生姜温胃散寒而止呕；茯苓、白术、甘草健脾渗湿，祛痰化饮；桂枝温阳化饮。脘腹胀满，舌苔厚腻者，加苍术、厚朴以行气除满；脘闷不食者，加白蔻仁、砂仁化浊开胃；若痰湿郁久化热，湿热中阻，胃失和降，出现胸胁烦闷，口苦，失眠，恶心呕吐者，选用温胆汤治疗。

（4）肝气犯胃

症候：呕吐吞酸，嗳气频作，胸胁胀痛，每因情志不遂发作或加重。舌质红，苔薄腻，脉弦。

症候分析：肝气不疏，横逆犯胃，胃失和降，因而呕吐吞酸，嗳气频繁，胸胁胀痛，每因情志不遂发作或加重；苔薄腻，脉弦为肝气犯胃之象。本证主要病机为肝气郁滞,横逆犯胃,胃失和降。以呕吐吞酸,嗳气频作,胸胁胀痛,随情志变化而增减为审证要点。治法:疏肝理气,和胃降逆。

方药:四七汤加减。方中苏叶、厚朴理气宽中;半夏、生姜、茯苓和胃降逆止呕。若胸胁胀满疼痛较甚,加川楝子、柴胡、郁金疏肝解郁;若呕吐酸水,心烦口渴,宜清肝和胃,辛开苦降,可酌加左金丸及山栀、竹苑等;若兼胸胁刺痛,或呕吐不止,诸药无效,舌有瘀斑者,可酌加桃仁、红花等活血化瘀。

2. 虚 证

(1)脾胃阳虚

症候:饮食稍有不慎即易呕吐,时作时止,纳呆,面色㿠白,倦怠乏力,喜暖畏寒,四肢不温,口干而不欲饮,大便溏薄。舌质淡,苔薄白,脉濡弱。

症候分析:脾胃虚寒,中阳不振,水谷腐熟运化不及,故饮食稍有不慎即易呕吐,时作时止,纳呆;阳虚失于温煦,则面色㿠白,四肢不温,倦怠乏力,喜暖畏寒;中焦虚寒,气不化津,故口干而不欲饮;脾虚则运化失职,故大便溏薄。舌质淡,苔薄白,脉濡弱为脾胃阳虚之象。本证主要病机为脾胃虚寒,运化无权,胃失和降。以饮食稍有不慎即易呕吐,畏寒肢冷,便溏为审证要点。

治法:温中健脾,和胃降逆。

方药:理中汤加减。方中人参、白术健脾和胃;干姜、甘草甘温和中。若呕吐甚者,加砂仁、半夏等理气降逆止呕;若呕吐清水不止,可加吴茱萸、半夏、生姜以温中降逆止呕;若久呕不止,呕吐之物完谷不化,汗出肢冷,腰膝酸软,舌体胖舌质淡,脉沉细,可加制附子、肉桂等补脾肾之阳。

(2)胃阴不足

症候:呕吐日久,反复发作,或时作干呕,胃中嘈杂,似饥而不欲食,口燥咽干。舌红苔少或无苔,脉细数。

症候分析:胃热不清,耗伤胃阴,致胃失濡润,胃失和降,故呕吐反复发作,或时作干呕;虚热内扰,故胃脘嘈杂,似饥而不欲食;津液不能上承,故口燥咽干;舌红少苔或无苔,脉象细数为胃阴不足之象。本证主要病机为胃阴不足,胃失濡润,胃失和降。以呕吐日久,反复发作,时作干呕,口燥咽干,舌红少苔为审证要点。

治法:滋阴养胃,降逆止呕。

方药:麦门冬汤加减。方中人参、麦冬、粳米、甘草滋养胃阴,半夏降逆止呕,大枣益气和中。若呕吐较剧烈者,可加竹茹、枇杷叶以和胃降气;若口干,舌红,热甚者,加黄连清热止呕;大便干结者,加瓜蒌仁、火麻仁、白蜜以润肠通便,伴倦怠乏力,纳呆舌淡,加太子参、山药益气健脾。

【转归预后】

呕吐的预后,暴病呕吐一般多属邪实,治疗较易,预后良好。但痰饮与肝气犯胃之呕吐,每易复发。久病呕吐,多属正虚,虚证或虚实夹杂者,病程较长,且易反复发作,较为难治。若呕吐不止,饮食难进,后天之本受损,易变生他证,预后不佳。如久病、大病之中,出现呕吐,食不能入,面色㿠白,肢厥不回,脉微细欲绝,此为阴损及阳,脾胃之气衰败,真阳欲脱之危证。正如《中藏经·脏腑虚实寒热》云:"病内外俱虚,卧不得安,身冷,脉细微,呕而不入食者,死。"

【预防调护】

平时应起居有常,生活有节,避免风寒暑湿秽浊之邪的入侵。保持心情舒畅,避免精神刺激,对肝郁气滞者,尤当注意。饮食方面更应注意调理。脾胃素虚患者,宜少食多餐,勿食生冷瓜果等,禁服寒凉药物。若胃中有热者,忌食肥甘厚腻,辛辣及酒等。应戒烟,对呕吐不止的患者,应卧床休息,密切观察病情变化。服药时,尽量不要服有刺激性气味的药物,否则即服即吐,更伤胃气。应少量频服。若进食即吐者,药液中加生姜汁,或根据病情采用热饮或冷饮,以免格拒难下,逆而复出。

第四节　噎膈

噎膈是由饮食、七情内伤和久病年老导致气、痰、瘀阻滞食管,津枯血燥,食管狭窄,食管干涩,临床以吞咽食物哽噎不顺,饮食难下,或食入即吐为主要表现的病证。噎即噎塞,指吞咽之时哽噎不顺;膈为格拒,指饮食不下,或食入即吐。噎虽可单独出现,而又每为膈的前驱,故往往以噎膈并称。

"膈"始见于《黄帝内经》,称作膈、膈中、膈塞、膈气,其病因认为与津液及情志有关。如《素问·阴阳别论》曰:"三阳结谓之膈。"《素问·通平虚实论》说:"隔塞闭绝,上下不通,则暴忧之病也。""噎"之病名,则始见于《诸病源候论》。唐宋以后才将"噎膈"并称。关于噎膈的病机,历代医家有不同的认识,有强调热结津血亏耗者,如《局方发挥》"血液俱耗,胃脘干槁"致生噎膈之论;有认为以阳气衰弱为主者,如《景岳全书·噎膈》说,此证"惟中衰耗伤者多有之正以命门无火,气不化精,所以凝结与下而治节不行……即噎膈之属也"。《临证指南医案·噎膈反胃》提出"脘管窄隘"。清朝李用粹《证治汇补·噎膈》则认为,噎由气滞、血瘀、火炎、痰凝、食积五种,均由七情之变所致。叶天士《临证指南医案·噎膈反胃》中曰:"脘管窄溢,不能食物,噎膈渐至矣",提出"治宜调养心脾,以舒结气,填精益气,以滋枯燥"的治法。

西医学中的食管癌、贲门癌、贲门痉挛、食管贲门失弛缓症、食管憩室、食管炎、食管狭窄、胃神经官能症等,出现本病证表现时,均可参照本节辨证论治。

【病因病机】

噎膈的病因复杂,主要与七情内伤、酒食不节、久病年老有关,致使气、痰、瘀交阻,津气耗伤,胃失通降而成。

(一)病因

1.饮食所伤

长期食用霉变食品、腌制熏烤之物,恣食辛辣、煎炒油炸食物;或进食过热、过快、粗糙食物,或饮烈酒无度,既可损伤食管、内伤脾胃、耗损胃阴,又可助湿生痰,酿成痰热,化热伤阴,导致食管干涩,胃气不降,痰热瘀阻食管胃口,妨碍吞咽而发生噎膈。

2.七情内伤

因情志因素而致噎膈者,多由忧思恼怒而成。忧思则伤脾,脾伤则气结,水湿失运,滋生痰浊,痰气相搏,阻于食管;恼怒则伤肝,肝伤则气郁,气郁则血停,瘀血阻滞食管,气滞、痰阻、血瘀郁结食管,饮食噎塞难下而成噎膈。

3.久病年老

胃痛、呕吐等病变日久,损伤脾胃,饮食减少,气血化源不足,津竭胃脘枯槁;或年高体衰,精血亏损,气阴渐伤,津气失布,痰生气阻,气滞血瘀,痰瘀互阻,而成本病。

(二)病机

1.基本病机

主要是气滞、痰阻、瘀血阻滞于食管,津枯血燥,而致食管狭窄,食管干涩。

2.病位

在食管,属胃所主。与肝、脾、肾三脏有关。

3.病理性质

病理性质总属本虚标实。标实为气滞、痰阻、血瘀,本虚为津枯血燥,阳气衰微。标本之间可相互影响,在不同阶段,标本虚实则各有异。

4.病机转化

本病初期,以标实为主,由痰气交阻于食管和胃,故吞咽之时哽噎不顺,噎塞难下,食入即吐。久则气郁化火,或痰郁生热,伤阴耗液,或气郁血滞,痰瘀蕴结,病由标实转为正虚为主,病情由轻转重。以至阴津日益枯槁,胃腑失其濡养,晚期不能输布津液,痰气郁结倍甚,多形成虚实夹杂之候。可导致后天之气败绝的危重衰竭之候。

【诊断要点】

1.临床特征

轻症患者主要为胸骨后不适,烧灼感或异物感,食物通过有滞留感或轻度梗阻感,咽部干燥或有紧缩感。重症患者见持续性、进行性吞咽困难,咽下梗阻即吐,吐出黏液或白色泡沫黏痰,严重时伴有胸骨后或背部肩胛区持续性钝痛,进行性消瘦。

2.病史

起病缓慢,常表现由噎至膈的病变过程,常有情志不畅,饮食不节,年老肾虚等病史,多发于中老年。

3.辅助检查

胃镜检查及组织活检,X线上消化道钡餐,食管脱落细胞检查,CT等检查有助诊断。

【鉴别诊断】

噎膈应与反胃、梅核气等病证进行鉴别。

1.反胃

二者都有食入即吐的症状。噎膈多系阴虚有热,主要表现为吞咽困难,梗塞不下,即食即吐,或徐徐吐出;反胃多系阳虚有寒,主要表现为食尚能入,但经久复出,朝食暮吐,暮食朝吐,无吞咽困难,梗阻症状,进食不困难。

2. 梅核气

二者都见咽中梗塞不舒的症状。噎膈多为痰、瘀阻滞食管,系有形之物瘀阻于食管,吞咽困难。梅核气则为痰气郁阻于咽喉,为无形之气,无吞咽困难及饮食不下的症状,即咽中有梗塞不舒的感觉,无食物哽噎不顺,或吞咽困难,食入即吐的症状。

【辨证论治】

(一)辨证要点

1. 辨明虚实

因忧思恼怒,饮食所伤,寒温失宜,而致气滞血瘀,痰浊内阻者为实;因热邪伤津,房劳伤肾,年老肾虚,而致津枯血燥,气虚阳微者属虚。新病多实,或实多虚少;久病多虚,或虚中夹实。吞咽困难,梗塞不顺,胸膈胀痛者多实;食管干涩,饮食不下,或食入即吐者多虚。然临证多为虚实夹杂之候,尤当详辨。

2. 分别标本

噎膈以正虚为本,夹有气滞、痰阻、血瘀等标实之证。初起以标实为主,既可见梗塞不舒、胸膈胀满、嗳气频作等气郁之证,又可见胸膈疼痛、痛如针刺、痛处不移等瘀血之候,以及胸膈满闷、泛吐痰涎等痰阻的表现。后期以正虚为主,出现形体消瘦、皮肤干枯、舌红少津等津亏血燥之候;或面色无华、形寒气短、面浮足肿等气虚阳微之证。临床辨证时应仔细辨明标本的轻重缓急。

(二)治疗原则

本病应权衡标本虚实,辨证论治。初起以标实为主,重在治标,理气、化痰、消瘀为法,并可少佐滋阴养血润燥之品;后期以正虚为主,重在扶正,滋阴养血、益气温阳为法,也可少佐理气、化痰、消瘀之药。但治标当顾护津液,不可过用辛散香燥之药;治本应保护胃气,不宜多用甘酸滋腻之品。存得一分津液,留得一分胃气,在噎膈的辨证论治过程中有着重要的意义。如《医宗必读·反胃噎塞》所说此证:"之所以疑难者,方欲健脾理痰,恐燥剂有妨于津液;方欲养血生津,恐润剂有碍于中州。"本病如确诊为食管癌者,手术治疗是主要的方法,早期诊断、早期手术可达到较好的效果。手术有困难或禁忌者,也可做放射治疗,或以化疗和放疗再结合中药进行治疗。

(三)分证论治

1. 痰气交阻

症候:咽食梗塞,胸膈痞满,甚则胸膈隐痛,情志舒畅时稍减轻,口干舌燥,或大便艰涩。舌质偏红,苔黄腻,脉弦滑。

症候分析:痰气交阻,闭塞胸膈,食管不利,则吞咽食物困难,胸膈痞满,甚则胸膈隐痛;遇情绪舒畅则病证稍可减轻者,此属气结初期之征;气结津液不能上承,且郁热伤津,故口燥舌干;津伤肠道失润,故大便艰涩;舌质偏红,脉弦滑,为痰气郁阻之象。本证主要病机为气郁痰阻,郁热伤津。以吞食梗塞,胸膈痞满,情绪舒畅稍减轻,苔腻脉弦滑为审证要点。

治法:开郁,化痰,润燥。

方药:启膈散加减。方中郁金、砂仁壳化痰理气以开郁;沙参、贝母、茯苓润燥化痰以散结;丹参治血养血,以防气滞导致血瘀;荷叶蒂、杵头糠化浊和胃以降逆。方中可加瓜蒌、陈皮以增加化痰力量。如津伤便秘,可配增液汤加白蜜以助生津润燥之力。若痰热郁结,可用小陷胸汤加味以清化痰热。

2. 津亏热结

症候:吞咽梗塞而痛,固体食物难入,汤水可下,形体逐渐消瘦,口干咽燥,大便干结,五心烦热。舌质红干,或带裂纹,脉弦细数。

症候分析:胃津亏耗,食管失于濡养,故吞咽时梗塞作痛,尤以进粗糙食物为甚;口干咽燥,大便干结,亦为胃肠津亏热结所致;如五心烦热,形体消瘦,则已由化源亏竭进而累及肝肾,肝肾阴血亏虚;舌质红干,或带裂纹,脉弦细数为津亏内热之象。本证主要病机为胃津亏耗,郁热内结,食管失润。以吞咽梗塞而痛,大便干结,五心烦热,舌干红,脉细数为审证要点。

治法:滋阴生津,清热散结。

方药:五汁安中饮加减。方中以梨汁、藕汁、牛乳养胃生津;生姜汁和胃降逆;韭菜汁活血化瘀。方中可加北沙参、石斛、生地、熟地等补胃肾之阴,以增加疗效。用法宜少量多次,频频顿服,不可操之过急。如肠中燥结,大便不通,可酌用大黄甘草汤,但宜中病即止,以免重伤津液。本证亦可用沙参麦冬汤加减,以滋养津液,和胃降逆。

3. 瘀血内阻

症候：胸膈疼痛，食不得下而复吐出，甚至水饮难下，大便坚如羊屎，或吐出物如赤豆汁，面色晦滞，形体更为消瘦，肌肤枯燥。舌红少津，或带青紫，脉细涩。

症候分析：瘀血内结，阻于食管，因而痛有定所，食入即吐，甚至水饮难下；由于病久，阴血更伤，肠失润泽，故大便干结，坚如羊屎；瘀热伤络，络伤渗血，则吐出物如赤豆汁；长期饮食不入，化源不足，必形体更为消瘦，肌肤枯燥，面色晦滞；舌红或带青紫，脉细涩为血亏瘀结之象。本证主要病机为瘀血内阻，阴血亏虚。以胸膈疼痛，食入即吐，甚至水饮难下，形体消瘦，脉细涩为审证要点。

治法：滋阴养血，破结行瘀。

方药：通幽汤加减。方中生地黄、熟地黄、当归滋阴养血；桃仁、红花破结行瘀；甘草和中调和诸药；升麻升清使药直达病所。甚者可加三七、乳香、没药、丹参、赤芍、五灵脂、蜣螂虫之类以祛瘀通络，贝母、瓜蒌以软坚化痰。

4. 气虚阳微

症候：长期饮食不下，面色㿠白，精神疲惫，形寒气短，泛吐清涎，面浮足肿，腹胀。舌淡苔白，脉细弱无力。

症候分析：噎膈日久，阴损及阳，导致脾肾阳气衰败，脾胃阳气衰微，饮食无以受纳和运化，津液输布无权，故长期饮食不下，泛吐清涎，精神疲惫。脾肾俱败，阳气无以化津，故面浮足肿，腹胀，面色㿠白，形寒气短。舌淡苔白，脉细弱属气微阳虚之象。本证主要病机为脾肾衰败，阳气衰微。以长期饮食不下，精神疲惫，面浮，足肿，腹胀为审证要点。

治法：温补脾肾。

方药：温脾用补气运脾汤加减，温肾用右归丸加减。前方中党参易人参，合黄芪、白术等补气益脾为主；半夏、茯苓、陈皮、生姜等和胃降逆化痰；大枣、甘草和胃调中。并可加入旋覆花、代赭石等以增强降逆止呕之力。后方以熟地、山萸肉、山药、当归、枸杞滋阴，又用鹿角胶、肉桂、附子、杜仲、菟丝子温肾阳，为阴中养阳法。噎膈至脾肾俱败，宜先进温脾益气之剂，以救后天生化之源，待能稍进饮食与药物后再以暖脾温肾之方，汤丸并进，或两方交替服用。

【转归预后】

本病的预后，与病情的发展有关。如病情始终停留在噎证阶段，只表现为吞咽之时哽噎不顺的痰气交阻证,不向膈证发展,一般预后尚好。若病情继续发展成膈,后期阴津枯槁,阴伤及阳,中气衰败,胃虚不能受纳,脾虚失其健运,后天之气败绝,预后极差。

【预防调护】

养成良好的饮食习惯,避免进烫食,进食不应太快,应细咀嚼慢咽,少食酸菜、泡菜等。忌食发霉食物,防止水污染,测定水中亚硝酸盐含量。加强营养,多食新鲜水果、蔬菜。及时治疗食管各种疾病,防止恶变。加强疾病的护理,患者进食后应少量饮水,减少食管内存积的内容物,预防食管黏膜损伤和水肿。饮食宜清淡,易消化,忌辛辣刺激性食品,戒烟酒。做好心理护理,克服悲观、紧张、恐惧情绪,树立信心和勇气,配合治疗。保持心情舒畅。

第五节 呃 逆

呃逆多因外邪、饮食、情志和病后体虚等导致胃失和降、气逆动膈,以气逆上冲,喉间呃呃连声,声短而频,令人不能自止为主要临床表现的病证。

关于本病证的名称,历代各有所异。《黄帝内经》称为"哕",元以前医书多称之为"哕逆""咳逆""吃逆",《丹溪心法》称为"呃"。自此之后称之为呃逆。

《黄帝内经》首先提出本病为中上二焦之病。如《素问·宣明五气》曰:"胃为气逆,为哕。"《灵枢·口问》说:"谷入于胃,胃气上注于肺,今有故寒气与新谷气俱还入于胃,新故相乱,真邪相攻,气并相逆于胃,而胃腑不受,复出于胃,故呃逆也。"阐发了产生呃逆的病位和肺胃有关。在治疗上,《黄帝内经》又记载了取嚏及转移病人注意力以达到止呃等简易方法,如《灵枢·杂病》云:"哕,以草刺鼻,嚏,嚏而已;无息,而立迎引之,立已;大惊之,亦可已。"至今对呃逆之轻者,仍有治疗价值。《金匮要略·呕吐哕下利病脉证治》把它分为三种类型;属于寒呃者,如经文曰:"干呕哕,若手足厥逆者,橘皮汤主之。"属于虚热者,如经文曰:"哕逆者,橘皮竹茹汤主之。"属于实热者,如经文曰:"哕而腹满,视其前后,知何部不利,立之愈。"这种分类和治法,为后世划分寒热虚实辨证施治奠定了基础。本病自唐末以来,有以咳逆为哕者,如唐朝孙思邈《备急千金要方·呕吐哕逆》篇总结了治呃逆的10个方剂,其中提出治疗"膈间有水痰"所导致的哕逆,宜用小半夏加茯苓汤消痰利水,首次提出痰呃证治。宋朝严用和在《重订严氏济生方·咳逆论治》中指出哕对某些病证还可以起到预视其疾病转归的作用，"大抵老人、虚人、久病人及妇人产后，有此证者，皆是病深之候，非佳兆也。"元朝朱丹溪《丹溪心法·咳逆》指出："咳逆为病，古谓之哕，近谓之呃，乃胃寒所生，寒气自逆而呃上。亦有热呃，亦有其他病发呃，视其有余不足治之。"因其立论简明，易于掌握，并为后世所崇。海藏、河间之说亦有以噫气为哕者，直至景岳，才有了明确的阐述，明朝张景岳《景岳全书·呃逆》篇说哕者呃逆也，非咳逆也，咳逆者咳嗽之甚也，非呃逆也；干呕者无物之吐即呕也，非哕也；噫者饱食之息即嗳气也，非咳逆也。后人但以此为鉴，则异说之疑可尽释矣。"

西医中的单纯性膈肌痉挛，或其他疾病如胃肠神经官能症、胃炎、胃扩张、胸腹腔肿瘤、肝硬化晚期、脑血管疾病、尿毒症，以及胸腹手术后等所引起的膈肌痉挛之呃逆，均可参照本节辨证论治。

【病因病机】

呃逆的病因多由饮食不当、情志不遂和体虚病后所致。胃失和降、气逆动膈是呃逆的主要病机。

(一)病因

1. 感受外邪

外感风寒之邪犯胃，或寒邪直中胃肠。可致寒遏胃阳，壅滞气机，胃失和降，气逆动膈冲喉而成呃逆。

2. 饮食不当

进食太快，过食生冷，或过服寒凉药物，中寒气凝，胃失和降，胃气动膈，导致呃逆。或过食辛热煎炒，醇酒厚味，或过用温补之剂，燥热内生，腑气不行，气逆动膈，发生呃逆。或暴饮暴食，食滞胃脘，积谷不化，皆可以使胃失和降而致胃气上逆，上逆之气动膈而致呃逆。

3. 情志不遂

恼怒伤肝，气机不利，横逆犯胃，逆气动膈；或肝郁克脾，脾运失职，痰浊内生，气郁痰阻；或忧思伤脾，运化失职，滋生痰浊；或素有痰饮内停，复因恼怒气逆，逆气夹痰浊上逆动膈，发生呃逆。

4. 体虚病后

素体虚弱，年高体虚，或大病久病，或吐下太过，虚损误攻，均可损伤中气，或胃阴耗伤,或脾胃阳虚均可导致胃失和降,发生呃逆。甚则病久及肾,肾气失于摄纳,冲气上乘,夹胃气上逆动膈,均可发生呃逆。

(二)病机

1. 基本病机

主要是胃失和降,胃气上逆动膈。

2. 病位

呃逆的病位在膈,病变的关键脏腑在胃,还与肝、脾、肺、肾诸脏腑有关。

3. 病理性质

病理性质有虚实之分,实证多为寒凝、火郁、气滞、痰阻,胃失和降,胃气上逆动膈;虚证多由脾肾阳虚,或胃阴耗损等正虚气逆所致。但亦有虚实夹杂并见者。

4. 病机转化

呃逆病机转化决定于病邪性质和正气强弱。寒邪为病者,主要是寒邪与阳气抗争,阳气不衰则寒邪易于疏散;反之,胃中寒冷,损伤阳气,日久可致脾胃虚寒之证。热邪为病者,如胃中积热或肝郁日久化火,易于损阴耗液而转化为胃阴亏虚。气郁、食滞、痰饮为病者,皆能伤及脾胃,转化为脾胃虚弱证。脾胃虚寒和胃阴不足者,可使正气亏虚日渐加重,反过来便易感邪,而成虚实夹杂之证。

【诊断要点】

1. 临床特征

呃逆以气逆上冲,喉间呃呃连声,声短而频,不能自止为主症,其呃声或高或低,或疏或密,间歇时间不定。常伴有胸膈痞闷,胃脘不适,情绪不安等症状。

2. 病史

多有受凉、饮食、情志不遂等诱发因素,以突然发病为多见,亦可迁延不愈为久病。或呃逆成年累月不愈者,但临床上较少见。

3. 辅助检查

单纯性膈肌痉挛无须做理化检查,胃肠钡剂 X 线透视及内镜检查或肝、肾功能及 B 超、CT 等检查有助于导致呃逆原发病的诊断。

【鉴别诊断】

呃逆应与干呕、嗳气等病证进行鉴别。

1. 干呕

二者同属胃气上逆的表现,干呕属于有声无物的呕吐,乃胃气上逆,冲咽而出,发出呕吐之声。呃逆则气从膈间上逆,气冲喉间,呃呃连声,声短而频,不能自止。

2. 嗳气

二者均为胃气上逆之候,嗳气乃胃气阻郁,气逆于上,冲咽而出,发出沉缓的嗳气声,常伴酸腐气味,食后多发,排出后胃中有舒服感,故张景岳称之为"饱食之息",与喉间气逆而发出的呃呃之声不难区分。

【辨证论治】

（一）辨证要点

1. 辨生理病理

呃逆一证在辨证时首先应分清是生理现象,还是病理反应。若一时性气逆而作呃逆,且无明显兼证者,属生理现象,无须治疗。若呃逆持续或反复发作,兼证明显,或出现在其他急慢性病证过程中,可视为呃逆病证,当辨证论治。若重病、久病后期或急危患者,其呃逆持续不断,声音低微,气不得续,饮食难进而脉沉细伏者,是胃气将绝,元气衰败之危候,预后多不良。

2. 辨虚实寒热

辨证当分清虚、实、寒、热。呃逆时断时续,气怯声低乏力,多属虚证;呃逆声高,气冲有力,连续发作多属实证;呃声沉缓有力,得寒则甚,得热则减,大便溏,多属寒证;呃声洪亮,冲逆而出,胃脘灼热,口臭烦渴而大便结,多属热证。

（二）治疗原则

呃逆一证,总由胃气上逆动膈而成,所以理气和胃、降逆止呃为基本治法。临证时要分清寒热虚实,分别施以祛寒、清热、补虚、泻实之法。并应在辨证的基础上辅以和胃降逆止呃之药,以利膈间之气。对于危重病证中出现的呃逆,治当大补元气,救护胃气。呃逆日久,久病入络,必有瘀血,其治可从瘀求之,可在辨证的基础上,佐以活血之药,常获良效。

（三）分证论治

1. 实证

（1）胃中寒冷

症候：呃声沉缓有力，胸膈及胃脘不舒，得热则减，遇寒更甚，纳食减少，喜食热饮，口淡不渴。舌苔白润，脉迟缓。

症候分析：寒邪阻遏，肺胃之气失降，故膈间及胃脘不适；胃气上冲喉间，故呃声沉缓有力；寒气遇热则易于消散，遇寒则更增邪势，所以得热则减，遇寒更甚；食少，口淡不渴。舌苔白润，脉象迟缓，均属胃中有寒之征象。本证主要病机为寒蕴中焦，胃阳被遏，胃气失降，上逆动膈。以呃声沉缓有力，得热则减，遇寒更甚为审证要点。

治法：温中散寒，降逆止呃。

方药：丁香散加减。方中丁香、柿蒂降逆止呃；高良姜温中散寒；炙甘草和中。若寒邪较重，脘腹胀痛者，加吴茱萸、肉桂、干姜温阳散寒降逆；若寒凝食滞，脘闷嗳腐者，加莱菔子、半夏、槟榔行气降逆导滞；若寒凝气滞，脘腹痞满者，加枳壳、厚朴、陈皮以行气消痞；若气逆较甚，呃逆频作者，加刀豆子、旋覆花、代赭石以理气降逆。还可辨证选用丁香柿蒂散等。

（2）饮食停滞

症候：声壮实有力，酸腐之味随呃而出，嗳腐吞酸，脘腹胀满，进食更甚，吐后则舒。苔厚腻，脉滑。

症候分析：食滞胃脘，食积化腐，胃失和降，故酸腐之味随呃而出，嗳腐吞酸，呃声壮实有力；食积胃脘，胃气壅滞，故脘腹胀满；食积胃脘，进食则胃气壅滞加剧，故进食更甚，吐后则胃气壅滞稍减，故吐后则舒；苔厚腻，脉滑均属饮食停滞之征。本证主要病机为饮食停滞，胃失和降，上逆动膈。以呃声壮实有力，进食更甚，吐后则舒为审证要点。

治法：消食导滞，降逆止呃。

方药：保和丸加减。方中山楂、神曲、炒莱菔子消食导滞，和胃降逆；陈皮、半夏、茯苓理气降逆，和胃止呃；连翘清积热。若因肉食而呃者，重用山楂；因米食而呃者，加谷芽；因面食而呃者，重用莱菔子；如大便秘结者，加大黄、厚朴、槟榔以通便导滞；食滞化热，苔黄厚腻者，加连翘、黄连、黄芩以清热，且可重用黄连；食积而脾虚者，加白术、党参、鸡内金以健脾等。

（3）胃火上逆

症候：呃声洪亮有力，冲逆而出，口臭烦渴，多喜冷饮，大便秘结，小便短赤。苔黄燥，脉滑数。

症候分析：多因嗜食辛辣及醇酒，或过用温补之剂，胃肠蕴积实热。胃火上冲，故呃声洪亮；胃热伤津，肠间燥结，故口臭烦渴，喜冷饮，大便秘结，小便短赤。舌苔黄燥，脉滑数为胃热内盛之象。本证主要病机为阳明热盛，胃火上冲动膈。以呃声洪亮有力，口渴喜冷饮，便秘尿赤，苔黄为审证要点。

治法：清胃泄热，降逆止呃。

方药：竹叶石膏汤加减。方中竹叶、生石膏清泻胃火；方中人参可易沙参，并与麦冬养胃生津；半夏和胃降逆；粳米、甘草调养胃气。方中可加竹茹、柿蒂以增降逆止呃之力。若腑气不通，痞满便秘者，可合用小承气汤通腑泄热，使腑气通，胃气降，呃自止，此乃釜底抽薪，上病下取之法。

（4）气机郁滞

症候：呃逆连声，常因情志不畅而诱发或加重，胸胁满闷，脘腹胀满，嗳气纳减，肠鸣矢气。苔薄白，脉弦。

症候分析：情志抑郁，肝气犯胃，胃气上冲，则呃逆连声；病由情志而发，故常因情志不畅而诱发或加重；肝居胁下，循两胁上行，气逆于胸，故胸胁满闷；肝郁克脾，脾运失司，则纳减；脘乃胃之所属，肝胃不和，故脘腹胀满；肝气犯胃，胃失和降，上逆则发嗳气；气多流窜，下趋肠道，则肠鸣矢气。苔薄白，脉弦，为气机郁滞之象。本证主要病机为肝气郁滞，横逆犯胃，胃失和降，胃气上逆动膈。以呃逆连声，胸胁脘腹胀满，常因情志不畅而诱发或加重，脉弦为审证要点。

治法：顺气解郁，和胃降逆。

方药：五磨饮子加减。方中木香、乌药解郁顺气；枳壳、沉香、槟榔宽中降气。方中可加丁香、代赭石降逆止呃。肝郁明显者，加川楝子、郁金疏肝解郁；若心烦口苦，气郁化热者，加栀子、黄连泄肝和胃；若气逆痰阻，头目昏眩时有恶心，苔薄腻，脉弦滑，可用旋覆代赭汤加陈皮、茯苓以顺气降逆，化痰和胃；若气滞日久成瘀，瘀血内结，胸胁刺痛，久呃不止者，可用血府逐瘀汤加减，活血化瘀。

（5）痰饮内阻

症候：呃逆连声而作，多因饮冷而发，脘闷不舒，恶心欲呕，头昏目眩。舌苔白腻，脉弦滑。

症候分析：痰饮内阻，胃失和降，气机上逆，故呃逆连声而作，恶心欲呕；中焦阻滞,气机不畅,故脘闷不舒;痰饮内阻,清阳不升,故头昏目眩;饮为阴邪,若饮冷则痰饮更甚,故多因饮冷而发。舌苔白腻,脉弦滑为痰饮内阻之象。本证主要病机为痰饮内阻,中焦气机不利,胃失和降,气逆动膈。以饮冷而起,呃逆连声,恶心欲呕,舌苔白腻为审证要点。

治法:降逆化痰,和胃止呃。

方药:旋覆代赭汤加减。方中旋覆花下气降逆消痰;代赭石质重,平肝胃之逆气,下坠痰涎;半夏、生姜和胃化痰;人参、甘草、大枣补益脾胃。痰甚者,加竹沥;脾虚者,加茯苓、白术健脾利湿;若胃脘痞满气滞甚者加厚朴、枳实、丁香、柿蒂行气宽中降逆。

2.虚证

(1)脾胃阳虚

症候:呃声低弱无力,气不得续,泛吐清水,脘腹不舒,喜温喜按,面色苍白,手足不温,食少乏力,大便溏薄。舌质淡,苔薄白,脉细弱。

症候分析:脾胃职司受纳运化,能升清降浊。如脾胃虚弱,虚气上逆,故呃声低弱无力,气不得续,脘腹不舒,食少乏力,泛吐清水;甚者生化之源不足,可见面色苍白。阳气不布,则手足不温;脾虚不运,则大便溏薄。舌质淡,苔薄白,脉细弱为脾胃阳虚之征。本证主要病机为脾胃阳虚,胃失和降,虚气上逆。以呃声低弱无力,脘腹喜温喜按,手足不温为审证要点。

治法:温补脾胃,和中降逆。

方药:理中丸加味。方中人参、白术、甘草甘温益气;干姜温中散寒。方中常加吴茱萸、丁香、柿蒂、白蔻仁、刀豆子温胃平呃。若嗳腐吞酸,夹有食滞者,可加神曲、麦芽消食导滞;若脘腹胀满,脾虚气滞者,可加半夏、陈皮理气化浊;若呃声难续,气短乏力,中气大亏者,可加黄芪、党参补益中气,或合用补中益气汤以升提中气;若病久及肾,肾阳亏虚,形寒肢冷,腰膝酸软,呃声难续者,为肾失摄纳,可加肉桂、紫石英、补骨脂、山萸肉补肾纳气,或合用金匮肾气丸以温肾纳气。

(2)胃阴不足

症候:呃声短促而不得续,口干咽燥,心烦不安,不思饮食,大便干结。舌质红,苔少而干或有裂纹,脉细数。

症候分析:由于热病耗伤胃阴,胃失濡润,难以和降,故呃声短促;气逆无力,则不连续发作;虚热内扰,液耗津伤,故口干咽燥,心烦不安;胃虚不纳,则不思饮食;舌红,苔少而干或有裂纹,脉细数为胃阴不足之象。本证主要病机为胃阴不足,胃失润降,气虚上逆。以呃声短促不得续,口干咽燥。舌红少苔或有裂纹,脉细数为审证要点。

治法:养胃生津,降逆止呃。

方药:益胃汤加味。方中北沙参、麦冬、玉竹、生地甘寒生津,滋养胃阴;冰糖味甘,取甘宁津还之意。方中可加陈皮、竹茹、枇杷叶、柿蒂和胃降气,降逆止呃。若咽喉不利,阴虚火旺,胃火上炎者,可加石斛、芦根以养阴清热;若胃气大虚,不思饮食,可合橘皮竹茹汤以益气和中;若神疲乏力,气阴两虚者,可加党参或西洋参、山药以益气生津。

【转归预后】

呃逆之证,轻重预后差别较大。如属单纯性呃逆,偶然发作,大都轻浅,预后良好;若出现在急、慢性疾病过程中,病情多较重;如见于重病后期,正气甚虚,呃逆不止,呃声低微,气不得续,饮食不进,脉沉细伏者,多属胃气将绝,元气欲脱的危候,预后不良。

【预防调护】

平时应保持精神舒畅,避免暴怒、悲忧等不良情志刺激。注意冷热适宜,避免外邪侵袭。饮食宜清淡,忌食生冷、辛辣、肥腻之品,避免暴饮暴食,饥饱失常,发作时应进食易消化食物。

第六节　腹　痛

腹痛是指因感受外邪,饮食积滞,情志失调或劳倦内伤引起腹部气血运行受阻而导致,临床以胃脘以下,耻骨毛际以上的部位发生疼痛为主症的病证。腹痛在临床上极为常见,可出现在多种疾病中,本篇主要讨论内科常见的腹痛,外科、妇科疾病以及痢疾、霍乱、积聚等所引起的腹痛,可参考有关书籍或章节。

腹痛之名,首见于《黄帝内经》。病名在古代医学文献中有"脐腹痛""小腹痛""少腹痛""环脐而痛""绕脐痛""少腹急结""少腹里急""少腹弦急""当脐痛"等称谓。《素问·举痛论》云:"寒气客于肠胃之间,膜原之下,血不得散,小络急引,故痛。"又云:"寒气客于肠胃,厥逆上出,故痛而呕也","寒气客于小肠,故后泄腹痛矣"。说明了腹痛的致病因素是寒邪,病位在肠胃。也提出腹痛的发生与大小肠、膀胱等脏腑有关。张仲景《金匮要略》对腹痛的辨证治疗有了进一步认识,并根据不同病因拟定了附子粳米汤、厚朴三物汤等方剂治疗。《诸病源候论·腹痛病诸候》对腹痛病机论述更为详尽,指出:"腹痛者,因腹藏虚,寒冷之气,客于肠胃膜原之间,结聚不散,正气与邪气交争故痛。"《景岳全书·心腹痛》记载了寒滞、血积、食滞、下虚、火邪、热郁、虫痛、痰饮等各种腹痛病因,并列举了治法方药。《医林改错》以瘀血立论,王清任用少腹逐瘀汤治少腹血瘀之腹痛,唐容川《血证论》用小柴胡汤加香附、姜黄、桃仁、大黄治疗腹痛,为近代医者治疗诸痛开辟了新的途径,并提供了丰富的治疗经验。

腹痛是一个以症状为病名的疾病。腹痛也可以作为一个症状,见于许多内科杂病之中。西医学中肠激惹综合征、消化不良、胃肠痉挛、不完全性肠梗阻、肠粘连、肠系膜和腹膜病变、泌尿系结石、急慢性胰腺炎、肠道寄生虫、急性肠系膜淋巴结炎、结核性腹膜炎、腹型过敏性紫癜、腹型癫痫等,以腹痛为主要表现者,均可参照本节辨证治疗。

【病因病机】

外感时邪、饮食所伤、情志失调及阳气素虚等,均可导致气机阻滞,脉络痹阻或经脉失养而发生腹痛。

(一)病因

1. 外感时邪

外感风、寒、暑、热、湿邪侵入腹中,均可引起腹痛。伤于风寒则寒凝气滞,经脉受阻,不通则痛;若伤于暑热,或寒邪不解,郁而化热,或湿热壅滞,可导致气机阻滞,腑气不通则腹痛。

2. 饮食所伤

暴饮暴食,伤及脾胃,饮食停滞;恣食肥甘厚腻或辛辣,酿成湿热,内蕴胃肠;或恣食生冷,遏阻脾阳,均可导致脾胃纳运升降失常,腑气通降不利而发生腹痛。其他如饮食不洁,肠虫滋生,阻于肠间,腑气不通则痛。《脉因症治》云:"饮食不节,或饥饱损伤,或饱时强食,成气食相凝,或临卧多食,皆成腹痛之症也。"

3. 情志失调

抑郁恼怒,则肝失条达,气机不畅,气机阻滞而作痛;若气滞日久,血行不畅,则瘀血内生,导致气滞血瘀,不通而痛;忧思伤脾,或肝郁克脾,肝脾不和,气机不利而发生腹痛。《脉因症治》云："气结腹痛之因,怒则气逆,思则气结,若人忧怨思虑,恼怒悲哀,皆能郁结成病,或气食相凝,用力劳动,起居不慎,则气亦伤结而痛作矣。"《血证论》云："瘀血在中焦,则腹痛胁痛,瘀血在下焦,则季肋、少腹胀满刺痛,大便色黑。"

4. 阳气素虚

由于脾阳素虚,健运失职,寒湿内生;或因脾运失职,气血化源不足,导致气血亏虚,脏腑失于温养;或老年病久等导致肾阳虚衰,脏腑失于温煦,脏腑虚寒,阴寒内生,脏腑气机不利而至腹痛。《诸病源候论·久腹痛》曰："久腹痛者,脏腑虚而有寒,客于腹内,连滞不歇,发作有时。"说明阳气素虚,脏腑虚寒,其腹痛久延不愈,病程缠绵。

此外,跌仆损伤,脉络瘀阻,或腹部手术后,血络受损,也可形成腹中瘀血,气机升降不利,不通则痛。

(二) 病机

1. 基本病机

腹痛的基本病机,仍离不开"不通则痛"和"不荣则痛"。因外感时邪、饮食所伤、情志失调或跌仆损伤、腹部手术后所致者,多为脏腑气机不利,气血运行不畅的"不通则痛";而由阳气素虚所致者,则为脏腑经脉失于温养的"不荣则痛"。

2. 病位

腹中有肝、胆、脾、胃、肾、大小肠、膀胱等脏腑,又是足三阴、足少阳、手足阳明、冲、任、带等经脉循行之处,若相关脏腑功能失调,使气血郁滞,脉络痹阻,或脏腑失于温煦濡养均可导致腹痛。

3. 病理性质

不外虚、实两端。概而言之,实为邪气郁滞,经络气血运行不畅所致;虚为阳气虚弱,脏腑经脉失于温养引起。

4. 病机转化

一是虚实转化,如实证日久,或失治误治,可转为虚证;或因虚致实,如脾虚不运,再伤饮食而致虚中夹实证。二是寒热转化,如寒郁化热,或热痛日久,伤阴及阳,可转为寒热错杂证。三是气血转化,如气滞日久,则血行不畅,而成瘀血内阻;或瘀血影响气机而致气滞血瘀。在转化过程中,可见寒热错杂、虚实夹杂、气滞血瘀。

【诊断要点】

1. 临床特征

凡以胃脘以下、耻骨毛际以上部位的疼痛为主要表现的，均属腹痛范畴。其疼痛性质各异，包括冷痛、灼痛、隐痛、胀痛、刺痛等。又因病因和涉及脏腑不同，临床表现有别。若涉及肠腑，可伴有腹泻或便秘；膀胱湿热可见腹痛牵引前阴，小便淋沥，尿道灼痛；蛔虫作痛多伴嘈杂吐涎，时作时止；瘀血腹痛多有外伤或手术史；少阳表里同病腹痛可见痛连腰背，伴恶寒发热，恶心呕吐。

2. 病史

腹痛发病可无特殊病史，急性发作；也可为慢性腹痛急性发作。其痛发或加剧，常与饮食、情志、受凉等因素有关。

3. 辅助检查

血常规，血、尿淀粉酶检查，胃肠道压力测定，电子胃镜，肠镜，腹腔镜，消化道钡餐，B 超，腹部 X 线（全消化道钡餐，腹部平片、腹部透视等），腹部 CT 等有助诊断和鉴别诊断。

【鉴别诊断】

腹痛应与胃痛、其他内科疾病中的腹痛症状及外科、妇科腹痛等进行鉴别。

1. 胃痛

胃处腹中，与肠相连，腹痛常伴有胃痛的症状，胃痛也可伴腹痛的症状，常需鉴别。胃痛部位在心下胃脘之处，常伴有恶心、嗳气等胃病常见症状，腹痛部位在胃脘以下，多伴有泄泻、便秘等肠病证状。若胃肠同病须辨别主次。

2. 其他内科疾病中的腹痛症状

许多内科疾病常见腹痛的表现，但均以基本病特征为主，此时的腹痛，只是该病的症状。如痢疾之腹痛，伴有里急后重，下痢赤白脓血；积聚之腹痛，以腹中包块为特征。而腹痛病证，当以腹部疼痛为主要表现。

3. 外科妇科腹痛

内科腹痛常先发热后腹痛，疼痛一般不剧，痛无定处，压痛不明显。外科腹痛多先腹痛后有发热,疼痛剧烈,痛有定处,压痛明显,可见腹痛拒按,腹肌紧张等。妇科腹痛多在小腹,与经带胎产有关。如痛经、先兆流产、宫外孕、输卵管破裂等,应及时进行妇科检查,以明确诊断。

【辨证论治】

(一)审证要点

1. 辨急缓

突然发病,腹痛较剧,伴随症状明显者,多因外感时邪、饮食不节、蛔虫内扰等引起,属急性腹痛;发病缓慢,病程迁延,腹痛绵绵,痛势不甚,多由内伤情志、脏腑虚弱、气血不足所致,属慢性腹痛。

2. 辨部位

大腹疼痛,多为脾胃、大肠、小肠受病;脐腹疼痛,多为虫积;胁腹、少腹疼痛,多为厥阴肝经受病;小腹疼痛,多为膀胱病变。

3. 辨性质

饱食则痛,腹痛拒按属实;饥饿则痛,腹痛喜按,属虚;得热痛减为寒,得寒痛减为热;气滞腹部胀痛,痛无定处;血瘀腹部刺痛,固定不移;伤食腹痛则多因饮食太过或食积不化,嗳气频作,痛甚欲便,便后痛减。

(二)治疗原则

腹痛的基本病机为"不通则痛",因而治疗腹痛以"通"为主法,应根据辨证的虚实寒热,在气在血,确立相应治法。在通法的基础上,结合审证求因,标本兼治之原则。实则泻之,虚则补之,热者寒之,寒者热之,滞者通之,瘀者散之。属实证者,重在祛邪疏导。若虚证,应温中补虚,益气养血,不可滥施攻下,对于久痛入络绵绵不愈之腹痛,可采取温煦、活血、通络之法。

(三)分证论治

1. 寒凝腹痛

症候:腹痛急暴,得温则减,遇冷痛甚,畏寒,手足不温,口淡不渴,小便清利,或见大便溏薄。舌苔白腻,脉沉紧。

症候分析:寒为阴邪,其性收引,寒邪入侵,阳气不运,则畏寒、手足不温;气血被阻,故腹痛暴急;得温则寒散而痛减,遇冷则寒凝而痛甚;如中阳未伤,运化正常,则大便尚可;若中阳不足,运化无权,则大便溏薄;阴津未伤,故口淡不渴,小便清利;舌苔白,脉沉紧为里寒之象。本证主要病机为寒邪内结,气机凝滞。以腹痛急暴,遇寒痛甚,得温痛减为审证要点。

治法:散寒温里,理气止痛。

方药:良附丸合正气天香散加减。前方温里散寒,后方理气温中。方中高良姜、干姜、紫苏温中散寒,乌药、香附、陈皮理气止痛。如脐中痛不可忍,喜按喜温,手足厥逆,脉微欲绝者,为肾阳不足,寒邪内侵,宜通脉四逆汤以温通肾阳;如少腹拘急冷痛,苔白,脉沉紧,为下焦受寒,厥阴之气失于疏泄,宜暖肝煎以温肝散寒;如腹中冷痛,手足逆冷,而又身体疼痛,为内外皆寒,宜乌头桂枝汤以散内外之寒;如腹中雷鸣且痛,胸胁逆满,呕吐,为寒邪上逆,宜附子粳米汤以温中降逆。

2. 热结腹痛

症候:腹胀痛拒按,胸脘痞闷,大便多秘结或溏滞不爽,烦渴引饮,自汗,小便短赤。舌苔黄腻,脉象濡数。

症候分析:湿热内结,气机壅滞,腑气不通,不通则痛,故腹胀痛拒按,胸脘痞闷;热邪耗伤津液,胃肠传导功能失常,故大便多秘结,或溏滞不爽,烦渴引饮;热迫津液外泄,故自汗,尿赤;苔黄、脉数均为实热之象。本证主要病机为热结胃肠,腑气不通。以腹胀痛拒按,胸脘痞闷,大便秘结为审证要点。

治法:泄热通腑,行气导滞。

方药:大承气汤加减。方用大黄苦寒泄热攻下;芒硝咸寒润燥,软坚破结;佐以厚朴、枳实破气导滞。如燥结不甚而湿热重者,可去芒硝,加黄芩、山栀等;如腹痛引及两胁者,可加柴胡、郁金。

3. 虚寒腹痛

症候:腹痛绵绵,时作时止,喜热恶冷,痛时喜按,饥饿劳累后更甚,得食或休息后稍减,大便溏薄,兼有神疲,气短,怯寒等证。舌淡苔白,脉象沉细。

症候分析:由于素体中阳虚馁,或久病阳气不足,至中虚脏寒,经脉失温养,故腹痛绵绵;病属正虚,而非邪实,故时作时止;遇热得食或休息,则助正以胜邪,故腹痛稍减;遇冷逢饥或劳累,则伤正以助邪,故腹痛更甚;脾阳不振,运化无权,故见大便溏薄;中阳不足,卫阳不固,故有神疲,气短,怯寒等证;舌淡,苔白,脉象沉细,皆为虚寒之象。本证主要病机为中阳虚弱,脉络失于温养。以腹痛绵绵喜按,便溏,怯寒,得食痛减为审证要点。

治法:温中补虚,缓急止痛。

方药:小建中汤加减。方用桂枝配饴糖,生姜配大枣,温中补虚;白芍配甘草,和里缓急。如见神倦少气,或大便虽软而艰难者,为气虚无力,可加炙黄芪以补气;若虚寒腹痛见证较重,呕吐肢冷脉微者,用大建中汤以温中散寒;若腹痛自利,肢冷脉沉迟者,则属脾肾阳虚,用附子理中汤以温补脾肾。

4.气滞腹痛

症候:腹痛胀闷,痛无定处,攻窜两胁,时聚时散,得嗳气或矢气则舒,遇忧思恼怒则剧。舌苔薄白,脉弦。

症候分析:气机郁滞不畅,故腹痛胀闷;气属无形之邪,痛无定处,攻窜两胁,时聚时散;嗳气或矢气后则气机稍得通畅,故得嗳气或矢气后则舒;遇忧思恼怒气郁更甚,故胀痛加剧;舌苔薄白,脉弦均为肝气郁滞之象。本证主要病机为肝失条达,气机郁滞。以腹痛胀闷,痛无定处,攻窜两胁为审证要点。

治法:疏肝解郁,理气止痛。

方药:柴胡疏肝散加减。方中柴胡、枳壳、香附、陈皮疏肝理气;白芍、炙甘草缓急止痛;川芎行气活血。若气滞较重,胸胁胀痛者,加川楝子、郁金;若痛引少腹、睾丸者,加橘核、荔枝核、川楝子;若腹痛肠鸣,气滞腹泻者,可用痛泻要方;若少腹绞痛,阴囊寒疝痛,可用天台乌药散;肝郁日久化热者,加丹皮、山栀子、川楝子清肝泄热。

5.食滞腹痛

症候:脘腹胀满疼痛,拒按,恶食,嗳腐吞酸,或痛而欲泻,泻后痛减,或大便秘结。舌苔腻,脉滑实。

症候分析:宿食停滞肠胃,邪属有形,故脘腹胀痛而拒按;宿食不化,浊气上逆,故恶食而嗳腐吞酸;食滞中阻,升降失司,运化无权,故腹痛而泻;泻则积食减邪消,故泻后痛减;宿食燥结,腑气不行,故大便秘结;舌苔腻,脉滑实,均属食积之证。本证主要病机为宿食停滞,肠胃壅塞,传导失司。以脘腹胀满疼痛,拒按,恶食嗳腐吞酸为审证要点。

治法:消食导滞,理气止痛。

方药:枳实导滞丸加减。方中大黄、枳实、神曲以消食导滞;黄芩、黄连、泽泻以清热化湿;白术、茯苓以健运脾胃。方中可加莱菔子、槟榔以助消食理气之力。若食滞较轻,可用保和丸消食导滞。

6.血瘀腹痛

症候:脘腹疼痛,且痛势较剧,痛处不移,痛如针刺。舌质紫暗或有瘀斑,脉涩。

症候分析:气滞日久导致血瘀,因血属有形之邪,故脘腹疼痛,痛势较剧,痛处不移,痛如针刺。舌紫暗或瘀斑,脉涩,均为瘀血之象。本证主要病机为气滞日久,瘀血停着。以腹痛如刺,痛处不移伴舌脉瘀象为审证要点。

治法:活血化瘀,和络止痛。

方药:少腹逐瘀汤加减。方中当归、川芎、赤芍以养血活血;生蒲黄、五灵脂、没药、延胡索以化瘀止痛;肉桂、干姜、小茴香以温经止痛。如属腹部手术后作痛者,可加泽兰、红花以散瘀破血;如属跌仆创伤后作痛者,可加落得打、王不留行或另吞三七粉、云南白药等以行血破瘀。

【转归预后】

若急性暴痛,治不及时,或治不得当,气血逆乱,可致厥脱之证;若湿热蕴结肠胃,或术后气滞血瘀,可造成腑气不通;气滞血瘀日久,可变生积聚。

【预防调护】

腹痛与饮食关系最为密切,平素宜饮食有节,忌暴饮暴食,忌食生冷,不洁之食物,少食过于辛辣、肥腻之品。要养成良好的饮食习惯,饭前洗手,细嚼慢咽,饭后不宜立即参加体育活动。腹痛患者宜解除思想顾虑,疼痛剧烈者卧床休息,进食易消化,有营养食物。虚寒者宜进热食;热证宜进温食;食积腹痛者宜暂禁食或少食。注意患者的面色,腹痛部位、性质、程度、时间、腹诊情况,二便及其伴随症状,并须观察腹痛与情绪,饮食寒温等因素的关系。患者有腹痛剧烈,拒按,冷汗淋漓,四肢不温,呕吐不止等症状,应警惕出现厥脱证,需立即处理,以免贻误病情。

第七节　泄　泻

泄泻是指以排便次数增多,粪便稀溏或完谷不化,甚至泻出如水样为主症的病证。多由脾胃运化功能失职,湿邪内盛所致。泄指大便溏薄,时作时止,病势较缓;泻指大便直下,如水倾注,清稀如水而势急。但临床所见,难以截然分开,现一般统称泄泻。

本病首载于《黄帝内经》,《素问·气交变大论》中有"鹜溏""飧泄""注下"等病名,并对其病因病机等有较全面的论述。如《素问·举痛论》曰:"寒气客于小肠,小肠不得成聚,故后泄腹痛矣。"《素问·至真要大论》曰:"暴注下迫,皆属于热。"《素问·阴阳应象大论》有:"湿盛则濡泄","春伤于风,夏生飧泄",指出风、寒、湿、热皆可致泻,并有长夏多发的特点。同时《黄帝内经》中指出了泄泻的病变部位,如《素问·脉要精微论》曰:"胃脉实则胀,虚则泄。"为后世认识本病奠定了基础。《难经·五十七难》谓:"泄凡有五,其名不同:有胃泄,有脾泄,有大肠泄,有小肠泄,有大瘕泄。"从脏腑辨证角度提出了五泄的病名。张仲景在《金匮要略·呕吐哕下利病脉证治》中将泄泻与痢疾统称为下利,至隋朝《诸病源候论》始明确将泄泻与痢疾分述之,宋朝以后才统称为泄泻。之后明朝《景岳全书·泄泻》云:"凡泄泻之病,多由水谷不分,故以利水为上策。"提出分利之法治疗泄泻的原则。李中梓则在《医宗必读·泄泻》提出了著名的治泻九法,即:淡渗、升提、清凉、疏利、甘缓、酸收、燥脾、温肾、固涩治泻九法,在治疗上有了长足的发展。清朝医家对泄泻的论著颇多,认识日趋完善,在病因上强调湿邪致泻,病机上重视肝、脾、肾的重要作用。如叶天士在《临证指南医案·泄泻》中提出久患泄泻,"阳明胃土已虚,厥阴肝风振动"。故以甘养胃,以酸制肝,创泻木安土法。

西医学中的急性肠炎、炎症性肠病、腹泻型肠易激综合征、吸收不良综合征、肠道肿瘤、肠结核等,或其他脏器病变影响消化吸收功能以泄泻为主症者,均可参照本节辨证论治。

【病因病机】

泄泻的病因,有感受外邪,饮食所伤,情志失调,禀赋不足及体虚久病等,主要病机是脾胃受损,湿困脾土,脾胃运化失司,肠道分清泌浊、传导功能失司。

(一)病因

1. 感受外邪

外感寒湿暑热之邪均可引起泄泻,其中以感受湿邪最为多见。脾喜燥恶湿,外湿之邪易困脾土,影响脾之运化,水谷相杂而下,引起泄泻。寒邪和暑热之邪,除了侵袭皮毛肺卫之外,亦能伤及脾胃,使脾胃升降失司;同时,亦能夹湿邪为患,直接损伤脾胃,导致运化失常,清浊不分,引起泄泻。《杂病源流犀烛·泄泻源流》曰:"是泄虽有风寒热虚之不同,要未有不原于湿者也。"

2. 饮食所伤

饮食过量,停滞不化;或恣食肥甘辛辣,致湿热内蕴;或恣啖生冷,寒邪伤中;或误食不洁食物,脾胃受伤,均可导致脾胃运化失职,升降失调,清浊不分,发生泄泻。

3. 情志失调

忧郁恼怒,精神紧张,易致肝气郁结,木郁不达,横逆犯脾;忧思伤脾,土虚木乘,均可使脾失健运,而成本病。《景岳全书·泄泻》曰:"凡遇怒气便作泄泻者,必先以怒时夹食,致伤脾胃。"

4. 脾胃虚弱

久病失治,脾胃受损;或饮食失调,劳倦内伤,均可导致脾胃虚弱,中阳不健,运化无权,水谷糟粕混杂而下,遂成泄泻。《景岳全书·泄泻》曰:"泄泻之本,无不由于脾胃。"

5. 肾阳虚衰

先天不足,禀赋虚弱,或年老体虚,阳气不足,命门火衰,或素体脾胃阳虚,久病之后,肾阳损伤,不能温煦脾土,以致运化失职,升降失常,而为泄泻。

(二)病机

1. 基本病机

脾胃受损,湿困脾土,传导失司是导致泄泻的基本病机,而脾虚湿盛是关键。

2. 病位

泄泻的主要病位在脾胃和大小肠,与肝肾关系密切。因脾胃运化失职,小肠受盛及大肠传导功能失常,则水反为湿,谷反为滞,即可发生泄泻。又因肝主疏泄,调节脾运,肝郁乘脾,脾运失职,湿浊内生而致泄泻。肾主命门之火,助脾腐熟水谷;肾阳亏虚,不能助脾,易致泄泻。

3. 病理性质

泄泻性质有虚实之分。暴泻多由寒湿、湿热阻滞胃肠,困遏脾气,或宿食阻滞中焦,脾不运化水谷,清浊不分而致,病属实证;久泻多由脾虚生湿,运化无权,或肾阳不足,命门火衰,火不暖土,水谷不能腐熟所致,病属虚证。若由他脏之病及脾,如肝气乘脾导致泄泻,一般属本虚标实之证。

4. 病机转化

因湿盛可以困遏脾运,脾虚又能生湿,其虚实之间可以相互兼夹转化。如急性泄泻失治或误治,可迁延日久,由实转虚,转为久泻;久泻若复受湿、食所伤,亦可急性发作,表现为虚中夹实病候。另外,泄泻日久,可由脾及肾,导致脾肾阳虚等。

【诊断要点】

1. 临床特征

以大便粪质稀溏为诊断的主要依据,或完谷不化,或粪质清稀,甚则如水样,大便次数增多,每日三五次以至十余次。常兼有腹胀、腹痛、肠鸣、纳呆等症状。

2. 病史

起病或急或缓。暴泻者多有暴饮暴食或误食不洁之物的病史。迁延日久,时发时止者,常由外邪、饮食及情志等因素诱发。

3. 辅助检查

大便常规检查或大便细菌培养,必要时可行肠道内镜检查、结肠钡剂灌肠及全消化道钡餐检查、腹部 B 超或 CT 检查有助于诊断。此外,一些全身性疾病如甲亢、糖尿病、慢性肾功能不全等也可引起腹泻,可进行相关检查有助于明确诊断。

【鉴别诊断】

泄泻应与痢疾、霍乱等病证进行鉴别。

1. 痢疾

两者均为大便次数增多、粪质稀薄的病证。泄泻以大便次数增加,粪质稀溏,甚则如水样,或完谷不化为主症,大便不夹脓血,也无里急后重,或腹痛与肠鸣腹胀同时出现,便后痛减;而痢疾以腹痛、里急后重、便下赤白脓血为主症,腹痛与里急后重同时出现,便后疼痛不减。

2. 霍乱

霍乱是一种上吐下泻并作的病证,发病特点是来势急骤,变化迅速,病情凶险,起病时先突然腹痛,继则吐泻交作,亦有少数患者不见腹痛而专为吐泻者。所吐之物均为未消化之食物,气味酸腐热臭;所泻之物多为夹有大便的黄色粪水,或如米泔而不甚臭秽,常伴恶寒、发热。部分患者在吐泻之后,津液耗伤,迅速消瘦,或发生转筋,腹中绞痛。若吐泻剧烈,可致面色苍白,目眶凹陷,汗出肢冷等津竭阳亡之危候。而泄泻以大便稀溏,次数增多为特征,一般预后良好。

【辨证论治】

（一）辨证要点

1. 辨暴泻与久泻

暴泻者起病较急,病程较短,便次较频,多属实证;久泻起病较缓,病程较长,常反复发作,或时作时止,多属虚证。

2. 暴泻辨寒热食滞

粪质清稀如水,腹痛喜温,完谷不化,多属寒证;粪便黄褐,味臭较重,泻下急迫,肛门灼热,多属湿热证;腹痛肠鸣,大便臭如败卵,泻后痛减,多为伤食之证。

3. 久泻辨脏腑虚实

久泻迁延不愈,倦怠乏力,稍有饮食不当,或劳倦过度即复发,多以脾虚为主;泄泻反复不愈,每因情志不遂而复发,多为虚实夹杂之肝脾不调;五更泄泻,完谷不化,腰酸肢冷,多为肾阳不足。

（二）治疗原则

泄泻的基本病机为脾虚湿盛,故其治疗原则为健脾化湿。暴泻多以湿盛为主,重在化湿,佐以分利,再根据寒湿、湿热与暑湿的不同,分别采用温化寒湿、清化湿热和清暑祛湿之法。夹有表邪者,佐以疏解;夹有暑邪者,佐以清暑;兼有伤食者,佐以消导。久泻以脾虚为主,当以健脾为要。因肝气乘脾者,宜抑肝扶脾。因肾阳虚衰者,宜温肾健脾;中气下陷者,治宜升提。久泻不止者,宜佐固涩。暴泻不可骤用补涩,以免关门留寇;久泻不可分利太过,以防劫其阴液。若病情寒热错杂,或虚实并见者,当温清并用,虚实兼顾。

（三）分证论治

1. 暴泻

（1）寒湿内盛

症候:泄泻清稀,甚则如水样,纳呆脘闷,腹痛肠鸣,或兼恶寒发热,鼻塞头痛,肢体酸痛。舌苔白或白腻,脉濡缓。

症候分析:外感寒湿之邪,侵袭肠胃,或内伤生冷瓜果,脾失健运,升降失调,水谷不化,清浊不分,肠腑传导失司,故大便清稀,甚则如水样。寒湿内盛,肠胃气机受阻,则腹痛肠鸣;寒湿困脾,则纳呆脘闷。若兼风寒之邪袭表,则见恶寒,发热,鼻塞,头痛,肢体酸痛等。舌苔白或白腻,脉濡缓为寒湿内盛之象。本证基本病机为寒湿困脾,清浊不分。以泻下清稀,腹痛肠鸣或兼表寒湿证为审证要点。

治法:芳香化湿,疏表散寒。

方药:藿香正气散加减。方中藿香辛温散寒,芳香化浊;苍术、茯苓健脾化湿;半夏、陈皮理气祛湿,和中止呕;厚朴、大腹皮理气除满;紫苏、白芷、桔梗解表散寒,疏利气机;甘草、大枣调理脾胃。若表寒较重者,可加荆芥、防风疏风散寒;若外感寒湿,饮食生冷,腹痛,泻下清稀,可加服纯阳正气丸温中散寒,理气化湿;若湿邪偏重,腹满肠鸣,小便不利,可改用胃苓汤健脾行气祛湿。

(2)湿热伤中

症候:泄泻腹痛,泻下急迫,或泻而不爽,粪色黄褐而臭,肛门灼热,烦热口渴,小便短黄。舌质红,苔黄腻,脉滑数或濡数。

症候分析:湿热之邪,或夏令暑湿伤及肠胃,传化失常,暴注下迫,故泻下急迫;阻遏气机,则腹痛;湿热互结,腑气不畅,则泻而不爽;湿热下注,故粪色黄褐而臭,肛门灼热;小便短黄,烦热口渴,舌红苔黄腻,脉滑数或濡数均为湿热内盛之象。本证主要病机为湿热壅滞,传化失常。以泻下急迫,泻而不爽,肛门灼热,舌红苔黄腻为审证要点。

治法:清热利湿。

方药:葛根芩连汤加减。方中葛根解肌清热,升清止泻;黄芩、黄连苦寒清热燥湿;甘草甘缓和中。若兼发热、头痛、脉浮等风热表证,加用金银花、连翘、薄荷疏风清热;若夹食滞,加神曲、山楂、麦芽消食导滞;若湿邪偏重,加藿香、厚朴、茯苓、猪苓、泽泻健脾祛湿;若腹痛较甚,可加木香行气止痛。若在夏暑之间,症见发热头重,烦渴自汗,小便短赤,脉濡数,可用新加香薷饮合六一散表里同治,解暑清热,祛湿止泻。

(3)食滞胃肠

症候:腹痛肠鸣,泻下粪便臭如败卵,夹有不消化之物,泻后痛减,脘腹胀满,嗳腐酸臭,不思饮食。舌苔垢浊或厚腻,脉滑。

症候分析:饮食不节,宿食内停,阻滞肠胃,传化失常,故腹痛肠鸣,脘腹胀满,不思饮食;宿食不化,浊气上逆,故嗳腐酸臭;宿食下注,则泻下臭如败卵;泻后腐浊外泄,故腹痛减轻。舌苔垢浊或厚腻,脉滑为宿食内停之象。本证主要病机为宿食内停,纳运失常。以腹痛肠鸣,泻如败卵,泻后痛减为审证要点。

治法:消食导滞。

方药:保和丸加减。方中神曲、山楂、莱菔子消食和胃;半夏、陈皮和胃降逆;茯苓健脾祛湿;连翘消食滞之郁热。可加谷芽、麦芽增强消食功效。若食滞较重,脘腹胀满,泻下不爽,可因势利导,"通因通用",加大黄、枳实、槟榔或枳实导滞丸消导积滞,清利湿热;积滞化热者,加黄连、山栀清热燥湿止泻;兼脾虚,可加白术、扁豆健脾祛湿。

2. 久泻

(1)脾胃虚弱

症候:大便时溏时泻,反复发作,稍有饮食不慎,则大便次数明显增多,夹见水谷不化,脘腹胀闷不舒,面色少华,神疲倦怠。舌质淡,苔白,脉细弱。

症候分析:脾胃虚弱,运化无权,水谷不化,清浊不分,故大便溏泄。脾阳不振,运化失常,则稍进油腻食物,大便次数增多,夹见水谷不化,脘腹胀闷不舒;久泻不止,气血来源不足,故面色萎黄无华,神疲倦怠。舌淡苔白,脉细弱为脾胃虚弱之象。本证主要病机为脾胃虚弱,运化无权。以大便时溏时泻,反复发作,食少腹胀,稍进油腻则诱发,伴脾虚见症为审证要点。

治法:健脾益气,化湿止泻。

方药:参苓白术散加减。方中人参、白术、茯苓、甘草健脾益气;砂仁、桔梗、扁豆、山药、莲子肉、薏苡仁理气健脾化湿。若脾阳虚衰,阴寒内盛,伴见腹中冷痛,手足不温者,可用附子理中丸加吴茱萸、肉桂以温中散寒止泻;若久泻不止,中气下陷,伴见滑脱不禁甚或兼有脱肛者,可用补中益气汤以益气健脾化湿,升阳止泻。

(2)肾阳虚衰

症候:泄泻多在黎明前后,脐下疼痛,肠鸣即泻,完谷不化,泻后则安,腹部喜暖,常伴形寒肢冷,腰膝酸软。舌淡苔白,脉沉细。

症候分析:泄泻日久,肾阳虚衰,不能温养脾胃,运化失常,复因黎明五更前后为阳气未复之时,肾阳衰弱当至而未至,阴寒较盛,故腹部作痛,肠鸣即泻;又称"五更泻";泻后腑气通利,故泻后即安;肾阳虚衰,不能助脾阳腐熟水谷,故可见完谷不化;阳虚不能温煦,则腹部喜暖,形寒肢冷;腰为肾之府,肾主骨,肾虚则腰膝酸软。舌淡苔白,脉沉细为肾阳虚衰之象。本证主要病机为肾阳虚衰,脾胃失于温养。以五更肠鸣即泻,食谷不化,腹部喜暖,形寒肢冷,腰膝酸软为审证要点。

治法:温肾健脾,涩肠止泻。

方药:四神丸加减。方中补骨脂温补肾阳;肉豆蔻、吴茱萸温中散寒;五味子收敛止泻。若肾阳虚衰较著,可加附子、肉桂等温肾之品;脾阳不足明显,可加干姜、芡实等暖脾止泻之味;泻次频多,可加乌梅、石榴皮、诃子、五倍子等酸收之品;若年老体衰,久泻不止,脱肛,为中气下陷,可加黄芪、党参、白术、升麻益气升阳;若久泻不止,滑脱不禁,或虚坐努责者,可合桃花汤或改用真人养脏汤涩肠止泻。若脾肾阳虚不显,反见心烦嘈杂,大便夹有黏冻,表现寒热错杂症候,可改用乌梅丸。

（3）肝气乘脾

症候:肠鸣攻痛,腹痛即泻,泻后痛缓,每因抑郁恼怒或情绪紧张而诱发,平素多有胸胁胀闷,嗳气食少,矢气频作。舌淡红,脉弦。

症候分析:忧思恼怒或情绪紧张,则气机不利,肝失条达,横逆犯脾,气滞于中,故作腹痛,腹中作鸣,攻窜作痛,矢气频作,泻后痛缓;脾运无权,水谷下趋,则发泄泻;肝失疏泄,脾虚不运,故胸胁胀闷,嗳气少食。舌苔薄白或薄腻,脉弦为肝旺克脾之象。本证主要病机为肝气郁滞,脾失健运。以腹痛即泻,腹中肠鸣,泻后痛缓伴肝气郁结表现为审证要点。

治法:抑肝扶脾。

方药:痛泻要方加减。方中白芍养血柔肝,白术健脾补虚,陈皮理气醒脾,防风升清止泻。四药合用,补脾土,泻肝木,调气机,止痛泻。若胸胁脘腹胀满疼痛者,可加柴胡、木香、郁金、香附疏肝理气止痛;若兼神疲乏力,纳呆,脾虚甚者,加党参、茯苓、扁豆、鸡内金等益气健脾开胃;久泻反复发作,可加乌梅、焦山楂、山药、甘草酸涩收敛之品。证情平稳后,可服逍遥丸类善后。

【转归预后】

泄泻是临床常见病证,其转归依急性暴泻和慢性久泻的不同而有别。一般而论,急性暴泻,病情较轻者,经及时治疗,绝大多数可在短期内痊愈;病情较重者,暴泄不止,损气伤津耗液,可成亡阴、亡阳,或痉、厥、闭、脱等危证,特别是伴有高热、呕吐、热毒甚者。少数急性暴泻患者,治不及时或未进行彻底治疗,迁延日久,易由实转虚,变为慢性久泻。慢性久泻者,病情缠绵,脏气亏虚,难取速效,部分患者经过治疗可获痊愈。少数患者反复泄泻,易致中气下陷,而见纳呆,小腹坠胀,消瘦,甚至脱肛等症;若久泻脾虚及肾,脾肾阳虚,则泄泻无度,病情趋向重笃。

【预防调护】

平时生活起居应有规律,慎防风寒湿邪侵袭,夏季切勿因热贪凉,尤应注意腹部保暖,避免感邪。养成良好卫生习惯,饮食有节,以清淡、富营养、易消化食物为主,适当服用山楂、山药、莲子、扁豆、芡实等有助消化食物。避免暴饮暴食及进食生冷不洁、不易消化或清肠润滑食物。注意调畅情志,保持乐观心态。加强锻炼,增强体质,脾气健旺,则不易感邪。暴泻患者给予流质或半流质饮食,忌食辛热炙煿,肥甘厚味,荤腥油腻食物;某些对牛奶、面筋等不易耐受者应避免摄食。泄泻耗伤胃气者,可予淡盐汤、米汤、米粥以养胃气。若虚寒腹泻,可予淡姜汤饮用,以振奋脾阳,调和胃气。

第四章　肝胆病证

　　肝主疏泄,主藏血,主筋,开窍于目。胆附于肝,内藏"精汁",肝经属肝络胆,肝胆相为表里。肝脉起于足大趾,上行环阴器,过少腹,挟胃,属肝络胆,贯膈布胁肋,循喉咙,连目系,上颠顶。肝胆的病理表现主要是气机的通畅、情志的调节、血液的储藏和胆汁疏泄功能的失常。

　　肝位于腹部,右胁之下,五行属木,通于春气,为将军之官,性喜条达而恶抑郁,主升、主动,为阴中之少阳。肝体阴而用阳,性喜升发,故肝病多见实证、热证。疏泄失调,气机郁结,则为肝郁;郁而化火,则为肝火;气盛阳亢,阳亢化风或热极生风,则为肝风。肝胆气机受阻,疏泄失常,胆汁外溢,则为黄疸;肝气失疏,络脉失和,则为胁痛;肝脾受损,脏腑失和,气机阻滞,瘀血内停,或兼痰湿凝滞,而成积聚。肝病虚证多见阴血亏虚,不能制阳而致肝阳偏亢。肝肾阴血不足失于濡养,可出现视力下降,手足麻木等症。胆病多实证,临床上以湿热蕴结多见,如肝胆湿热证。此外,寒邪侵袭肝脉,经气不利,可出现少腹阴器拘急疼痛。肝与其他脏腑密切相关,肝气郁结可横逆克土,导致肝胃不和,肝脾不调。肝肾同源,肝阴虚可累及肾阴,致肾阴不足,肾阴虚不能濡养肝木,肝阴亦虚,导致肝肾阴虚;脾生血,心主血,若心脾不足,亦可导致肝血亏虚而失养。胆附于肝,胆性刚直,在病理情况下,多见火旺之证且多兼痰。

　　治肝之法,常用的有疏肝、清肝、泻肝、平肝、镇肝、养肝、柔肝、温肝等。疏肝者,疏散肝郁;清肝者,清解肝热;泻肝者,泻除肝火;平肝者,平息肝风;镇肝者,镇肝息风;养肝者,滋养肝阴(血);柔肝者,以柔润之品克制肝之过于刚燥;温肝者,以温热药物来振奋肝之功能。以上八法,以疏肝、清肝、泻肝、平肝、镇肝用于肝之实证,而养肝、柔肝、温肝用于肝之虚证。肝与其他脏腑关系非常密切,肝病治肝之时应兼顾他脏。如肝火犯肺,治宜泻肝清肺;肝脾不调,治宜疏肝健脾;肝胃不和,治宜疏肝和胃;肝肾阴虚,治宜滋补肝肾。肝胆火旺,易扰心神,治宜清肝泄胆兼以清心安神。

　　在肝病实证中,当注意肝气郁结化火,可成肝火上炎;火盛生风,又成肝风内动。三者关系密切,临床应掌握主次,随证治疗。并且实证久延,易于耗伤肝阴,形成本虚标实,临床颇为常见。

第一节　胁　痛

胁痛是因气滞、血瘀、湿热或肝阴不足,导致肝络失和,以一侧或两侧胁肋疼痛为主要表现的病证。古又称为肋痛、季肋痛或胁下痛。胁,指侧胸部,为腋以下至第十二肋骨部的统称。

胁痛最早在《黄帝内经》中就有记载。如《素问·脏气法时论》中说:"肝病者,两胁下痛引少腹,令人善怒。"明确指出了本病的发生与肝胆相关。后世医家在《黄帝内经》的基础上,对胁痛的病因病机及临床特征又有了进一步的认识。如《诸病源候论·腹痛诸候·胸胁痛候》说:"胸胁痛者,由胆与肝及肾之支脉虚,为寒所乘故也。……此三经之支脉并循行胸胁,邪气乘于胸胁,故伤其经脉。邪气之与正气交击,故令胸胁相引而急痛也。"指出胁痛的发病脏腑主要与肝、胆、肾相关。《景岳全书·胁痛》将胁痛的病因分为外感与内伤两大类,并提出以内伤者为多见。如"胁痛有内伤外患之辨……有寒热表证者方是外感,如无表证悉属内伤。但内伤胁病者十居八九,外感胁痛则间有之耳"。他还对内伤胁痛发病机理归纳为郁结伤肝,肝火内郁,肝肾阴亏,痰饮停伏,外伤血瘀等。在辨证方面认为胁痛有气血之辨:"盖血积有形而不移,或坚硬而拒按,气痛流行而无迹,或聚或散。若食积痰饮,皆属有形之证,第详察所因,自可辨识。"清朝李用粹《证治汇补·胁痛》对胁痛的病因和治疗原则进行了较为全面系统的论述,在病因方面补充了湿热郁火的内容,提出:"至于湿热郁火,劳疫房色而病者,间亦有之。"使胁痛的病因和治疗更趋完善。清朝叶天士《临证指南医案》对胁痛之属久病入络者,善用辛香通络、甘缓补虚、辛泄祛瘀等法,对后世影响较大。

胁痛可见于西医学的多种疾病,如急慢性肝炎、急慢性胆囊炎、胆石症、肋间神经痛、胸膜炎、肝硬化、肝脓疡、肝血管瘤、肝寄生虫病、神经官能症等,以上疾病以胁痛为主要表现时,均可参照本节辨证施治。

【病因病机】

(一)病因

1. 情志不遂

肝胆居胁下,其经脉布两胁,若情志不遂,情志抑郁,或暴怒伤肝,肝失疏泄,气机失和,肝胆之脉不畅,而产生胁痛。

2. 饮食不节

饮食不节,过食肥甘厚味,脾胃受损,运化失职,湿热内生,蕴于肝胆,肝胆失于疏泄,则发为胁痛。

3. 瘀血阻络

邪气外袭,阻遏气血运行;秽气滞日久,血行不畅,或因跌仆外伤,强力负重,致使胁络受伤,瘀血停着,阻塞胁络,不通则痛,亦发为胁痛。

4. 外感湿热

湿热之邪外袭,郁结少阳,枢机不利,使肝胆失于疏泄调达,而致胁痛。

5. 久病劳欲

久病或劳欲过度,导致精血亏虚,水不涵木而致肝阴不足,血不濡养肝络,肝络失养,此即"不荣亦痛"。

(二)病机

1. 基本病机

胁痛的基本病机为肝络失和,"不通则痛"与"不荣亦痛"。

2. 病位

胁痛的病位主要在肝胆,又与脾胃及肾有关。因为肝居胁下,胆附着于肝,其经脉循行于胁部,故胁痛之病,当主要责之于肝胆。脾胃居于中焦,若脾胃失于健运,湿热内生,郁遏肝胆,疏泄不畅,亦可发为胁痛。肝肾同源,精血互生,若因肝肾阴虚,精亏血少,肝脉失于濡养,则胁肋隐痛。

3. 病理性质

胁痛病证有虚实之分,以实证居多。因肝郁气滞、瘀血停着、湿热蕴结所致者多属实证。而因阴血不足,肝络失养所致者则为虚证。

4. 病机转化

胁痛实证中以气滞、血瘀、湿热为主,三者又以气滞为先。虚证多属阴血亏损,肝失濡养。虚实之间可以相互转化,如气滞日久可以化火伤阴,则由实转虚;阴血不足,肝络失养者,可因血亏不畅夹瘀,或外感湿热,则为虚中夹实,故临床常见虚实夹杂之证。

【诊断要点】

1. 临床特征

一侧或两侧胁肋疼痛为主要临床表现。疼痛性质可表现为刺痛、胀痛、隐痛、闷痛或窜痛。部分患者还可以伴有急躁易怒、胸闷、腹胀、嗳气呃逆、口苦纳呆、厌食恶心等症。

2. 病史

常有饮食不节、情志内伤、感受外湿、跌仆闪挫或劳欲久病等病史；或反复发作的病史。

3. 辅助检查

血常规、肝功能、B超、胆囊造影等有助于本病诊断。检测肝功能指标以及甲、乙、丙、丁、戊等各型肝炎病毒指标，则有助于病毒性肝炎的诊断。B型超声检查及CT、MRI可以作为肝硬化、肝胆结石、急慢性胆囊炎、脂肪肝等疾病的诊断依据。血生化中的血脂、血浆蛋白等指标亦可作为诊断脂肪肝、肝硬化的辅助诊断指标。检测血中甲胎蛋白、碱性磷酸酶等指标，可作为初步筛查肝内肿瘤的参考依据。

【鉴别诊断】

胁痛应与胸痛、胃痛、悬饮进行鉴别。

1. 胸痛

胸痛中肝郁气滞证，与胁痛中肝气郁结证病机基本相同。但胁痛是以一侧或两侧胁肋部疼痛为主，伴有脘痞嗳气，口苦纳呆等症。而胸痛是以胸部疼痛为主，可涉及胁肋部，伴有胸闷不舒，心悸少寐。临证应细心鉴别。

2. 胃痛

胁痛中肝气郁结证与胃痛中肝气郁结证也易混淆，因两证皆有肝气郁结的病机。但胃痛病位主要在脾胃，以近胸骨处胃脘部疼痛为主，兼有嗳气频作、吞酸嘈杂等胃失和降的症状。而胁痛病位主要在肝胆，以一侧或两侧胁肋部疼痛为主，伴有口苦或目眩等少阳经症状，两者有别。

3. 悬饮

悬饮也可见胁肋疼痛，但其表现为胸胁胀痛，持续不已，伴见咳嗽、咯痰，咳嗽或呼吸时疼痛加重,常喜向病侧睡卧,病侧肋间饱满,叩诊呈浊音,或兼见发热,一般不难与胁痛鉴别。

【辨证论治】

(一)辨证要点

1. 辨胁痛虚实

胁痛病证有虚实之别,而以实证多见。因气滞、瘀血、湿热所致者多属实证;因阴血不足,肝络失其濡养所致者多属虚证。虚实之证往往相互转化或错杂,如气滞日久,气郁化火伤阴,则由实转虚;肝阴不足,每多兼夹湿热。

2. 辨在气在血

一般胀痛多属气滞,且疼痛部位不定,时轻时重,症状轻重与情绪变化有关;刺痛多属血瘀,且疼痛部位固定不移,疼痛持续不已,局部拒按,入夜尤甚。

3. 辨胁痛性质

胁痛走窜不定,时痛时止,随情绪而增减者,多属肝郁气滞;胁痛以刺痛为主,痛有定处,痛处固定不移或胁下扪及症块,触之坚硬,入夜加剧者,多为瘀血阻络;若疼痛重着为主,痛有定处,触痛明显,伴恶心口苦,或寒热往来,或黄疸者,为湿热蕴结肝胆;若以隐痛为主,痛势绵绵,遇劳加剧,伴头晕目眩,舌红少苔,为肝阴不足,而致肝络失养。

(二)治疗原则

胁痛的治疗原则当根据肝络失和,"不通则痛"和"不荣亦痛"的病机,以"痛则不通""通则不痛"为理论,以疏肝和络止痛为基本治则结合肝胆的生理特点,灵活运用。实证之胁痛,宜用理气、活血、清利湿热之法;虚证之胁痛,宜用滋阴、养血、柔肝之法。但应注意理气药不可过用香燥,以免伤阴;清热药不可过用苦寒,以免伤阳;而虚证当补中寓通,在滋阴的同时,应少佐理气而不伤阴之品。

(三)分证论治

1. 肝气郁结

症候:胁肋胀痛,走窜不定,甚则胀痛牵引胸背肩臂,每因情志变化而增减,胸闷腹胀脘痞,嗳气或善太息,得嗳气则胀痛稍舒,纳呆食少,或口苦,或情志抑郁,妇女乳房胀痛。舌质淡红,苔薄白,脉弦。

症候分析:情志不遂,肝气郁结,肝失疏泄,气机阻滞,肝胆脉络失和,故胁肋胀痛,甚则胀痛牵引胸背肩臂;气属无形,时聚时散,聚散无常,故疼痛走窜不定;肝主疏泄情志,情志不舒则情志抑郁,情志变化又影响肝之疏泄,故疼痛常随情志变化而有所增减,肝失条达,气机不畅,故胸闷腹胀,嗳气或善太息;嗳气则气郁暂缓,故得嗳气则胀痛稍舒;肝郁横逆犯脾胃,故脘痞纳呆食少;胆胃失和,胆气上逆,则口苦;脉弦为肝气郁结之征。本证的主要病机为肝失疏泄,气机郁滞。以胁肋胀痛,走窜不定,胸闷嗳气为审证要点。

治法:疏肝理气。

方药:柴胡疏肝散加减。方中柴胡疏肝解郁;香附、枳壳、陈皮理气除胀;川芎活血通络行气;白芍、甘草缓急止痛,共奏疏肝理气之功。若胁痛甚者,酌加青皮、延胡索、郁金,并重用香附以增强理气止痛的作用;若肝气横逆犯脾,症见腹胀、肠鸣、腹泻者,可加白术、茯苓等以健脾止泻;若兼胃失和降,症见恶心呕吐者,可加陈皮、半夏、生姜等以和胃止呕;若气郁化火,症见胁肋掣痛,口干口苦,烦躁易怒,尿黄便秘,舌红苔黄者,可去川芎,加丹皮、山栀、夏枯草等以清肝泻火;若气郁化火伤阴,症见胁肋隐痛,舌红少津,脉弦细者,可去川芎,加生地、枸杞、麦冬、丹皮等以滋阴清热。

2. 瘀血阻络

症候:胁肋刺痛,痛有定处,入夜痛甚,胁肋下或见症块,或见赤丝红缕和朱砂红掌。舌质紫暗,或瘀点瘀斑,脉象沉涩。

症候分析:肝郁日久,气滞血瘀,或跌扑损伤,强力负重,而致瘀血停留,痹阻肝络,故胁痛如刺,痛处不移,或见赤丝红缕和朱砂红掌;血属阴,故入夜痛甚;瘀结停滞,积久不散,则渐成症块;舌质紫暗,或瘀点瘀斑,脉象沉涩,均属瘀血内停之征。本证的主要病机为气滞血瘀,瘀阻肝络。以胁痛如刺,固定不移,并见瘀血征象为审证要点。

治法:活血化瘀,通络止痛。

方药:血府逐瘀汤或复元活血汤加减。前方适用于因气滞血瘀,血行不畅所致的胸胁肋刺痛。方中桃仁、红花、当归、生地黄、川芎、赤芍活血化瘀而养血,柴胡行气疏肝,桔梗开提肺气,枳壳行气宽中,牛膝通利血脉,引血下行。后方适用于因跌打外伤所致之胁下积瘀肿痛,痛不可忍者。方中大黄、穿山甲、桃仁、红花破瘀散结;当归养血行瘀;柴胡疏肝行气,引药入经;原方中瓜蒌根、大黄、甘草可去。若胁肋下有癥块,而正气未虚者,可加鳖甲、三棱、莪术、土鳖虫等以增强破瘀消坚之力,或配合使用鳖甲煎丸。

3.肝胆湿热

症候:胁肋胀痛或灼热疼痛,脘闷纳呆,口苦,恶心呕吐,小便黄赤,或兼有身热恶寒,或身目发黄。舌红苔黄腻,脉弦滑数。

症候分析:湿热蕴结肝胆,肝胆失疏,肝络失和,故胁肋胀痛;湿蕴热壅,则灼热疼痛;湿热中阻,胆胃失和,故脘闷纳呆,恶心呕吐,口苦;湿热之邪客于少阳胆经,正邪相争,故身热恶寒;湿热交蒸,胆汁不循常道而外溢,则目黄,身黄,小便黄赤;舌苔黄腻,脉弦滑数均为肝胆湿热之征。本证的主要病机为湿热蕴结,肝胆疏泄不利。以胁肋胀痛或灼热疼痛,脘闷纳呆或身目发黄及湿热内蕴征象为审证要点。

治法:清利肝胆湿热。

方药:茵陈蒿汤合大柴胡汤加减。前方清泄湿热;后方和解少阳,内泻热结。茵陈蒿汤中茵陈重用清热利湿退黄;栀子清湿热从小便而出;大黄通腑泄热由大便而下。大柴胡汤中柴胡、黄芩和解少阳之邪;大黄、枳实泻阳明腑实之热;白芍缓急柔肝和脾;半夏、生姜和胃降逆止呕;大枣和中缓急。黄疸者,重用茵陈,加金钱草、田基黄清热利湿退黄;胁肋剧痛者,加川楝子、延胡索、郁金行气疏肝止痛;砂石阻滞者,加金钱草、海金沙、郁金等利胆排石;若肝胆实火上炎,症见头痛目赤,胁痛口苦者,改用龙胆泻肝汤清泻肝胆实火。

4.肝络失养

症候:胁肋隐痛,绵绵不休,遇劳加重,口干咽燥,头晕目眩,心中烦热。舌红少苔,脉细弦而数。

症候分析:肝郁日久,或久病体虚,精血亏虚,肝阴不足,不能濡养肝络,故胁痛,绵绵不休;劳则阴血暗耗,故遇劳加重;阴血亏虚,不能上荣,故头晕目眩;阴虚生内热,则口干咽燥,心中烦热;舌红少苔,脉细弦而数,均为阴虚内热之征。本证主要病机为肝阴亏虚,肝络失养。以胁肋隐痛绵绵与阴虚内热表现并见为审证要点。

治法:养阴柔肝。

方药:一贯煎加减。方中生地、枸杞滋养肝肾,北沙参、麦冬、当归养阴柔肝,川楝子疏肝理气止痛。并可酌加合欢花、佛手、玫瑰花以疏肝理气而不伤阴。若阴亏甚,可酌加玄参、天冬、石斛;若心神不宁,见心烦失眠者,可酌加酸枣仁、合欢皮、栀子;若肝肾阴亏,头目失养,见头晕目眩甚者,可加菊花、女贞子、熟地、龟甲、天麻等,滋养肝肾潜阳;若阴虚火旺者可配黄檗、知母、地骨皮等。

【转归预后】

无论外感或内伤胁痛,只要治疗调养得法,一般预后良好。但也有部分患者迁延不愈,成为慢性。若失治误治,可演变为积聚、鼓胀、肝癌等证,则预后不佳。

【预防调护】

胁痛之发生,常与情志不遂,饮食不节,劳欲过度相关。因此,保持心情舒畅,情绪稳定,避免过悲、过怒、过劳及过度紧张;同时注意饮食清淡,切忌过度饮酒或嗜食辛辣肥甘,以防湿热内生。劳逸结合,防止过劳伤正。由于胁痛是多种病证伴有的常见自觉症状,若能针对原发病病因预防最为有效。

已患胁痛的患者,应积极治疗,按时服药。还应注意保持心情舒畅,忌恼怒忧思,忌食肥甘辛辣及嗜酒过度,饮食宜食用水果、蔬菜及豆制品等清淡食物。起居有常,防止过劳。

第二节　黄　疸

黄疸是因外感湿热疫毒,内伤饮食劳倦或他病后,导致肝胆脾胃功能失调,胆失疏泄而胆汁外溢,以目黄、身黄、小便黄为主症的一种病证,其中目睛黄染为本病的重要特征。

在古代文献中黄疸亦称黄瘅,由于疸与瘅通,故其义相同。黄疸的论述首见于《素问·平人气象论》:"溺黄赤,安卧者,黄疸,……目黄者曰黄疸。"《金匮要略·黄疸病脉证并治》将黄疸分为"黄疸""谷疸""酒疸""女劳疸""黑疸"五种。宋朝韩祗和《伤寒微旨论·阴黄证》除论述黄疸的阳证外,并阐述了阴黄的辨证论治。《景岳全书·黄疸》提出了"胆黄"的病名,初步认识到黄疸的发生与胆液外泄有关。清朝沈金鳌《沈氏尊生书·黄疸》有"天行疫疠,以致发黄者,俗称之瘟黄,杀人最急"的记载,对黄疸的传染性及严重的预后转归有所认识。在病因病机上,《黄帝内经》提出了黄疸的病因为湿热,病位在脾。张仲景则提出了寒湿、瘀热为发黄的主要原因,《金匮要略》中"黄家所得,从湿得之"强调了湿邪在黄疸发病中的重要作用。后世历代医家基本遵从仲景之说而各有发挥,如金·成无己提出黄疸有湿盛与热盛之异,明朝张景岳认为"胆伤则胆气败,而胆液泄,故为此证"。至清朝对黄疸的病因、病机、症状、辨证分型等的认识,已趋于完善。对于黄疸的治则治法,《黄帝内经》所立祛湿治则一直为后世医家所效仿。张仲景对于黄疸提出了具体的治法与方剂,其中创立的茵陈蒿汤、茵陈五苓散、栀子大黄汤等方剂至今仍为临床所用。元朝朱丹溪则创制了用于阴黄的茵陈附子干姜汤。元朝罗天益《卫生宝鉴》中指出:"身热,不大便,发黄者,治用仲景茵陈蒿汤。身热大便如常,小便不利而发黄者,治用茵陈五苓散。身热大小便如常而发黄者,治用仲景栀子柏皮汤加茵陈","皮肤凉又烦热,欲卧水中,喘呕,脉沉细无力而发黄者,治用茵陈四逆汤",对于黑疸临床辨证治疗具有提纲挈领的作用。

本病与西医所述黄疸意义相同,可涉及西医学中肝细胞性黄疸、阻塞性黄疸和溶血性黄疸。临床常见的急慢性肝炎、肝硬化、胆囊炎、胆结石、钩端螺旋体病、蚕豆黄及某些消化系统肿瘤等疾病,凡出现黑疸者,均可参照本节辨证论治。

【病因病机】

黄疸多因外感湿热疫毒、内伤饮食劳倦等因素,导致胆道失疏,胆汁不循常道外溢肌肤而发。

(一)病因

1. 外感湿热疫毒

外感湿热疫毒,由表入里,内蕴中焦,脾胃运化失常,湿热郁蒸于肝胆,肝失疏泄,胆汁不循常道,外溢肌肤,下注膀胱,使身目小便俱黄。若湿热夹时邪疫毒袭入,则病势暴急凶险,具有传染性,表现热毒炽盛,伤及营血的危重现象,称为急黄。

2. 内伤饮食劳倦

①过食酒热肥甘或饮食不洁:长期嗜酒无度,或过食肥甘厚腻,或饮食污染不洁,损伤脾胃,运化失职,湿浊内生,郁而化热,熏蒸肝胆,胆汁外溢而发黄。②饮食不节或劳倦病后伤脾:过食生冷或长期饥饱失常,或病后脾阳受伤,均可导致脾胃寒湿内生,困遏中焦,壅塞肝胆,胆汁不循常道泛溢而发生黄疸。

3. 病后

续发胁痛、积聚或其他疾病之后,瘀血阻滞,湿热残留,日久损肝伤脾,湿遏郁阻,胆汁泛溢而产生黑疸。

(二)病机

1. 基本病机

湿邪困遏脾胃,壅阻肝胆,肝胆脾胃功能失调,胆道失疏,胆汁外溢发黄是黄疸的基本病机。黄疸的形成关键是湿邪。

2. 病位

主要在脾胃肝胆,急黄还涉及心。

3. 病理性质

黄疸的病理表现有湿热和寒湿两端。湿热熏蒸发为阳黄;寒湿阻遏,发为阴黄。由于湿和热的偏盛主次不同,素体阴阳偏盛差异有别,故阳黄有湿重于热或热重于湿之别。若湿热蕴结化火,火热极盛则为毒,热毒炽盛,邪入营血,内陷心肝,则为急黄。此外,常有因砂石、虫体阻滞胆道,导致胆汁外溢发黄者,病一开始即见肝胆症状,其表现也常以热证为主,属于阳黄范围。

4. 病机转化

阳黄、急黄、阴黄在一定条件下可以相互转化。如阳黄治疗不当,热毒炽盛,侵及营血,内陷心包,引动肝风,则可发为急黄;若阳黄失治误治,迁延日久,脾阳损伤,湿从寒化,则可转为阴黄;如阴黄再感湿热之邪,或湿郁化热,又可呈现出阳黄表现。

【诊断要点】

1. 临床特征

目黄、肤黄、小便黄,其中目睛黄染为本病的重要特征。常伴食欲减退,恶心呕吐,胁痛腹胀等症状。

2. 病史

常有外感湿热疫毒,内伤酒食不节,或与肝炎患者接触,使用化学制品、药品史,或有胁痛、鼓胀、积聚等病史。

3. 辅助检查

血清总胆红素能较好地反映黄疸的程度,结合胆红素、非结合胆红素定量对鉴别黄疸类型有重要意义。总胆红素、非结合胆红素增高见于溶血性黄疸,总胆红素、结合胆红素增高见于阻塞性黄疸,而三者均增高见于肝细胞性黄疸。尿胆红素及尿胆原检查亦有助鉴别。此外,肝功能、肝炎病毒指标、B 超、CT、MRI、胃肠钡餐检查、消化道纤维内镜、逆行胰胆管造影、肝穿刺活检均有利于确定黄疸的原因。

【鉴别诊断】

黑疸应与萎黄相鉴别。

黄疸发病多为感受湿热疫毒之邪,饮食劳倦或与病后续发有关;其病机为湿邪困遏脾胃,壅阻肝胆,肝胆脾胃功能失调,胆失疏泄而胆汁外溢所致;其主症为身黄、目黄、小便黄。萎黄多由饥饱劳倦,食滞虫积或病后失血所致;其病机为脾胃虚弱,气血不足,肌肤失养;其主症为肌肤萎黄,目睛及小便不黄,常伴头昏乏力,心悸少寐,纳少便溏等症状。

【辨证论治】

(一)辨证要点

1. 辨阳黄与阴黄

黄疸的辨证应以阴阳为纲,阳黄多由湿热或疫毒所致,起病急,病程短,黄色鲜明如橘色,常伴湿热或热毒炽盛之象。其中又有热重于湿、湿重于热、胆腑郁热、疫毒炽盛的不同;阴黄多由寒湿所致,病势缓,病程长,黄色晦暗如烟熏,常伴脾虚寒湿之象。临证应根据黄疸的色泽,并结合症状、病史予以鉴别。

2. 阳黄宜辨湿热轻重

阳黄为湿热所致,因感受湿热之邪的程度不同和体质的差异,临床有湿热孰轻孰重之分。热重于湿者,身目俱黄,黄色鲜明,发热口渴,恶心呕吐,小便短少黄赤,便秘,舌苔黄腻,脉弦数或濡数;而湿重于热者,身目俱黄,其色不如热重者鲜明,头重身困,脘腹痞满,恶心呕吐,便溏,舌苔厚腻微黄,脉弦滑或濡缓。

3. 辨急黄

急黄为湿热夹毒,郁而化火所致。发病急骤,黄疸迅速加深,其色如金,高热口渴,胁痛腹满,烦躁不安,神昏谵语,或见衄血、便血,或肌肤出现瘀斑,舌质红绛,苔黄而燥,脉弦滑数或洪数。辨证以伤阴、耗气、动血及窍闭的变化为其重点。

(二)治疗原则

黄疸的治疗以化湿邪,利小便为原则。湿为黄疸的主因,湿邪的主要去路在于通利小便,故《金匮要略·黄疸病脉证并治》曰:"诸病黄家,但利其小便。"故祛湿利小便是治疗黄疸的重要方法。如属湿热,当清热化湿;如属寒湿,当温化寒湿;急黄为热毒炽盛,邪入营血,又当清热解毒、凉营开窍。治疗时还应注意热重者应顾护阴液,不可利湿太过伤阴;湿重者应化湿护阳,不可苦寒太过伤其阳。

(三)分证论治

1.阳黄

(1)热重于湿

症候:身目发黄,黄色鲜明如橘,或见发热口渴,心中懊恼,脘腹痞满,纳呆食少,口干口苦,恶心欲吐,小便短少黄赤,大便秘结。舌苔黄腻,脉弦数。

症候分析:湿热熏蒸肝胆,肝胆失疏,胆汁不循常道泛溢肌肤,下注膀胱,故身目发黄,小便短少黄赤;热为阳邪,故黄色鲜明如橘;湿热内蒸,热盛伤津,上扰心神,则发热口渴,口干口苦,心中懊恼;湿热中阻,脾胃失和,腑气不通,则脘腹痞满,纳呆食少,恶心欲吐,大便秘结;舌苔黄腻,脉弦数均为湿热困遏脾胃,壅阻肝胆之征。本证主要病机为湿热熏蒸,热重于湿。以黄疸色鲜明如橘,及湿热内蕴征象为审证要点。

治法:清热通腑,利湿退黄。

方药:茵陈蒿汤加味。方中茵陈为清热利湿、除黄之要药,用量宜偏重;栀子、大黄清热泻下。可酌加田基黄、垂盆草、虎杖、绣花针、板蓝根、败酱草、猪苓、泽泻、车前子等加强清热利湿退黄之功。胁痛,可加柴胡、郁金、延胡索等疏肝理气止痛;热邪内盛,心烦懊恼,或口苦心烦,加黄连、龙胆草,以增强清热泻火作用;恶心呕吐,加陈皮、竹茹、半夏等和胃止呕。

(2)湿重于热

症候:身目俱黄,但不如前者鲜明,头重身困,脘腹痞满,食欲减退,恶心呕吐,腹胀或大便溏垢。舌苔厚腻微黄,脉象濡数或濡缓。

症候分析:湿遏热壅,胆汁不循常道,溢于肌肤,则身目发黄;因湿重于热,湿为阴邪,则身目黄不如橘色鲜明;湿邪内阻,清阳不升,则头重身困;湿困脾胃,运化失常,升降失司,则脘腹痞满,食欲减退,恶心呕吐,腹胀便溏;舌苔厚腻微黄,脉象濡数或濡缓,均为湿重热轻之征。本病主要病机为湿热阻遏,湿重于热。以黄疸色不如橘色鲜明,兼内外湿象为审证要点。

治法:利湿化浊运脾,佐以清热。

方药:茵陈五苓散合甘露消毒丹加减。前方功在利湿退黄,使湿从小便而去。方中以茵陈退黄利湿,配以白术、茯苓、猪苓、泽泻利湿健脾;原方中桂枝温热可去。后方功在利湿化浊,清热解毒,是湿热并治的方剂。方中以石菖蒲、藿香、白蔻仁芳香化浊,宣利气机而化湿浊;配茵陈、黄芩、连翘、木通清热利湿退黄;原方中滑石、川贝母、射干、薄荷可去。若湿阻气机,胸腹痞胀,呕恶纳呆等症较著,可加入苍术、薏苡仁、厚朴、半夏,以健脾燥湿,行气和胃。纳呆较著,再加炒谷芽、炒麦芽、鸡内金以消食化滞。阳黄初期邪郁肌表,伴有恶寒发热等表证者,宜先用麻黄连翘赤小豆汤疏表清热,利湿退黄。常用药如麻黄、藿香疏表化湿;连翘、赤小豆、生梓白皮清热利湿解毒;甘草和中。

(3)胆腑郁热

症候:身目发黄,黄色鲜明,右胁胀痛甚则剧痛,牵引肩背,可伴壮热或寒热往来。口苦咽干,恶心呕逆,腹胀便秘,或大便灰白,小便短赤。舌质红,苔黄厚,脉弦滑数。

症候分析:湿热、砂石或蛔虫郁滞胆道,肝胆失疏,胆腑郁热,胆汁外溢,下注膀胱,则身目色黄,小便短赤;足少阳胆经行肩背胁下,经脉受阻,则右胁胀痛甚则剧痛,并牵引肩背;郁热内灼阳明或邪袭少阳,则见壮热或寒热往来;胆腑郁热,胆汁上逆,则恶心呕逆,口苦咽干;腑气不通,则腹胀便秘;若胆腑郁阻,胆汁不循常道,则大便灰白;舌质红,苔黄厚,脉弦滑数,均为肝胆湿热内盛之征。本证的主要病机是湿热、砂石或蛔虫郁滞胆道,胆腑郁热,胆汁不循常道。以黄疸色鲜明,或大便灰白与肝胆湿热征象并见为审证要点。

治法:疏肝利胆,泄热退黄。

方药:大柴胡汤加减。方中柴胡、黄芩、半夏和解少阳,和胃降浊;生姜、大枣养胃;枳实、大黄内泻热结;白芍和脾敛阴,柔肝利胆。若砂石阻滞胆道,常加茵陈(重用)、金钱草(重用)、郁金、鸡内金(研末冲服)清热利湿,利胆排石;加金银花、蒲公英解毒开郁。便结,加芒硝散结利胆排石;黄疸重者,可加田基黄、虎杖、垂盆草。胁痛甚者,加延胡索、川楝子;若黄疸突然出现,时寒时热,痛有钻顶感,时作时止,呕吐蛔虫,为虫体阻于胆道,应用化虫丸驱蛔止痛,或用乌梅丸加减以利胆退黄,安蛔止痛;若胆热蕴结演变成火毒炽盛,症见黄疸加深,高热寒战者,宜用黄连解毒汤清热解毒,凉血泻火,清肝利胆。

(4)急黄(疫毒炽盛)

症候:起病急骤,黄疸迅速加深,其色如金,皮肤瘙痒,高热口渴,胁痛腹满,烦躁不安,神昏谵语,或见衄血、便血,或肌肤瘀斑,或见腹水,或见抽搐,继之嗜睡昏迷。舌质红绛,苔黄或黄厚而燥,或焦黄起刺,脉弦滑数或洪数。

症候分析:湿热时邪疫毒炽盛,熏灼肝胆,胆汁泛溢人血,浸淫肌肤,故起病急骤,黄疸迅速加深,其色如金,皮肤瘙痒;热毒炽盛,内陷心营,灼津耗液,则高热、烦躁、口渴,甚则神昏谵语;热郁气壅,腑气不通,则胁痛腹满;热毒深入营血,迫血妄行,则见衄血、便血,或肌肤出现瘀斑;若热毒燔灼肝经,热盛动风,则可见抽搐;热毒损伤元气,则见嗜睡;热毒内陷心包则昏迷;热壅气郁,伤及肝肾,则可见腹水;舌质红绛,苔黄或黄厚而燥,或焦黄起刺,脉弦滑数或洪数,均为热毒炽盛,深入营血之征。本证主要病机为热毒炽盛,深入营血,内陷心肝。以黄疸急起,迅速加深如金,并伴见营血分证为审证要点。

治法:清热解毒,凉血开窍。

方药:《千金》犀角散加味。方中犀角(用水牛角代)是清热解毒凉血之要药,配以黄连、栀子、升麻则清热解毒之力更大;茵陈清热利湿退黄。方中可加板蓝根、生地黄、玄参、土茯苓、丹皮清热解毒,养阴凉血。亦可与清瘟败毒饮、茵陈蒿汤合用进行加减。

急黄治疗应乘热毒未陷心包,尚未出现神昏前,配用大剂量的清热解毒药,如金银花、连翘、土茯苓、蒲公英、大青叶、黄连、黄檗、生大黄,或用五味消毒饮加大黄;若见躁扰不宁或伴出血倾向,需加清营凉血解毒药,如神犀丹之类,以防热陷心包;出现昏迷;若热入营血,神昏谵语,痰热壅闭心窍者,加用安宫牛黄丸;动风抽搐者,加用紫雪丹;痰浊蒙闭心窍者,加用至宝丹;衄血、便血、肌肤瘀斑重者,加丹参、赤芍、丹皮、紫草、地榆炭等凉血止血;若腹大有水,小便短少者,可加马鞭草、车前草,并另吞服琥珀、蟋蟀、沉香粉,以通利小便。

2. 阴黄

(1)寒湿阻遏

症候:身目俱黄,黄色晦暗不泽,或如烟熏,脘腹痞胀,纳呆便溏,神疲畏寒,口淡不渴。舌质淡苔白腻,脉濡缓或沉迟。

症候分析:由于脾胃虚弱,中阳不振,寒湿滞留中焦,肝胆失于疏泄,胆汁外溢肌肤,故身目俱黄;因寒湿为阴邪,故黄色晦暗不泽,或如烟熏;脾虚湿困,脾阳不振,运化失常,故脘腹痞胀,纳呆便溏,口淡不渴;脾胃虚弱,中阳不振阳气亏虚,气血不足,则神疲畏寒;舌质淡苔白腻,脉濡缓或沉迟,均为脾阳虚湿浊不化之象。本证主要病机为寒湿阻遏,脾阳不振,湿浊不化。以黄疸色晦暗与寒湿困脾并见为审证要点。

治法：温化寒湿，健脾和胃。

方药：茵陈术附汤加味。方中茵陈、肉桂、附子并用，以温化寒湿退黄；白术、干姜、甘草健脾温中。可加郁金、厚朴、苍术、茯苓、泽泻等行气健脾燥湿。若胁腹隐痛作胀，为肝脾同病，可加柴胡、香附、郁金以疏肝行气。

2. 脾虚血亏

症候：常见于黄疸日久者，身目发黄，晦暗不泽，体倦乏力，食少便溏，心悸气短。舌淡苔薄，脉濡细。

症候分析：黄疸日久，耗伤阴血，损伤脾阳，脾虚血亏，湿滞残留，故身目发黄，晦暗不泽；脾虚不运，化源不足，气血两亏，则体倦乏力，食少便溏，心悸气短；舌淡苔薄，脉濡细均为脾虚血亏之征。本证主要病机为脾气虚弱，气血亏虚。以黄疸色晦暗不泽，伴脾虚气血亏虚征象为审证要点。

治法：健脾养血，利湿退黄。

方药：黄芪建中汤加减。方中黄芪补益脾气；桂枝配生姜、大枣辛甘化阳；白芍配甘草酸甘化阴；饴糖缓中健脾。临床方中饴糖可去，可加白术、茯苓、茵陈健脾利湿退黄。气虚甚者，加党参补其气；血虚甚者，加当归、熟地养血；若湿象重者，酌加淡渗利湿之品，如猪苓、泽泻等，但用量宜轻；若见脾肾阳虚重者，可酌加附子、肉桂等。

如因黄疸日久，气滞血瘀，瘀血停积，湿浊残留，而见身肤黄色晦暗，面色青紫，胁下有症块，刺痛拒按，皮肤可见蛛纹血缕，舌质青紫，或有瘀斑瘀点者，治宜活血、化瘀、退黄，可用膈下逐瘀汤加茵陈，或用鳖甲煎丸缓缓收功，并可服逍遥散以疏肝扶脾。若脾胃虚弱明显者，可配服香砂六君子汤以健脾和胃。并可参照积聚、鼓胀等有关病证进行治疗。

【转归预后】

黄疸的转归预后与症候、体质、治疗护理等因素密切相关。阳黄身体强壮者经过正确治疗后往往能在短期内消退。素体亏虚失治误治者易转为阴黄。急黄起病急，病势凶险，易致邪毒内陷心营，治疗及时者可转危为安。阴黄病程缠绵，疗效较慢，需耐心调治。若久病不愈，气血瘀滞，伤及肝脾，则可酿成积聚、鼓胀之病证。

【预防调护】

因疫毒导致的黄疸具有传染性,应采取隔离措施,注意饮食卫生,餐具应消毒,防止病从口入。黄疸期应注意休息,不可过劳,急黄患者须绝对卧床。恢复期和慢性久病患者,可适当活动。保持心情愉快舒畅,饮食宜清淡,进食富于营养而易消化的食物,忌辛热、油腻、生冷之品,禁止饮酒。密切观察脉证变化,若出现黄疸加深,或出现斑疹吐衄,神昏晕厥,应考虑热毒耗阴动血,邪犯心肝,属病情恶化之兆;如出现脉象微弱欲绝,或散乱无根,神志恍惚,烦躁不安,为正气欲脱之征象,均须及时救治。

第三节　积　聚

积聚是因情志失调、饮食所伤、感受寒邪或他病后,导致肝脾功能失调,气机阻滞,瘀血内结,以腹内结块,或痛或胀为主症的一种病证。积和聚有不同的病情与病机。积属有形,结块固定不移,痛有定处,病在血分,是为脏病;聚属无形,包块聚散无常,痛无定处,病在气分,是为腑病。因积与聚关系密切,故并而论述。

积聚病名首见于《黄帝内经》,并对其形成原因和治疗原则进行了探讨。《灵枢·五变》:"人之善病肠中积聚者……如此则肠胃恶,恶则邪气留止,积聚乃伤;脾胃之间,寒温不次,邪气稍至,蓄积留止,大聚乃起。"《灵枢·百病始生》篇说:"积之所生,得寒乃生。""卒然外中于寒,若内伤于忧怒,则气上逆,气上逆则六俞不通,温气不行,凝血蕴裹而不散,津液涩渗,著而不去,而积皆成矣。"说明感受寒邪、情志内伤,或内外合邪可形成积聚。《难经》里还有伏梁、肥气、奔豚等病名,亦属积聚范畴。《难经·五十五难》明确了积与聚在病理及临床表现上的区别,指出:"积者五脏所生,聚者六腑所成"。《金匮要略·五脏风寒积聚病脉证并治》篇中进一步说明:"积者,脏病也,终不移;聚者,腑病也,发作有时。"《诸病源候论·积聚病诸候》对积聚的病因病机有较详的论述,认为积聚一般有一个渐积成病的过程,"诸脏受邪,初未能为积聚,留滞不去,乃成积聚"。对于积聚的治疗,《证治准绳·积聚》在总结前人经验的基础上,提出了"大抵治是病必分初、中、末三法"的主张,指出初治为积块未坚者,宜除之、散之、行之,虚者补之。中治为积块已坚,气郁已久,湿热相生,块日益大,治以清热祛湿,软坚消积,并须攻补兼顾。末治为块消及半,当停用攻药,改为补益气血,兼活血理气,导达经络。《景岳全书·积聚》篇认为积聚治疗"总其要不过四法,曰攻,曰消,曰散,曰补,四者而已",并创制了化铁丹、理阴煎等新方。《医宗必读·积聚》篇则提出了积聚分初、中、末三个阶段的治疗原则,"初者,病邪初起,正气尚强,邪气尚浅,则任受攻;中者,受病渐久,邪气较深,正气较弱,任受且攻且补;末者,病魔经久,邪气侵凌,正气消残,则任受补",受到后世医家的重视。在古代文献中,还有症瘕、痃癖、癖块、痞块之名,亦属积聚。

在西医学中,凡多种原因引起的肝脾肿大、腹腔肿瘤以及增生型肠结核等,多属"积"之范畴;胃肠功能紊乱、不完全性肠梗阻等原因所致的包块,则与"聚"关系密切。当这些疾病出现类似积聚的症候时,均可参照本节辨证论治。

【病因病机】

积聚的发生,多因情志失调,饮食所伤,寒邪内侵及他病转归,而致肝脾受损,脏腑失和,气机阻滞,瘀血内结而成。

(一)病因

1. 情志失调

情志为病,病及气分,则肝气郁结,气机阻滞,继而由气及血,使血行不畅,经脉不利,脉络瘀阻。若偏重影响气机的运行,则为聚;若气血瘀滞,日积月累,凝结成块则为积。

2. 饮食所伤

酒食不节,饥饱失宜,或恣食肥甘生冷,脾胃受损,运化失常,水谷精微不布,食滞、湿浊凝聚成痰,或食滞、虫积与痰气交阻,气机郁结,则成聚证。如痰浊气血搏结,气滞血瘀,脉络瘀塞,日久则可形成积证。

3. 感受寒邪

寒邪内袭,脾阳不运,湿痰内聚,阻滞气机,气滞而血瘀,痰瘀互结,积聚乃成。亦有外感寒邪,复因情志内伤,气因寒遏,脉络不畅,血脉凝滞而成积。

4. 他病转归

黄疸、胁痛病后,或黄疸经久不退,湿邪留恋,阻滞气血,气血蕴结;或久疟不愈,湿痰凝滞,脉络痹阻;或感染虫毒,如血吸虫,虫阻脉道,肝脾不和,气血不畅,脉络瘀阻;或久泻、久痢之后,脾气虚弱,营血运行涩滞。以上几种病证,日久不愈,均可转归演变为积证。

（二）病机

1. 基本病机

主要是气机阻滞，瘀血内结。聚证以气滞为主，积证以血瘀为主。

2. 病位

主要在肝脾，与胃、肠等脏腑有关。

3. 病理性质

本病初起，气滞血瘀，邪气壅实而正气未虚，病理性质多属实；积聚日久，病势较深，正气耗伤，可转为虚实夹杂之证。病至后期，气血衰少，体质羸弱，则往往转以正虚为主。而所谓虚实，仅是相对而言，因积聚的形成，总与正气虚弱有关。

4. 病机转化

本病的病机演变亦与正气有关，一般初病多实，久则虚实夹杂，后期则正虚邪实。聚证以气机阻滞为主，积证以瘀血凝滞为主。聚证病程较短，一般预后良好。少数聚证日久不愈，可以由气入血转化成积证。积证日久，瘀阻气滞，脾失健运，生化乏源，可导致气虚、血虚，甚或气阴两虚。若正气愈亏，气虚血涩，则积证不易消散，甚则逐渐增大。如病势进一步发展，还可出现出血、黄疸、鼓胀、水肿等严重变证。

【诊断要点】

1. 临床特征

积证以腹部可扪及或大或小、质地或软或硬的包块，并有胀痛或刺痛为临床特征。聚证以腹中气聚、攻窜胀痛、时作时止为临床特征。

2. 病史

常有情志失调、饮食不节、感受寒邪或黄疸、胁痛、虫毒、久疟、久泻、久痢等病史。

3. 辅助检查

聚证多属空腔脏器病变如胃肠道炎症、痉挛、梗阻等，依据病史、症状、体征大致可做出诊断，必要时可配合腹部 X 片、B 超等检查。积证多为肝脾肿大、腹腔肿瘤、增生型肠结核,必须结合 B 超、CT、MRI、胃肠钡剂 X 线检查及纤维内镜检查等以助于诊断。如积块日趋肿大,坚硬不平,应排除恶性病变的可能。

【鉴别诊断】

积聚应与痞满相鉴别。

痞满是一种自觉症状,以患者自觉脘腹部痞塞不通,满闷不舒为主的病证。腹部不能触及包块,亦无胀急之征。故临床上以此和积聚相区别。

【辨证论治】

(一)辨证要点

1. 辨积与聚的不同

积证病属血分,多为脏病,具有积块固定不移,痛有定处,病程较长,病情较重,治疗较难等特点。聚证病属气分,多为腑病,具有腹中包块时聚时散,发有休止,痛无定处,病程较短,病情较轻,一般容易治疗等特征。

2. 辨积聚之虚实

积聚的辨证需根据其病史长短、邪正盛衰及其伴随症状,以辨其虚实之主次。聚证多实证。积证初期,正气未虚,以邪实为主;中期,积块较硬,正气渐伤,邪实正虚;后期日久,瘀结不去,则以正虚为主。

(二)治疗原则

聚证重在调气,积证重在活血。聚证多实,病在气分,治疗以疏肝理气、行气消聚为基本治则。积证病在血分,以活血化瘀、软坚散结为基本治则。积证治疗宜分初、中、末三个阶段:积证初期属邪实,应予消散;中期邪实正虚,予消补兼施;末期以正虚为主,应予养正除积。

(三)分证论治

1. 聚证

(1)肝气郁滞

症候:腹中气聚或结块柔软,攻窜胀痛,时聚时散,脘胁之间时或不适。苔薄,脉弦。

症候分析:肝失疏泄,气机壅塞不通,故腹中气聚成块;腹中气聚,则攻窜胀痛,气散则胀痛即止;胺胁之间时或不适,脉弦均为肝气不舒,气机不利之象。本证的主要病机为肝郁气滞,气机阻滞。以腹中气聚,攻窜胀痛,时聚时散为审证要点。

治法:疏肝解郁,行气消聚。

方药:木香顺气散加减。方中以木香、砂仁、苍术、厚朴、陈皮、甘草(即香砂平胃散)行气温中,散寒化湿;配伍台乌药、桂皮、生姜、枳壳以增强温中理气的作用;香附、青皮疏肝理气解郁。如兼瘀象者,加延胡索、莪术等活血化瘀;若寒湿甚者,加高良姜、桂心、苍术、厚朴等温中散寒;若胀痛甚者,加川楝子、佛手、广木香等理气止痛;若肝郁化火,则去乌药、桂皮,加丹皮、栀子、黄芩、龙胆草以清肝泻火。若肝郁日久,化火伤阴,可酌选何首乌、玄参、麦冬、合欢皮、夜交藤等养阴安神。

(2)食滞痰阻

症候:腹胀或痛,便秘,纳差,时有如条索状物聚起于腹部,重按则胀痛更甚。舌苔腻,脉弦滑。

症候分析:食滞肠道,脾运失司,湿痰内生,痰食互阻,气机不畅,故见胀痛,便秘,纳呆;痰食阻滞,气聚不散,故腹部有条状物出现。苔腻,脉弦滑均为湿痰和气滞之征象。本证的主要病机为虫积,食滞,痰浊交阻,气聚不散。以腹胀痛,便秘,时有如条状物聚起于腹部,苔腻为审证要点。

治法:理气化浊,导滞散结。

方药:六磨汤加减。方中以沉香、木香、台乌药理气宽中,大黄、槟榔、枳实通腑导滞。若食积重者,酌加山楂、神曲、莱菔子等消食除胀;痰湿较甚者,则加法半夏、苍术等燥湿化痰;若因蛔虫结聚,阻于肠道所致者,可加入使君子、鹤虱、雷丸等驱蛔药物;若兼脾虚便溏、纳差者,可加党参、白术、鸡内金、炒麦芽等以健脾。

2.积证

(1)气滞血阻

症候:积块软而不坚,固着不移,兼有胀痛。舌苔薄白,脉弦。

症候分析:气滞血阻,脉络不和,积而成块,故胀痛并见,固着不移。病属初起,积犹未久,故软而不坚。脉弦为气滞之象。本证主要病机为气滞血瘀,积而成块。以积块软而不坚,固定不移为审证要点。

治法:理气活血,散瘀消积。

方药:柴胡疏肝散合失笑散加减。柴胡疏肝散疏肝理气,失笑散偏于活血止痛。方中以柴胡、青皮、川楝子行气止痛;丹参、延胡索、蒲黄、五灵脂活血散瘀。诸药合用,有流通气血,止痛消积的功用。若兼烦热口干,舌红,脉细弦者,加丹皮、山栀、赤芍、黄芩等凉血清热;如腹中冷痛,畏寒喜温,舌苔白,脉缓,可加肉桂、吴茱萸、全当归等温经祛寒散结;若积块渐硬,时有刺痛,宜加三棱、桃仁、赤芍活血通络。

(2)瘀血内结

症候:腹部积块明显,质地较硬,固定不移,经久不消,隐痛或刺痛,面暗消瘦,目光呆滞,胸闷,纳减乏力,耳轮或皮肤甲错,面颈胸臂有血痣赤缕,女子或见月事不下。舌质暗或紫有瘀斑瘀点,脉细涩。

症候分析:积块日久明显,硬痛不移,面暗,耳轮或皮肤甲错,是瘀血日久,新血不生,肌肤失养;纳减乏力,消瘦,目光呆滞,胸闷,系脾胃失调所致;女子月事不下,舌暗紫,脉细涩,均示病在血分,瘀血内结之象。本证主要病机为瘀血内结,正气损伤。以积块明显,固定不移伴瘀血征象为主要审证要点。

治法:祛瘀软坚,益气健脾。

方药:膈下逐瘀汤合六君子汤加减。膈下逐瘀汤重在行气活血,消积止痛。方中当归、川芎、桃仁、红花、赤芍、五灵脂、延胡索活血化瘀、通络止痛;香附、乌药、枳壳行气止痛;甘草益气缓中。六君子汤重在调补脾胃,益气健脾。药用党参、白术、茯苓、甘草健脾益气;半夏、陈皮化痰祛湿。如积块疼痛,加三棱、莪术、五灵脂、石见穿、延胡索、佛手片活血化瘀消积,行气止痛;如痰瘀互结,舌苔白腻者,可加白芥子、半夏、苍术等化痰散结药物;兼热象者,可加夏枯草、丹皮、玄参清热泻火散结。

(3)正虚瘀结

症候:久病体弱,腹中积块坚硬,疼痛渐剧,面色萎黄或黧黑,消瘦脱形,神倦乏力,饮食大减。舌质淡紫,少苔或光剥无苔,脉细数或弦细。

症候分析:积块日久,血络瘀结,故日益坚硬,疼痛加剧;中气大伤,运化无权,故饮食大减,神倦乏力,消瘦脱形;血瘀日久,新血不生,营气大虚,故面色萎黄,甚则黧黑;舌质淡紫光苔,脉细数或弦细,均为气血耗伤,津液枯竭,血瘀气机不利之象。本证主要病机为症积日久,中虚失运,气血虚少。以积块坚硬,消瘦脱形,饮食大减,舌光无苔为审证要点。

治法:补益气血,化瘀消积。

方药:八珍汤合化积丸加减。前方补益气血,药用熟地、白芍、当归、川芎养血活血;人参、白术、茯苓、甘草益气健脾。后方软坚散结,以三棱、莪术、苏木、五灵脂、阿魏、瓦楞子活血祛瘀消症;浮海石化痰软坚散结;香附、槟榔疏肝理气。气虚甚者,可加黄芪、怀山药、薏苡仁益气健脾;舌质光红无苔、脉象细数者,为阴液大伤,可加生地、玄参、麦冬、玉竹等养阴生津;血虚甚者,加何首乌、阿胶等养血补血。兼气滞者,加莱菔子、大腹皮、乌药理气消胀;瘀血甚者,可酌加丹参、桃仁、水蛭、鳖甲等活血软坚散结。

【转归预后】

一般情况下聚证易愈,积证难疗。若积证初起,能正确地治疗,医护得当,可望治愈或好转;至积证末期,若治疗得当,仍可减轻症状,延长寿命。若积证日久,肝脾失调,日久必及肾,肝、脾、肾三脏受损,气、血、水积于腹中,可转为鼓胀;若肝脾失调,湿热瘀结,肝胆疏泄失常,胆汁外溢,则转为黄疸。若积证日久肝脾两伤,肝失藏血,脾失统血,或瘀热灼伤血络,可导致出血。故积聚的病理演变与鼓胀、黄疸、血证关系密切。若出现鼓胀、神昏动风、血证等则预后凶险。

【预防调护】

积聚之病,与情志失和有关,保持情绪舒畅,对本病防治有重要意义。饮食上应少食肥甘厚腻及辛辣刺激之品,多吃新鲜蔬菜水果。注意劳逸适度,锻炼身体,增强体质,起居有时,注意冷暖。保持正气充沛,气血流畅,是预防积聚的重要措施。如有胃脘痛、胁痛、泄泻、便血等病证,应及早检查治疗。此外,在血吸虫流行区域,要杀灭钉螺,整治疫水,做好防护工作,避免感受虫毒。黄疸、疟疾、久泻、久痢等患者病情缓解后,要继续清理湿热余邪,疏畅气血,调理肝脾,防止邪气残留,气血瘀结成积。

对于积聚患者,要避免饮食过量,忌食生冷油腻,防止感寒受冷,以免寒湿积滞,损伤脾胃,凝滞气血。如见湿热、郁热、阴伤、出血者,要忌食辛辣酒热,防止进一步积热伤阴动血。保持情绪舒畅,有助于气血流通,积聚消散。积聚兼有气血损伤者,宜进食营养丰富、易于消化吸收的食物,以补养气血,促进康复。

第五章　肾系病证

水肿的概念,病机要点,治疗原则,分证论治;淋证的概念,辨证要点,治疗原则,分证论治;癃闭的概念,病机要点,治疗原则,分证论治,转归预后。

肾为"先天之本",藏真阴而寓真阳,主藏精,为人体生长、发育、生殖之本,具充脑、荣发、坚骨、固齿之用,有生发、温煦、滋养五脏六腑之功,只宜固藏,不宜泄露。肾主水,具有主管水液代谢的功能。人体水液代谢是一个复杂的过程,是在肺、脾、肾、胃、膀胱、大肠、小肠、三焦等脏腑的共同作用下完成的,其中肾起着主宰作用。肾的主宰作用表现在三个方面:一是肾阳的蒸腾气化。肺之通调水道,脾之运化输布水液,三焦的气化都有赖于肾中阳气的蒸腾气化。二是肾推动与调节整体水液代谢,对维持体内水液代谢平衡有着重要作用。三是肾主开阖,与尿液的排泄有关。膀胱位于少腹,其经脉络肾,与肾相表里。其生理功能主要为贮存、排泄尿液,化气行水。膀胱之气化,亦需肾之阳气的蒸腾气化。

临床上若肾精不足,髓海空虚,小儿易发五迟、五软,老人易骨折;若脑失所养,可致眩晕;若肾藏精功能减退,可致阳痿、不育,精关不固则见遗精、早泄;如果肾阳虚弱,蒸腾气化失常,水液代谢障碍而见小便不利、水肿或尿多、尿失禁等症。若肾气不足,开阖失度,阖多开少,则可见尿少、水肿;开多阖少,可见小便清长、尿量增多、尿频等症。若膀胱气化失司,可致小便频急、淋沥不尽、排尿不畅的淋证,甚则癃闭。

肾系病证常见水肿、淋证、癃闭、关格、遗精、阳痿、尿浊、早泄等。肾系病证以虚证为多见,主要病机为肾精气不足或肾阴阳亏虚,常见的症候有肾气不固、肾阳亏虚、肾阳虚水泛、肾阴虚火旺;膀胱病证有虚有实,临床实证以膀胱湿热为多见,虚证多与肾虚有关。肾系病证的发生除自身功能失调外,还与其他脏腑密切相关。肾主纳气,气根于肾而出于肺,故能助肺之吸气和肃降。若肾不纳气,则呼多吸少,可致喘证和哮病等。肾水上济于心,心火下交于肾,水火既济,则阴阳平衡。若水不济火,则致心肾不交的不寐。肾为先天之本,脾为后天之本,脾之健运,有赖于肾阳之温煦,而肾气之充沛,又需脾胃之补养;若肾阳不能温煦脾土,可致脾肾阳虚泄泻、水肿等。肝肾同居下焦,肝木需赖肾水之濡养,肾精充足,则肝亦得滋养。若肾水不能涵养肝木,肝阳上亢,可导致眩晕等。

　　肾系病证的治疗原则是"培其不足,不可伐其有余"。阴虚者忌辛燥、苦寒,宜甘润益肾之剂,使虚火降而阳归于阴,所谓"壮水之主,以制阳光";阳虚者忌凉润、辛散,宜甘温助阳之品,使阴寒散而阳能旺,所谓"益火之源,以消阴翳"。至于阴阳俱虚,则精气两伤,宜阴阳并补。根据阴阳互根原理,在滋补肾阴时,应适当配以补阳之品,所谓"善补阴者,必于阳中求阴,则阴得阳升而泉源不竭";在温补肾阳时,又应适当配伍补阴药,所谓"善补阳者,必于阴中求阳,则阳得阴助而生化无穷。"肾气不固,宜固摄肾气;阳虚水泛,宜温阳化气行水。膀胱虚寒证候,治当温肾化气为法;膀胱实证常施利尿、排石、活血、行气等通利之剂。肾与其他脏腑在病理上的关系非常密切,治疗肾系病证应从整天出发,在治疗肾的同时,兼治有关脏腑。

第一节　水　肿

　　水肿是指体内水液潴留,泛滥肌肤,临床以头面、眼睑、四肢、腹背,甚至全身浮肿为特征的一类病证。

　　本病在《黄帝内经》已有明确认识,称为"水",根据不同症状分为"风水""石水""涌水"。其发病原因,《素问·水热穴论》指出"故其本在肾,其末在肺,"《素问·至真要大论》又说"诸湿肿满,皆属于脾"。至于治法,《素问·汤液醪醴论》早已指出"平治于权衡,去宛陈莝……开鬼门,洁净府"等原则,沿用至今。《金匮要略·水气病脉证并治》则称为"水气",从病因脉症分风水、皮水、正水、石水、黄汗五种类型;又根据五脏证候分为心水、肺水、脾水、肝水、肾水,在治疗上提出发汗与利尿两大原则,即"诸有水者,腰以下肿,当利小便;腰以上肿,当发汗乃愈"。隋朝巢元方《诸病源候论·水肿病诸候》开始把"水肿"作为各种水病的统称,认为"水病无不由脾肾虚所为"。唐朝孙思邈在《备急千金方·水肿》中对水肿的认识续有阐发,首次提出水肿必须忌盐。宋朝严用和将水肿分为阴水、阳水两大类,并在前人汗、利、攻基础上,倡导温脾暖肾法,开创了补法治水肿先例。此后,《仁斋直指方·水肿方论》创用活血利水法治疗瘀血水肿,明朝李梴《医学入门·水肿》中提出了疫毒致水肿的病因学说,对水肿认识日趋成熟。

　　西医学中的急、慢性肾小球肾炎,肾病综合征,继发性肾小球疾病,心功能不全,内分泌失调及营养不良等疾患所出现的水肿,均可参照本节辨证论治。

【病因病机】

水肿的病因主要有外感和内伤两类,外感为风邪袭表,疮毒内侵,感受水湿所致;内伤为饮食所伤,劳欲体虚所致。其基本病机为肺失通调,脾失转输,肾失开阖,三焦气化不利。

(一)病因

1. 风邪袭表

风为六淫之首,多夹寒夹热袭人,风寒或风热之邪袭表,或由皮毛肌腠、口鼻,侵袭肺卫,肺失宣降,通调失司,水道不利,风水相搏,泛溢肌肤发为水肿。

2. 疮毒内侵

咽喉肿烂或肌肤患痈疡疮毒,湿热之毒不得外散,内侵肺脾,致津液气化失常,水液内停,发为水肿。

3. 感受水湿

冒雨涉水,或久居潮湿处所,寒湿内侵,困遏于脾,脾虚不能运化水湿,水湿泛滥,发为水肿。

4. 饮食所伤

过食肥甘厚味,或嗜食辛辣过度,久则损伤脾胃;或饮食失于调摄,摄养不足,脾气虚弱,以致脾阳不振,运化失司,水湿内生,泛滥肌肤,发为水肿。

5. 劳欲体虚

先天禀赋不足,肾气亏虚,或久病劳倦过度,纵欲无节,或生育过多、产后,损伤脾肾,脾肾两虚,水湿输化失常,水泛肌肤,发为水肿。

总之,形成水肿的原因有内、外两个方面,外因主要是风(风寒、风热)、疮毒、湿(热、毒)、水湿;内因主要是饮食所伤,劳欲体虚,导致水液潴留或泛滥肌肤而成水肿。主要病因为风、寒、湿、热、毒、瘀、气滞。肺、脾、肾三脏功能失调为发病根本。

(二)病机

1. 基本病机

肺失通调,脾失转输,肾失开阖,三焦气化不利。

2. 病位

水肿的病位在肺、脾、肾三脏，其中与肾的关系最为密切。因肾主一身之水，主司气化，故水肿以肾为本，以肺为标，以脾为制水之脏。

3. 病理性质

水肿病理性质有阴水阳水之分。阳水属实，是由风邪袭表，疮毒内侵，感受水湿所致，病变脏腑以脾、肺为主；阴水多虚，由劳欲体虚所致，病变脏腑以脾、肾为主。

4. 病机转化

阴水、阳水可互相转化。阳水久延不退，或屡经反复，正气渐虚，脾肾之阳日伤，可转为阴水；阴水每因复感外邪或饮食不慎，导致水肿突然加剧，转为阳水，形成本虚标实之证。其次，水肿各证之间亦互有联系，如阳水的风水相搏证，若风去湿留，可转为水湿浸渍证。水湿浸渍证由于体质差异，湿有寒化、热化的不同。水湿郁而化热，可转为湿热壅盛证；水湿伤及脾阳，则转为脾阳虚水泛证；甚者脾虚及肾又可成为肾阳虚水泛证。湿热壅盛证，如热郁伤阴或肾阳虚衰，阳伤及阴，则可表现为阴虚或阴阳两虚证。

【诊断要点】

1. 临床特征

水肿先从眼睑或下肢开始，继及四肢和全身。轻者仅眼睑或足胫浮肿，重者全身皆肿，甚则腹大胀满，气喘不能平卧。更严重者可见尿闭或尿少，恶心呕吐，口有秽味，鼻衄齿衄，头痛，抽搐，神昏，谵语等危象。

2. 病史

患者可有乳蛾、心悸、疮毒、紫癜以及久病体虚病史。

3. 辅助检查

检查尿常规、血常规、肾功能、肝功能、心电图、肝肾 B 超等。若考虑心源性水肿需查心脏超声、胸片，明确心功能级别；考虑肾性水肿需检测 24 小时尿蛋白总量、蛋白电泳，血脂，补体 C_3、C_4 及免疫球蛋白，肾穿刺活检有助于鉴别原发性或继发性肾病。女性患者还应考虑做抗核抗体、双链 DNA 抗体检查，必要时进行肾穿刺活检，以排除狼疮性肾炎。另外可查 T_3、T_4 及 FT_3、FT_4 以排除黏液性水肿。

【鉴别诊断】

水肿应与鼓胀相鉴别。

鼓胀是肝、脾、肾功能失调,气、血、水结于腹内,以单腹胀大,腹胀大如鼓,皮色苍黄,腹皮脉络暴露为主要特征,肢体多不肿,反见瘦削,后期可伴见轻度肢体浮肿。而水肿则是肺、脾、肾功能失调,三焦气化不利,导致水液泛滥肌肤,以头面或下肢先肿,继而全身,水肿甚者可见腹部胀大,但一般皮色不变,腹壁无脉络暴露。

【辨证论治】

(一)辨证要点

1. 辨阴水阳水

凡由风邪、水湿、湿毒、湿热诸邪所致,发病较急,证见表、热、实证者,多属阳水;凡饮食劳倦,房劳过度,损伤脾肾所致,或由阳水转来,起病较缓,病程较长,证见里、虚、寒证者,多属阴水。但阴水、阳水并非一成不变,可以互相转化。

2. 辨病位

眼睑浮肿,继而四肢皆肿,伴恶寒发热、咳嗽者,病位在肺;周身浮肿,肢体困重,脘闷纳呆,病位在脾;面浮肢肿,腰以下为甚,伴腰酸软,病位在肾;面浮肢肿,惊悸怔忡,病位在心;周身浮肿,胁肋胀满,嗳气不舒,病位在肝。五脏可单独发病,亦可兼而为病。

(二)治疗原则

本病的治疗原则是发汗("开鬼门")、利小便("洁净府")和攻下逐水("去宛陈莝")。阳水以祛邪为主,可用发汗、利水、攻逐,或配合清热解毒、理气化湿等法;阴水当以扶正为主,可用健脾、温肾,同时配以利水、养阴、活血、祛瘀等法。对于虚实夹杂者,则当兼顾,或先攻后补,或攻补兼施。

(三)分证论治

1. 阳水

(1)风水相搏

证候:初起眼睑浮肿,继则四肢及全身皆肿,来势迅速,多有恶寒发热,无汗,肢节酸楚,小便不利等。偏于风寒者,舌淡红,苔薄白,脉浮滑或浮紧;偏于风热者,伴咽喉肿痛,舌质红,苔薄黄,脉浮滑数。

证候分析:风邪袭表,肺失宣降,不能通调水道,下输膀胱,风遏水阻,泛溢肌肤,故见小便不利,全身浮肿;风为阳邪,其性轻扬,风水相搏,故水肿先见于颜面,继而遍及全身,伴见风寒或风热表证。本证主要病机为风邪袭表,肺失通调,风水相搏。以眼睑浮肿显著,来势迅速,伴有表证为审证要点。

治法:疏风解表,宣肺行水。

方药:越婢加术汤加减。方中麻黄宣散肺气,发汗解表,以祛在表之水气;生石膏解肌清热;白术、甘草、生姜、大枣健脾化湿。可酌加浮萍、泽泻、茯苓以助宣肺利水消肿。风热偏盛,加连翘、金银花、桔梗、板蓝根、鲜茅根清热利咽,解毒散结;风寒偏盛,去石膏,加苏叶、桂枝、防风祛风散寒;汗出恶风,一身悉肿,卫阳已虚者,则用防己黄芪汤加减,以益气行水。

(2)湿毒浸淫

证候:眼睑浮肿,迅及全身,尿少色黄,身发疮痍,甚者溃烂,或伴恶风发热。舌质红,苔薄黄,脉浮数或滑数。

证候分析:湿毒伤及肌肤,故肌肤疮痍;湿毒未能及时清解消散,内归脾、肺,水湿不运,则全身浮肿,尿少色黄;湿毒侵袭,营卫不和,则见恶风发热之象;舌质红,苔薄黄,脉浮数或滑数,是风邪夹湿毒之征。本证主要病机为湿毒内归脾肺,三焦气化不利,水湿内停。以眼睑浮肿,迅及全身,身发疮痍,甚者溃烂为审证要点。

治法:宣肺解毒,利湿消肿。

方药:麻黄连翘赤小豆汤合五味消毒饮加减。前方宣肺清热,利水消肿;后方清热解毒祛湿。前方麻黄、杏仁、桑白皮,宣肺行水;连翘清热散结;赤小豆利水消肿(原方中生姜、大枣可去)。后方以金银花、野菊花、蒲公英、紫花地丁、紫背天葵清热解毒祛湿,消除疮痍。若湿盛而糜烂者,加苦参、土茯苓;若风盛而瘙痒者,加白鲜皮、地肤子;若血热而红肿,加丹皮、赤芍;若大便不通,加大黄、芒硝。

(3)水湿浸渍

证候:全身水肿,下肢尤甚,按之没指,小便短少,肿势日盛,身体困重,胸闷腹胀,纳呆泛恶。苔白腻,脉沉缓。病势缓慢,病程较长。

证候分析:水湿之邪,浸渍肌肤,壅滞不行,故全身浮肿;水湿内聚,三焦决渎失司,膀胱气化失常,所以小便短少;水湿日增而无出路,泛溢肌肤,所以肿势日甚,按之没指;脾为湿困,阳气不得舒展,故见身重,胸闷腹胀,纳呆泛恶等;苔白腻,脉濡缓,均为湿盛脾弱之征。本证主要病机为水湿浸渍,脾阳受困,湿浊不化。以全身水肿,按之没指,身体困重,少便短少为审证要点。

治法:运脾化湿,通阳利水。

方药:五皮饮合胃苓汤加减。前方理气化湿利水;后方通阳利水,燥湿运脾。前方以桑白皮、陈皮、大腹皮、茯苓皮、生姜皮理气化湿利水。后方由平胃散与五苓散二方相合而成,方中苍术、白术、茯苓、陈皮、厚朴燥湿运脾;猪苓、泽泻利水消肿;桂枝通阳化气行水(方中甘草甘缓壅中可去)。若肿甚而喘,加麻黄、杏仁、葶苈子宣肺泻水以平喘;脘闷腹胀甚,中阳不运者,可加川椒目、干姜温脾化湿。

(4)湿热壅盛

证候:遍身浮肿,皮肤绷急光亮,脘腹胀闷,烦热口渴,小便短赤,或大便干结。舌红,苔黄腻,脉沉数或濡数。

证候分析:水湿之邪,郁而化热,或湿热之邪壅于肌肤经隧之间,故遍身浮肿而皮肤绷急光亮;由于湿热壅滞三焦,气机不畅,故脘腹胀闷;热盛津伤,则烦热口渴,小便短赤,大便干结;苔黄腻,脉沉数或濡数均为湿热之征。本证主要病机为湿热内盛,壅滞三焦,气滞水停。以遍身浮肿,烦热口渴,小便短赤,苔黄腻为审证要点。

治法:分利湿热。

方药:疏凿饮子加减。方中羌活、秦艽疏风解表,使在表之水从汗而疏解;以大腹皮、茯苓皮、生姜皮协同羌活、秦艽以去肌肤之水;用泽泻、木通、椒目、赤小豆协同商陆、槟榔通利二便,使在里之水邪从下而夺。烦热,口渴,加栀子、黄芩、黄檗;大便不通,加大黄、枳实、厚朴;尿血,加大蓟、小蓟、白茅根;肿甚喘满,加葶苈子、桑白皮、杏仁、防己。

若湿热久羁,亦可化燥伤阴,可见水肿与伤阴并见之象,一则水湿潴留而水肿,一则津液亏耗而口咽干燥,大便干结。此时,滋阴有助水邪之弊,利水又伤阴,治当兼顾,可用《伤寒论》猪苓汤,滋阴清热利水。

2.阴水

(1)脾阳虚衰

证候:肢体浮肿日久,腰以下为甚,按之凹陷不起,脘腹胀闷,纳呆便溏,面色无华,神倦肢冷,小便短少。舌质淡,苔白腻或白滑,脉沉缓或沉弱。

证候分析:中阳不振,健运失司,气不化水,以致下焦水邪泛滥,故肢体浮肿,腰以下尤甚,按之凹陷不起;脾虚运化无权,故脘闷纳呆,腹胀便溏;脾虚气血生化乏源,则面色无华;阳不温煦,则神疲肢冷;气不化水,水湿不行,则小便短少;苔白腻或白滑,脉沉缓或沉弱是脾阳虚衰,水湿内聚之征。本证主要病机为脾阳虚衰,运化无权,土不制水。以肢体浮肿,腰以下为甚,纳呆便溏,神倦肢冷为审证要点。

治法:健脾温阳利水。

方药:实脾饮加减。方中干姜、附子、草果温运脾阳;白术、茯苓、甘草、生姜、大枣健脾和中,上药合用健脾治本;大腹皮、木瓜、木香、厚朴理气行水,气行则水行。若气短声弱,气虚甚者,可加党参、黄芪健脾补气;若小便短少,可加桂枝、泽泻、车前子以助膀胱化气行水。

若由长期饮食失调,脾胃虚弱,化源不足,气虚湿阻者,治宜益气健脾,可选用参苓白术散加黄芪;兼阳虚者加附子以温阳益气,并配以饮食调养。

(2)肾阳衰微

证候:面浮身肿,腰以下尤甚,按之凹陷不起,腰部冷痛酸重,尿少或增多,四肢逆冷,怯寒神疲,甚则心悸,喘促难卧,面色晦暗或淡白。舌质淡胖,苔白,脉沉细或沉迟无力。

证候分析:肾阳亏虚,命门火衰,阳不化气,水湿下聚,故见腰以下肿甚,按之凹陷不起;水气上凌心肺,故见心悸喘促难以平卧;腰为肾之府,肾虚而水气内盛,故腰部冷痛酸重;肾与膀胱相表里,肾阳不足,膀胱气化无权,故尿少,若肾气不固,则小便反多;肾阳亏虚,命门火衰,阳气不布,不能温养肢体,故四肢逆冷,怯寒神疲;阳气不能温煦上荣,肾水之色外现,故面色灰滞;面白无华,舌质胖淡,苔白,脉沉细或沉迟无力,均为阳气虚衰,水湿内盛之候。本证主要病机为肾阳虚衰,气化无权,水湿内盛。以面浮身肿,腰以下为甚,按之没指,腰部冷痛酸重,四肢逆冷为审证要点。

治法:温肾助阳,化气行水。

方药:济生肾气丸合真武汤加减。前方重在温补肾阳,后方功专温阳利水。方中六味地黄丸滋补肾阴,以阴中求阳;配肉桂、附子温补肾阳,两相配合,则能补水中之火,温肾中之阳气;用白术、茯苓、泽泻、车前子健脾渗湿,通利小便;生姜温散水寒之气;白芍调和营阴缓附子辛燥之性;牛膝引药下行,直趋下焦,强壮腰膝。若小便清长量多,去泽泻、车前子,加菟丝子、补骨脂以温固下元;若肾阳虚衰,以面部浮肿为主,怯寒,神疲,肢冷者,可用右归丸为主加减化裁;若病久阳损及阴,可致肾阴亏损,症见五心烦热,口燥咽干,舌红,脉细数者,则又可以左归丸化裁为宜。

若肾阳虚极,中阳衰败,油阴上逆,见神倦嗜睡,泛恶呕吐,甚至口中尿味,病情严重,宜用制大黄、牡蛎、半夏以扶阳泄浊。此外,对顽固不消的水肿,常合活血化瘀之品,取血行水亦行之意,常用药有益母草、泽兰、桃仁、红花等。若见肾水凌心射肺,心阳被遏,瘀血内阻,出现心悸,喘促难卧,唇绀,宜重用制附片,去肉桂加桂枝、黄芪、丹参、葶苈子等温补心肾,活血行水,并配合抢救。

(3)瘀水互结

证候:水肿日久不退,肿势轻重不一,四肢或全身浮肿,下肢为甚,小便短少,或腰部刺痛,或伴尿血,肌肤或有紫红斑块,妇女月经不调或闭经。舌质暗红或暗紫,或有瘀点、瘀斑,脉沉细涩。

证候分析:水湿之邪,日久阻滞经络,或因水停气滞,血行不畅,以致血瘀,水湿与瘀血互结,故水肿日久不退,四肢或全身浮肿,肌肤出现紫红斑块,妇女月经不调或闭经;瘀血阻络,故腰部刺痛;瘀血阻络,血不循经,则可伴尿血;舌脉皆为瘀血之征。本证主要病机为瘀水互结,水停湿阻,气化不利。以水肿日久不退,肌肤出现紫红斑块,舌质紫暗或瘀斑等瘀血征象为审证要点。

治法:活血祛瘀,化气行水。

方药:桃红四物汤合五苓散加减。前方重在活血化瘀,方中桃仁、红花、赤芍、川芎活血化瘀;当归、地黄养血活血。后方重在通阳化气行水,桂枝通阳化气;白术、茯苓、泽泻、猪苓健脾渗湿利水。可加益母草、泽兰、凌霄花以增强化瘀利水之功。气虚者,加黄芪、党参益气行水;阳虚者,加附子温阳行水。

【转归预后】

水肿预后,一般而言,阳水易消,阴水难退。阳水初起,或由于摄养不足引起的浮肿,及时治疗,合理调养,预后较好。若属阴水,病程较长,反复发作,正虚邪恋,则缠绵难愈。

水邪壅盛或阴水日久,肾气虚衰,水湿潴留,均可出现水邪凌心犯肺的危重证候。阴水病久,或肿退之后,正虚不复,脾肾统摄固藏失职,精微下泄,气血阴阳严重亏损,脏气日渐虚衰,则可转为虚劳重证。若肺、脾、肾功能失调,致膀胱气化不利,可见小便点滴或闭塞不通,则可转为癃闭。若水肿后期,肾阴衰败,气化无权,浊毒内闭,可发展为关格危候。若阳损及阴,又可形成肝肾阴虚,肝阳上亢之眩晕证。

【预防调护】

水肿初期,应吃无盐饮食。肿势渐退后,逐步改为低盐,最后恢复普通饮食。忌食辛辣、油腻、生冷、酒等物品。注意皮肤清洁,避免皮肤破损。水肿甚时,应记录每日尿量,尿量少于500ml时,应警惕癃闭发生。若因营养障碍者,饮食宜富含蛋白质,清淡易消化即可,不必过于强调无盐。尚需注意摄生,起居有时,预防感冒,避免外邪侵袭;不宜过度疲劳,注意节制房事,以免劳伤肾元。要禁用或慎用对肾有损害药物,根治喉蛾、疮痈。

第二节　淋　证

淋证是因外感湿热、饮食不节、情志失调、体虚劳欲,导致肾与膀胱气化不利或气化无权,以小便频数短涩,淋沥刺痛,小腹拘急,或痛引腰腹的病证。

淋之名称,始见于《黄帝内经》,《素问·六元正纪大论》称本病为"淋""淋闷"。淋者,淋沥不尽,如雨淋而下;闷,通秘,不通之意。指出淋证为小便淋沥不畅,甚或闭阻不通之病证。汉朝张仲景在《金匮要略·五脏风寒积聚病脉证并治》中称为"淋秘",《金匮要略·消渴小便不利淋病脉证并治》曰:"淋证之为病,小便如粟状,小腹弦急,痛引脐中。"是对淋证临床表现的早期描述。淋证的分类,《中藏经》已有冷、热、气、劳、膏、砂、虚、实八种,为淋证临床分类的雏形。《诸病源候论》指出了淋证的主要病机为"肾虚而膀胱热",把淋证分为石、劳、气、血、膏、寒、热七种,而以"诸淋"统之。唐朝《备急千金要方》提出"五淋"之名,《外台秘要》具体指明五淋的内容,"集验论五淋者:石淋、气淋、膏淋、劳淋、热淋也",宋朝《济生方》又分为气、石、血、膏、劳淋五种。上述两种五淋所指内容的差异在于血淋、热淋的有无,究其原因,乃基于《诸病源候论·诸淋病候》的"血淋者,是热淋之甚者"这一观点,即热淋和血淋同属一类,只有程度轻重不同。按临床实际,热淋、血淋均属常见,故本篇分为气淋、血淋、热淋、膏淋、石淋、劳淋六种。

西医学中某些泌尿系疾病,如急、慢性泌尿系感染,泌尿系结石,泌尿系结核,急、慢性前列腺炎,化学性膀胱炎,乳糜尿等疾患表现淋证特征者,均可参照本节辨证论治。

【病因病机】

淋证的病因主要为外感湿热、饮食不节、情志失调、体虚劳欲。其主要病机为湿热蕴结下焦,肾与膀胱气化不利或气化无权。

（一）病因

1. 外感湿热

下阴不洁,秽浊之邪上逆,内犯膀胱,酿成湿热,湿热久蕴,肾与膀胱气化不利,发为淋证。

2. 饮食不节

嗜食辛辣肥甘厚腻之品,或嗜酒太过,脾胃运化失常,积湿生热,湿热下注膀胱,膀胱气化不利,而成淋证。

3. 情志失调

忧思恼怒,肝气郁结,气滞膀胱或气郁化火,气火互结,膀胱气化不利,发为淋证。

4. 体虚劳欲

禀赋不足,或老年肾亏,多产多育,久病劳欲过度,肾气虚衰,或久淋不愈,耗伤正气,脾肾两虚,肾与膀胱气化无权,发生淋证。

（二）病机

1. 基本病机

湿热蕴结下焦,膀胱气化不利是淋证初起的病机所在。而脾肾两虚,肾与膀胱气化无权是淋证久治不愈的病机关键。

2. 病位

在膀胱和肾,且与肝脾密切相关。

3. 病理性质

有实有虚,且多见虚实夹杂。初起多因湿热为患,正气尚未虚损,故多实证。但淋久湿热伤正,由肾及脾,每致脾肾二虚,由实转虚。亦可因邪气未尽,正气渐伤,或虚体受邪,则成正虚邪实的虚实夹杂证。常见阴虚夹湿热,气虚夹水湿等。因此,淋证多以肾虚为本,膀胱湿热为标。

4. 病机转化

淋证虽有六淋之分,但各种淋证之间的虚实可相互转化。如实证的热淋、血淋、气淋可转化为虚证的劳淋;反之虚证的劳淋,也可能转化为实证的热淋、血淋、气淋;其次是某些淋证间可以相互转化或同时并见,如热淋可转为血淋,血淋也可诱发热淋;又如在石淋的基础上,再发生热淋、血淋,或膏淋并发热淋、血淋等。

【诊断要点】

1. 临床特征

小便频数短涩,淋沥刺痛,小腹拘急,或痛引腰腹为各种淋证的基本特征,是诊断淋证的主要依据,但还需根据各种淋证的临床特征,再确定各类淋证。

2. 病史

本病多见于已婚女性,每因疲劳、情志变化、不洁房事、感受外邪等而诱发。病久或反复发作后,常伴有低热、腰痛、小腹坠胀、疲劳等症。

3. 辅助检查

一般尿常规为首选,泌尿道感染时尿中白细胞增多为主;中段尿细菌培养、尿亚硝酸盐试验有助于诊断尿路感染;尿沉渣找结核杆菌,做结核菌素试验,有助于诊断尿路结核;肛门指检前列腺及前列腺液常规检查,有助于诊断前列腺炎;尿中白细胞增多为主时,多见于泌尿道结石、膀胱癌,应做泌尿道 B 超、X 线腹部平片、静脉肾盂造影、尿中找脱落细胞、膀胱镜等检查;乳糜尿者应做尿乙醚试验,必要时做淋巴管造影摄片检查。各项检查无异常者,多为尿道综合征。

【鉴别诊断】

本病证应与癃闭、尿血、尿浊相鉴别。

1. 癃闭

癃闭是以小便量少,点滴而出,甚至闭塞不通为主要特征。二者均有小便量少,排尿困难症状。但淋证尿频而疼痛,且每日排尿量多为正常,癃闭则无尿痛,每日排尿量低于正常,严重时甚至无尿。

2. 尿血

血淋与尿血均有小便出血、尿色红赤,甚至溺出纯血等症状,其鉴别的要点是尿痛的有无。尿血多无疼痛之感,虽亦间有轻微的胀痛或热痛,但终不如血淋的小便滴沥而疼痛难忍。

3. 尿浊

膏淋与尿浊都可见小便混浊,但尿浊在排尿时无疼痛滞涩感。

【辨证论治】

（一）辨证要点

1. 辨淋证的类型

诸淋证除上述共同临床特征外，又各具不同的特殊表现：

（1）热淋：起病多急，小便短赤灼热刺痛，或伴恶寒发热等。多因湿热蕴结下焦，膀胱气化不利而致。

（2）气淋：小腹胀满，小便艰涩疼痛，尿后余沥不尽。多因肝郁气滞，气火郁于膀胱而致；或因脾虚下陷而致。

（3）石淋：发作时腰腹绞痛难忍，或小便排出砂石，或排尿突然中断，尿道窘迫疼痛，或肉眼可见血尿。常因湿热久蕴，煎熬尿液，尿中杂质结为砂石，石阻尿道而致。

（4）血淋：小便热涩刺痛或不显著，尿色深红或夹有血块。多因湿热虚火损伤血络，迫血外溢而致；或因脾虚不能统摄血液而致。

（5）膏淋：小便浑浊如米泔水或滑腻如脂膏。多因湿热蕴结下焦，脂液不循常道，清浊相混而致；或因肾气虚衰，固涩无权，不能制约脂液而致。

（6）劳淋：小便淋沥不尽，涩痛不显著，腰酸痛，时作时止，遇劳倦或房劳即加重或诱发。常因淋证反复发作，脾肾两虚而致。

2. 辨淋证的虚实

湿热蕴结下焦，膀胱气化不利是淋证初起的基本病机。淋证初起或在急性发作阶段属实证，多因膀胱湿热、砂石结聚、气机阻滞、膀胱气化不利所致，其病程较短，主要表现为小便涩痛不利。病变反复发作，或因久病多虚而致者，病在脾肾，膀胱气化无权，其病程长，主要表现为小便频急，痛涩不甚。同一种淋证，由于病因的不同，也有虚实之分，如气淋之证，既有实，又有虚，实证缘于气滞不利，虚证缘于气虚下陷，一虚一实，迥然有别。

3. 辨标本缓急

虚实夹杂者，须分清标本虚实主次，一般按照正气为本，邪气为标；病因为本，证候为标；旧病为本，新病为标等标本关系，来进行分析判断。如劳淋正虚为本，热淋邪实为标；热淋湿热蕴结膀胱为本，而热淋证候为标；石淋并发热淋时，石淋为本，热淋为标。同样，石淋并发热淋时，如无尿道阻塞标实情况，应先治热淋，再治石淋;若石淋不愈,则热淋可有再发可能,故治疗热淋后,必须顾及根治石淋本病。

(二)治疗原则

实则清利,虚则补益,是治疗淋证的基本原则。实证中以膀胱湿热为主者,治宜清热利湿;以热伤血络为主者,治宜凉血止血;以砂石结聚为主者,治宜通淋排石;以气滞不利为主者,治宜利气疏导。虚证以脾虚为主者,治宜健脾益气;以肾虚为主者,治宜补虚益肾。同时,正确掌握标本缓急,在淋证治疗中尤为重要。对虚实夹杂者,又当通补兼施。审其主次缓急,兼顾治疗。

(三)分证论治

1. 热淋

证候:小便频数短涩,灼热刺痛,溺色黄赤,少腹拘急胀痛,或发热恶寒、口苦、呕恶,或腰痛拒按,或大便秘结。苔黄腻,脉濡数。

证候分析:本证常因湿热侵入下焦,膀胱气化不利而致。湿热蕴结膀胱,膀胱气化失司,故见小便频数短涩,灼热刺痛,溺色黄赤;腰为肾之府,湿热之邪侵犯于肾,气机不畅,则腰痛拒按;湿热内蕴,邪正相争,故见发热、恶寒;湿热郁蒸,邪郁少阳胆,则见口苦,呕恶;热甚伤津,肠失濡润,则大便秘结;苔黄腻,脉濡数,均系湿热之征。本证主要病机为湿热蕴结下焦,膀胱气化不利,以小便频数短涩,灼热刺痛,溺色黄赤为审证要点。

治法:清热利湿通淋。

方药:八正散加减。方中篇蓄、瞿麦、木通、车前子、滑石通淋利湿;大黄、山栀、甘草梢清热泻火。热甚者,加金银花、蒲公英、黄檗、紫花地丁清热解毒;若大便秘结,腹胀者,可重用生大黄,加枳实,以通腑泄热;若伴见寒热往来,口苦,呕恶者,可合小柴胡汤和解少阳;若湿热伤阴者去大黄,加生地、知母、白茅根养阴清热;若热毒弥漫三焦,又当急则治标,用黄连解毒汤合五味消毒饮,以清热泻火解毒。

2. 石淋

证候:尿中时夹砂石,小便艰涩,时或尿来中断,尿道窘迫疼痛,少腹拘急,或突发腰腹绞痛难忍,尿中带血,或兼尿频急,灼热而痛。舌色如常或红,苔正常或黄腻,脉滑数或弦数。

证候分析:本证常因湿热蕴结下焦,煎熬尿液成石,砂石阻碍气机而致。结石内停,故尿时夹砂石,小便艰涩;砂石随尿流而下,使尿道突然阻塞,故时或尿来中断;砂石阻闭气机,使气郁血瘀,则见腰腹绞痛难忍;石伤血络,则见尿血;若兼湿热下注,则尿频急灼热而痛;舌红苔黄腻,脉弦滑数均为湿热、砂石蕴结下焦之征。本证主要病机为湿热蕴结下焦,煎熬尿液成石,膀胱气化不利。以尿中夹砂石,小便艰涩,或突发腰腹绞痛,或排尿中断,尿中带血为审证要点。

治法:清热利湿,排石通淋。

方药:石韦散加减。方中石韦、滑石、冬葵子通淋滑窍,排泄砂石;车前子降火利水;瞿麦利水通淋。可以加金钱草、海金沙以加强利水通淋;加鸡内金化石;加炒甲珠、王不留行活血软坚;加青皮、沉香增强理气导滞功效;如兼尿血去炮甲珠、王不留行,加大蓟、小蓟、白茅根,以凉血止血;若兼腰腹绞痛难忍者,加白芍、甘草缓急止痛;若舌质紫暗,兼有瘀象者,可酌加三棱、莪术、桃仁、红花破气活血、化瘀散结;若石淋病久,砂石不去,证见虚实夹杂,当标本兼顾,气虚者,用补中益气汤加金钱草、海金沙、冬葵子等益气通淋;气血亏虚者,宜用八珍汤,阴液耗伤者,用六味地黄丸,酌加适量排石通淋药标本兼治;若结石过大,难以排出者,可碎石后再服药;若结石过大,阻塞尿路,肾盂严重积水者,宜手术治疗。

3. 气淋

证候:实证者,小便涩滞,淋沥不宣,少腹满痛,苔薄白,脉多沉弦。虚证者,少腹坠胀,尿有余沥,面白无华,舌质淡,脉虚细无力。

证候分析:实证常因肝气郁结而致;虚证常因脾气亏虚而致。少腹乃足厥阴肝经循行之处,情志抑郁,肝失条达,气机郁结,膀胱气化不利,故见小便涩滞,淋沥不宣,少腹满痛;脉沉弦为肝郁之征,此属气淋之实证。如病久不愈,或过用苦寒疏利之品,耗伤中气,气虚下陷,故见少腹坠胀;气虚不能摄纳,故尿有余沥;面白无华,舌淡,脉虚细,均为气血亏虚之征。此属气淋之虚证。本证实证病机为气机郁结,阻滞下焦,膀胱气化不利,以小便涩滞,少腹满痛为审证要点。虚证病机为中气下陷,膀胱气化无权,以少腹坠胀,尿有余沥,面白无华为审证要点。

治法:实证宜利气疏导,利尿通淋;虚证宜补中益气。

方药:实证用沉香散加味。方中沉香、陈皮利气;当归、白芍养血和血;甘草清热;石韦、滑石、冬葵子、王不留行利尿通淋。胸闷胁胀者,可加青皮、乌药、小茴香以疏肝理气;日久气滞血瘀者,可加红花、赤芍、川牛膝以活血行瘀。虚证用补中益气汤,益中气升陷。若兼血虚肾亏者,可用八珍汤加杜仲、续断、牛膝,以益气养血,脾肾双补。

4.血淋

证候:实证者,小便热涩刺痛,尿色深红,或夹有血块,小腹疼痛满急加剧,或见心烦,苔黄,脉滑数。虚证者,尿色淡红,尿痛涩滞不显著,腰酸膝软,神疲乏力,舌淡红,脉细数。

证候分析:实证常因湿热下注膀胱,热盛伤络和迫血妄行而致;虚证常因虚火伤络或脾虚不能统血而致。湿热下注膀胱,热盛伤络,迫血妄行,血溢小便,故小便热涩刺痛,尿色深红,或夹有血块;血块阻塞尿路,故小腹疼痛满急加剧;若心火亢盛,则可见心烦;苔黄,脉滑数,为实热之征;若病延日久,损伤肾阴,阴虚火旺,虚火灼络,络伤血溢,则见尿色淡红,涩痛不明显,腰膝酸软,为血淋之虚证。实证病机为湿热下注膀胱,热盛伤络,以小便热涩刺痛,尿色深红伴实热症状为审证要点;虚证病机为肾阴不足,虚火灼络,以尿色淡红,尿痛涩滞不显著伴虚热表现为审证要点。

治法:实证宜清热通淋,凉血止血;虚证宜滋阴清热,补虚止血。

方药:实证用小蓟饮子加减。方中小蓟、生地、蒲黄、藕节凉血止血(生地、小蓟可重用);竹叶清心火、利小便;栀子清泄三焦之火;通草、滑石利水通淋;当归和血养血;生甘草泻火止痛。若血多痛甚者,可另吞三七粉、琥珀粉,以化瘀通淋止血。虚证用知柏地黄丸以滋阴清热,可加墨旱莲、小蓟、仙鹤草、阿胶等补虚止血。

5.膏淋

证候:实证者,小便混浊如米泔水,置之沉淀,或伴有絮状凝块,或混有血液、血块,上有浮油如脂;或尿道热涩疼痛,舌质红,苔黄腻,脉数或濡数。虚证者,病久不已,反复发作,淋出如脂,涩痛反见减轻,但形体日渐消瘦,头昏无力,腰酸膝软,舌淡,苔腻,脉细弱无力。

证候分析:实证常因湿热蕴结膀胱,膀胱气化不利而致;虚证常因脾肾亏虚不能固摄脂液而致。湿热下注,蕴结膀胱,气化不行,不能制约脂液而下流,故见小便混浊如米泔水,或见絮状沉淀物,或见血液、血块,上有浮油如脂,尿道热涩疼痛;舌质红,苔黄腻,脉濡数乃湿热内蕴之征,属实证。若日久反复不愈,肾虚下元不固,不能制约脂液,脂液下泄,故见淋出如脂;湿热不甚,则涩痛缓解;肾精不足,则形体消瘦,头昏乏力,腰膝酸软;舌淡、脉细弱,乃肾气亏虚之征,属虚证。实证病机为湿热蕴结下焦,分清泌浊失司,脂液失于约束,以小便混浊如米泔水,尿道热涩疼痛为审证要点;虚证病机为脾肾亏损,脾虚气陷或肾虚下元不固,不能摄约脂液,以淋出如脂,涩痛反见减,腰酸膝软为审证要点。

治法:实证宜清热利湿,分清泌浊;虚证宜补脾益肾固涩。

方药:实证用程氏萆薢分清饮加减。方中萆薢利湿,分清泌浊,石菖蒲通窍化浊而分利小便;黄檗、车前子清热利尿;白术、茯苓健脾除湿;莲子心、丹参清心活血通络。可加飞廉、水蜈蚣、向日葵茎心,加强分清泌浊之力;若小便热而痛者,加甘草梢、淡竹叶、清心导火;兼肝火者,加龙胆草、栀子;小便见血者,再加小蓟、白茅根。虚证宜膏淋汤加味,方中党参、山药益气补脾;地黄、芡实滋肾;龙骨、牡蛎、白芍固涩脂液。可加山茱萸、菟丝子以增益肾固涩之力;若偏脾虚中气下陷者,可配补中益气汤化裁;若偏肾阴亏虚者,可于七味都气丸加减;偏肾阳亏虚者,可合金匮肾气丸加减。

6. 劳淋

证候:淋证日久,小便不甚赤涩疼痛,但淋沥不已,时作时止,遇劳即发,腰酸膝软,神疲乏力。舌质淡,脉细弱。

证候分析:诸淋日久,伤及脾肾,膀胱气化无权而成本证。膀胱气化无权,故小便淋沥不尽;因正虚邪恋,湿浊留恋不去,热邪不甚,故小便不甚赤涩疼痛;劳则气耗,故遇劳即发,时作时止;肾虚腰府失养,而见腰酸膝软,神疲乏力;舌质淡,脉细弱,均属脾肾亏虚之征。本证主要病机为脾肾两虚,正虚邪恋,膀胱气化无权,以淋证日久,小便淋沥不已,时作时止,遇劳即发为审证要点。

治法:健脾益肾。

方药:无比山药丸加减。方中山药、茯苓、泽泻健脾利湿;熟地、山茱萸、巴戟天、菟丝子、杜仲、牛膝、五味子、肉苁蓉益肾固涩。如脾虚气陷,少腹坠胀,小便点滴而出,可配合补中益气汤以益气升陷;如肾阴亏虚,面色潮红,五心烦热,舌质红,脉细数,可配知柏地黄丸以滋阴降火;肾阳虚衰者,可配右归丸以温补肾阳。

【转归预后】

淋证的预后,往往与其类型和病情轻重有关,一般淋证初起,多较易治愈,但少数热淋、血淋,有时可发生湿热弥漫三焦,热毒入营血,出现高热、神昏、谵语等重危证候。淋证日久不愈或反复发作,可以转为劳淋,导致脾肾两虚,甚则脾肾衰败,或成为水肿、癃闭、关格;或肾亏肝旺,肝风上扰,而成为头痛、眩晕,出现头晕肢倦、恶心呕吐、不思纳食,甚则昏迷抽搐。至于血淋日久,尿血绵绵不止,患者面色憔悴,或少腹扪及肿块,此乃气滞血瘀,进而导致症积形成。

【预防调护】

平时应加强锻炼,增强体质,调畅情志,提高机体抗病能力。消除各种外邪入侵和湿热内生的因素,如憋尿、纵欲、过劳、外阴不洁等,这是预防淋证发病和病情反复关键。积极治疗消渴等病证,避免不必要的导尿及泌尿道器械操作,可减少本病证发生。淋证患者应多饮水,饮食宜清淡,忌肥腻辛辣酒醇之品,节房事,注意休息,畅情志,有利于康复。

第三节 癃 闭

癃闭是以小便量少,排尿困难,点滴而出,甚则小便闭塞不通为主症的一种病证。其中又以小便不利,点滴而短少,病势较缓者称为"癃";以小便闭塞,点滴不通,病势较急者称为"闭"。癃和闭虽然有区别,均指排尿困难,只有程度上的不同,因此多合称为癃闭。

癃闭之病名,首见于《黄帝内经》,对其病因、病机、病位均做了较为详细的论述,阐明其病位在膀胱,病因为外邪伤肾,病机为膀胱与三焦气化不利。如《素问·宣明五气》言"膀胱不利为癃";《素问·标本病传论》言:"膀胱病,小便闭";《灵枢·本输》言:"三焦……实则闭癃,虚则遗溺"。《伤寒论》《金匮要略》中无癃闭之名,但在有关淋病和小便不利的记载中包含癃闭内容。直至明朝,才将淋、癃分开,各自成为独立的疾病。孙思邈在《备急千金要方·膀胱府》载有用葱管导尿术治小便不通的方法,这是世界上最早关于导尿术的记载。元朝朱丹溪认为,小便不通的病因为"气虚""血虚""有痰""风闭""实热"等,提出用探吐开上窍以通下窍的治法,将探吐一法譬之滴水之器,闭其上窍,则下窍不通,开其上窍则下窍必利。

西医学中各种原因引起的尿潴留及无尿症,如神经性尿闭、膀胱括约肌痉挛、尿道结石、尿路肿瘤、尿道损伤、尿道狭窄、前列腺增生症,脊髓疾病所出现的尿潴留以及肾功能不全引起的少尿、无尿症,均可参照本节辨证论治。

【病因病机】

癃闭的病因主要有外邪侵袭、饮食不节、情志内伤、瘀浊内停、体虚久病。其基本病机为肾与膀胱气化功能失常。

(一)病因

1. 外邪侵袭

温热、毒邪犯肺,肺热气壅,通调失司,不能下输膀胱;或燥热犯肺,肺燥津伤,水源枯少;或下阴不洁,湿热秽浊之邪侵及膀胱,膀胱气化不利均能导致癃闭。

2. 饮食不节

嗜食辛辣醇酒,肥甘厚味,导致脾胃运化功能失常,湿自内生,酿湿生热,湿热中阻,下注膀胱,膀胱气化不利。

3. 情志内伤

惊恐、忧思、郁怒、紧张引起肝气郁结,疏泄失司,导致三焦气化失司,水道不通,决渎受阻,形成癃闭。或因腹部疾患手术后剧痛,造成气机闭滞而致小便困难或不通。

4. 瘀浊内停

瘀血败精,或痰瘀肿块,或砂石内生,阻塞尿路,尿道不通,因而形成癃闭。

5. 体虚久病

年老体弱或久病体虚,可致肾阳不足,命门火衰,致膀胱气化无权;或因久病、热病耗损阴液,导致肾阴亏虚,化源不足,而致癃闭。

(二)病机

1. 基本病机

肾与膀胱气化功能失常是形成癃闭的基本病机。

2. 病位

主要在肾和膀胱,但与三焦、肺、脾、肝密切相关。

3. 病理性质

有虚实之别,实则由膀胱湿热、肺热壅盛、肝郁气滞、浊瘀阻塞等导致膀胱气化不利;虚则多由脾虚气陷、肾阳衰惫或肾阴亏虚导致的肾与膀胱气化无权。

4. 病机转化

病之初期多见实证,如肺热壅盛、膀胱湿热、肝郁气滞、浊瘀阻塞。且诸证间可相互兼见或转化,若肺热下移膀胱,则肺热壅盛证可转化为膀胱湿热证;若肝郁气滞,气血运行不畅,瘀血阻塞尿路,亦能转为浊瘀阻塞证;同时实证日久,损伤气血阴阳,导致脾肾亏损,亦可转为脾气下陷、肾阳衰惫、肾阴亏耗等证。而脾肾亏损,脏腑功能失调,气血运行失和,又可产生气滞、血瘀、水湿、浊毒等虚中夹实之候。若邪气壅实而正气衰败,病由癃转闭,由闭转关格。

【诊断要点】

1. 临床特征

小便不利,点滴不畅,甚则小便闭塞不通,尿道无涩痛,小腹胀满甚至胀痛。病情严重者,可伴头晕头痛、呕吐、腹胀、喘促、水肿、烦躁不宁等,甚至出现神昏。

2. 病史

新起突发者,多见于产后妇女,肛门、会阴部手术,腹部手术后患者。渐起而逐渐加重者,多见于老年男性或水肿、淋证、消渴病日久不愈患者。

3. 辅助检查

可见小腹部膨隆、叩诊浊音等水蓄膀胱之征,亦可见膀胱内无尿液。肛门指诊、膀胱镜、B 超、腹部及尿道膀胱造影 X 线摄片、尿流动力学检查、肾功能检查等,有助于明确癃闭的诊断。

【鉴别诊断】

癃闭应与淋证、关格相鉴别。

1. 淋证

癃闭与淋证均属膀胱气化不利,出现排尿困难。但淋证是以小便频数短涩,滴沥刺痛,欲出未尽为特征。其排尿困难与癃闭相似,但淋证尿频而疼痛,且每天排出小便的总量多为正常。而癃闭则无尿痛之感,每天排出的小便总量少于正常,甚则无尿排出。

2. 关格

二者均有小便量少或闭塞不通,但关格常由水肿、淋证、癃闭等经久不愈发展而来,以小便不通与呕吐并见为特征。常伴有口中尿味,四肢抽搐,甚或昏迷危候。而癃闭不伴呕吐,部分有水蓄膀胱之征,但癃闭进一步恶化,可转为关格。

【辨证论治】

(一)辨证要点

1. 辨证候虚实

因膀胱湿热、浊瘀阻塞、肝郁气滞、肺热气壅、膀胱气化不利所致者,多属实证。实证多起病急骤,小腹胀满疼痛,小便短赤灼热,苔黄腻或薄黄,脉弦涩或数。因脾气下陷、肾阳衰惫、膀胱气化无权所致者,多属虚证。虚证多发病缓慢,面色少华或面白无华,小便排出无力,精神疲乏,气短,语声低微,舌质淡,脉沉细弱。

2. 辨病情轻重

癃闭的临床表现主要是小便点滴而下,或点滴全无。癃闭本身是一个严重的疾病,但小便点滴能出,病情相对较轻;点滴全无,病情严重。起病突然发作者较重,逐渐形成者较轻。癃闭而见头晕、头痛、恶心、呕吐、胸闷、喘促、水肿,甚至神昏等症时,则病情十分严重,应及时救治。

(二)治疗原则

癃闭的治疗应根据"六腑以通为用"的原则,着重于通。治则分虚实,实证治宜清湿热,散瘀结,利气机而通水道;虚证治宜补脾肾,助气化,气化得行则小便自通。同时,要根据病变在肺、脾、肾的不同,进行辨证施治,不可滥用通利小便之品。此外,还可根据"上窍开则下窍自通"的理论,用开提肺气法,即所谓"提壶揭盖法"。对水蓄膀胱之急症,应配合针灸、取嚏、探吐、导尿法急通小便。

(三)分证论治

1. 膀胱湿热

证候:小便量少难出,点滴而下,短赤灼热,小腹胀满,口苦口黏,或口渴不欲饮,或大便不畅。苔黄腻,舌质红,脉数。

证候分析:湿热蕴结膀胱,膀胱气化不利,水道不畅,故小便量少难出,点滴而下,短赤灼热,小腹胀满;湿热中阻,气机不畅,故口苦口黏,大便不畅;津液不布,故口渴不欲饮;苔黄腻,舌质红,脉数均为下焦湿热之征。本证主要病机为湿热蕴结膀胱,膀胱气化不利。以小便点滴而下,短赤灼热,小腹胀满为审证要点。

治法:清利湿热,通利小便。

方药:八正散加减。方中木通、车前子、萹蓄、瞿麦通利小便;山栀清化三焦之湿热;滑石、甘草清利下焦之湿热;大黄泻火通便。若苔黄厚腻者,可加苍术、黄檗、薏苡仁,以加强其清化湿热的作用;心烦,口舌生疮,加黄连、竹叶清心降火;热盛伤阴,口干咽燥,手足心热,舌红少津,少腹胀满,欲尿不得,可改用滋肾通关丸加生地、麦冬、牛膝,以滋肾阴、清湿热而助气化;若湿热蕴结三焦,气化不利,小便极少或无尿,面色晦滞,胸闷烦躁,恶心呕吐,口中有尿臭,甚则神昏谵语,宜用黄连温胆汤加菖蒲、郁金、大黄和胃降逆泄浊。

2. 肺热壅盛

证候:小便点滴不通,或点滴不爽,咽干,烦渴欲饮,呼吸急促,或有咳嗽。舌质红,苔薄黄,脉数。

证候分析:肺热壅盛,失于肃降,不能通调水道,下输膀胱,故小便点滴不通;肺热上壅,气逆不降,故呼吸短促或咳嗽;咽干、烦渴、舌红、苔黄、脉数,均为里热内郁之征。本证主要病机为肺热壅盛,肺失肃降,通调失司,膀胱气化不利。以小便点滴不通,烦渴欲饮,呼吸急促为审证要点。

治法:清泄肺热,通利水道。

方药:清肺饮加减。方中黄芩、桑白皮、麦冬清泄肺热,滋养肺阴;车前子、木通、茯苓、山栀清热通利,使上清下利,则小便自通。方中可加鱼腥草、桑白皮加强清肺泄热功效;若大便不通者,加大黄、杏仁以宣肺通便;有鼻塞、头痛、脉浮等表证者,可加薄荷、桔梗以解表宣肺;肺阴不足者,加北沙参、天花粉、石斛以养阴生津。

3. 肝郁气滞

证候:小便不通或通而不畅,胁腹胀满,情志抑郁,或多烦善怒。舌质红,苔薄或薄黄,脉弦。

证候分析:七情内伤,肝失疏泄,气机郁滞,三焦气机失宣,膀胱气化不利,故小便不通或通而不畅;肝气不舒则情志抑郁,胁腹胀满;肝郁化火扰心,故见多烦善怒;舌质红,苔薄黄,脉弦为肝郁化火之征。本证主要病机为肝郁气滞失于疏泄,三焦气机失宣,膀胱气化不利。以小便不通或通而不畅,情志抑郁,多烦善怒,胁腹胀满为审证要点。

治法:疏肝理气,通利小便。

方药:沉香散加减。方中沉香、陈皮疏达肝气;配当归、王不留行以行下焦之气血;石韦、冬葵子、滑石通利水道。可加柴胡、青皮、乌药加强疏肝理气;若少腹胀痛引阴器,加川楝子、小茴香以行气止痛;若气郁化火,加龙胆草、丹皮、山栀以清其火。

4. 浊瘀阻塞

证候:小便点滴而下,或尿细如线,或时时中断,甚则阻塞不通,小腹胀满疼痛。舌质紫暗,或有瘀点,脉涩。

证候分析:瘀血、败精或结石,阻塞于膀胱尿道之间,尿路不畅则小便点滴而下,或时时中断或尿细如线,甚则阻塞不通;尿路阻塞,水蓄膀胱,则小腹胀满疼痛;舌紫暗或有瘀点,脉涩,均为瘀阻气滞之征。本证主要病机为瘀血败精或结石,阻塞尿路,水道不通。以小便点滴而下或不通,尿细如线,或时时中断,舌脉瘀阻为审证要点。

治法:行瘀散结,通利水道。

方药:代抵当丸加减。本方主治下焦蓄血。方中当归尾、山甲片、桃仁、大黄、芒硝化瘀散结;辅以生地养血滋阴,使活血而不伤血;肉桂温通经脉,鼓舞气血以助生化,亦能温暖肾元,化气行水通利水道,唯肉桂用量应小,以免助热伤阴。若尿中夹血,加少许三七粉、琥珀粉冲服;若为结石阻塞,加金钱草、冬葵子、海金沙以排石利小便;若病久气血亏虚者,可加黄芪、党参之类益气养血。

5. 脾气下陷

证候:小腹坠胀,时欲小便而不得出,或量少而不畅,精神疲乏,食欲不振,气短声低。舌质淡,苔薄,脉细弱。

证候分析:脾胃虚弱,中气下陷,清阳不升,浊阴不降,膀胱气化无权,开合无力,则小腹坠胀,时欲小便而不得出,或量少而不畅,小便不利;脾胃气虚,运化无力,中气不足,故精神疲乏,气短声低,食欲不振;舌质淡,脉细弱,均为气虚之征。本证主要病机为脾气下陷,升降失职。以小腹坠胀,时欲小便而不得出,伴脾气虚为审证要点。

治法:升清降浊,化气利水。

方药:补中益气汤合春泽汤加减。前方补中升清,脾气升运则浊阴自降;后方(即五苓散加人参)益气通阳利水。两方中人参、黄芪、白术、甘草益气健脾;升麻、柴胡升提中气;桂枝通阳以助膀胱气化;茯苓、猪苓、泽泻利水渗湿;当归养血和营;陈皮理气行滞。方中可加少许肉桂协同桂枝温肾化气;加通草、车前子以加强淡渗利水之力。若气虚及阴,舌红少苔,脾阴不足,清气不升者,可改用参苓白术散;若脾虚及肾,可合济生肾气丸以温补脾肾,化气利水。

6. 肾阳衰惫

证候：小便滴沥不畅，排尿无力，或尿闭，畏寒，腰膝冷而酸软无力，精神萎靡，面色淡白。舌淡，苔薄白，脉沉细无力。

证候分析：肾阳亏虚，命门火衰，膀胱气化无权，故小便滴沥不畅，排尿无力或尿闭；肾阳衰惫，命门火衰，温养失职，则畏寒，精神萎靡，面色淡白；腰为肾之府，肾阳亏虚，则腰膝冷而酸软无力；舌淡，苔薄白，脉沉细无力，均为肾阳不足，命门火衰之征。本证主要病机为肾阳虚衰，膀胱气化无权。以小便滴沥不畅，排出无力，或尿闭，畏寒腰膝冷而酸软无力为审证要点。

治法：温补肾阳，化气利水。

方药：济生肾气丸加减。方中肉桂、附子温补肾阳，以鼓舞肾气；熟地黄、山茱萸、怀山药补肾养阴，以阴中求阳；茯苓、泽泻、牛膝、车前子淡渗利水。诸药合用，可温补肾阳，化气行水。若高龄或体弱，精气大衰，督阳不振，而见形神委顿，腰脊酸痛，可加人参、鹿茸、淫羊藿、仙茅，或改用香茸丸补益精血，助阳通窍；若肾阳衰微，命火式微，致三焦气化无权，浊阴内蕴，小便量少，甚至无尿、呕吐、烦躁、神昏者，治宜《备急千金要方》温脾汤合吴茱萸汤以温补脾肾，和胃降浊。

若肾阴亏耗，症见小便滴沥不畅，或时欲小便而不得，咽干心烦，手足心热，舌质干红，脉细数。改用六味地黄丸合猪苓汤加减。

【转归预后】

癃闭若得到及时有效治疗，尿量逐渐增多，由"闭"转"癃"，则病情好转。若失治误治，或病情深重，正气衰意，邪气壅盛者，则可由"癃"至"闭"，变证迭生。尿闭不通，水气内停，上凌心肺，可并发喘证、心悸、水肿、呕吐等。若临床见头晕、眼花、胸闷、喘促、恶心、呕吐、水肿，甚则烦躁、神昏、抽搐等，此为脾肾衰败，气化不利，水毒湿浊内壅，则可转为关格，预后较差。

【预防调护】

注意情志调节，避免七情内伤；饮食有节，少食酿生湿热的辛辣肥甘厚腻之品。去除诱发因素，老年人应尽量减少使用抗胆碱类药物，积极治疗原发病。癃闭严重时，可及时采取导尿法，以缓解病情。导尿时，应严格执行操作规范，避免感染。对暂时保留导尿管者，多饮水，保证每日排尿量在 2500ml 以上，宜每 4 个小时开放导尿管 1 次，当患者能自行解出小便时，尽快拔除导尿管，切忌长期持续留置导尿管。

第六章　气血津液病证

气以先天之精气、水谷之精气及自然界的清气为物质基础,通过肺、脾胃、肾的功能活动而生成。气运动的基本形式有升、降、出、入四种,也是机体各种生理活动的具体体现。气具有推动、温煦、防御、固摄、气化和营养作用。血的生成,以水谷精微和肾精为主要物质基础,经脾、胃、心、肺、肝、肾等脏腑的共同作用而完成。血液的循行是由多个脏腑共同参与的过程,尤以心、肺、肝、脾四脏的功能为要,其主要具有营养滋润和为神志活动提供物质基础的作用。津液来源于饮食水谷,通过脾、胃、小肠、大肠等脏腑功能活动而生成。津液的输布、排泄也由多个脏腑共同参与、综合调节来完成。其中以肺、脾、肾三脏为要,以肾最为关键。津液主要具有滋润濡养、化生血液和排泄废物等作用。

在外感和内伤等致病因素的影响下,引起气血津液生成不足、运化失常、亏损过度,而出现一系列的病证,称气血津液病证。其涉及的范围非常广泛,几乎临床所有的病证均不同程度地与气血津液失常有关。本章重点介绍由于气血津液生化、代谢输布失调直接演变的病证。包括气机郁滞的郁证;血溢脉外的血证;水液代谢异常的痰饮;阴虚燥热的消渴;以内伤为因,脏腑气血阴阳亏虚或失调而致的内伤发热;以脏腑亏损、气血阴阳不足,日久不复导致的虚劳;以正虚邪结,气、血、痰、湿、毒蕴结引起的癌病;以及自汗、盗汗和厥证等病证。

气血津液病证的治疗重在补益其亏损不足,纠正其运行失常。气血津液的生成均有赖于脾胃的运化功能,因此,对气血津液亏损不足的病证,应充分重视补益、调理脾胃,以助生化之源。气为血帅,气能生血、生津,气能行血、行津,气能摄血、摄津,血为气母,津能化气、载气,津血同源,精血同源,精能化气,应注意将这些理论用于指导临床,以便能更好地完成治疗。根据气血津液病证虚实或夹杂的不同,分清标本缓急,虚实兼顾,治实当顾虚,补虚勿忘实。另外,做好调摄护理工作对气血津液病证的好转及治愈也有重要的作用。

第一节　郁　证

郁证是由于情志内伤、体质因素等导致气机郁滞,以心情抑郁、情绪不宁、胸部满闷、胁肋胀痛,或易怒善哭,或咽中如有异物梗塞等为主要临床表现的病证。郁,有积、滞、蕴结不通之义。所以,郁证是一个病因病理学概念,又是一个综合病证,临床表现错综复杂。

郁证有广义和狭义之分。广义的郁证,泛指由外感六淫、内伤七情引起脏腑功能失调,形成气、血、痰、火、湿、食等病理产物后所导致的郁结。狭义的郁证,则主要指由情志不舒所引起的郁结。本节所讨论的内容主要为狭义的郁证。

《黄帝内经》中无郁证的病名,但是有五行郁、情志致郁的论述。《金匮要略·妇人杂病脉证并治》记载了属于郁证的脏躁、梅核气两种病证的证治。宋朝陈无择《三因极一病证方论》提出了七情致郁学说,为后世"郁不离乎七情"奠定了理论基础。金元时期,开始把郁证作为一个独立的疾病,如元朝《丹溪心法·六郁》将郁证列为一个专篇,并提出了"六郁"之说,即气郁、血郁、火郁、痰郁、湿郁、食郁等。以气郁为先,遂生他郁。并创立了六郁汤、越鞠丸等相应的治疗方剂。把郁证作为病证名称首见于明朝《医学正传》。自明朝之后,逐渐把情志之郁作为郁证的主要内容。明朝《古今医统大全·郁证门》说:"郁为七情不舒,遂成郁结,既郁之久,变病多端。"指出了气郁日久,常生他郁。《临证指南医案·郁》所载的病例,不仅治法丰富,用药清新灵活,而且充分注意到了精神治疗对郁证具有重要的意义,并认为"郁证全在病者能移情易性"。

西医学的神经官能症、癔症、焦虑症、更年期综合症及反应性精神病等,出现郁证临床表现时,均可参照本节辨证论治。

【病因病机】

郁证的发生,主要由情志内伤所致。发病与肝的关系最密切。主要病机是肝气郁结,脾失健运,心失所养,脏腑气血阴阳失调。

（一）病因

1.情志内伤

七情刺激过极、过久,尤以悲忧恼怒刺激最易致病。恼怒过度伤肝,肝失疏泄,气机郁滞,致肝气郁结;气郁日久化火则成火郁;气滞血瘀则成血郁。忧思过度伤脾,脾失健运,食滞不消则蕴湿、生痰、化热等,又可以形成食郁、湿郁、痰郁、热郁。

2. 体质因素

素体肝旺或脏气素虚,阴阳气血失调,性情抑郁寡欢,复加情志所伤而致肝气郁结。肝郁抑脾,脾运失健,生化乏源,日久则气血不足,心脾失养;或郁久暗耗阴血,阴虚火旺,心病及肾,而致心肾阴虚。

(二) 病机

1. 基本病机

郁证的病机主要为肝气郁结,脾失健运,心失所养,脏腑阴阳气血失调。七情所伤,情志不遂,肝气郁结而首先形成气郁;气郁日久,可以形成血郁、火郁、痰郁、食郁、湿郁等五郁证候。郁证的基本病机是气机郁滞。

2. 病位

主要在肝,与心脾肾密切相关。

3. 病理性质

初起多实,日久转虚或虚实夹杂。病之初,肝气郁结,以实证为主。日久损伤心脾,出现气血两虚,耗伤心阴、肾阴,又以虚证为主。还可以出现虚实夹杂的阴虚火旺之证。

4. 病机转化

郁证由肝气郁结而起,先形成气郁,再在此基础上继发其他郁滞。气滞则血瘀,气郁日久可转化成血郁;气滞湿阻,湿聚成痰,可转化成痰郁或湿郁;气郁日久化火,可转化成火郁;气滞食积难消,可转化成食郁。此六郁互为因果,又相互兼夹。病久伤阴耗血,又可转化成肝阴亏虚、心脾两虚、心肾阴虚。

【诊断要点】

1. 临床特征

以心情抑郁,情绪不宁,胸部满闷,胁肋胀痛,或善怒易哭,或咽中如有异物梗塞为主要临床表现。多发于中青年女性。

2. 病史

多数患者有忧伤、焦虑、悲哀、恐惧、愤怒等情志内伤病史。病情随情志变化而波动。

3. 辅助检查

各系统检查和实验室检查均正常,必须除外器质性病变。

【鉴别诊断】

本病证梅核气应与虚火喉痹、噎膈相鉴别,脏躁应与癫证相鉴别。

1. 梅核气与虚火喉痹

梅核气多见于青中年女性,因情志抑郁而起病,虽自觉咽中如有异物梗塞,却无咽痛与呼吸困难。咽中梗塞感觉与情绪波动有关,在心情愉快、工作繁忙、转移注意力时,症状可减轻或消失,当心情抑郁或注意力集中于咽部时,则梗塞感觉加重。虚火喉痹多见于青中年男性,多因感冒、长期嗜烟酒,或嗜食辛辣食物而引起,咽部除有异物感外,尚觉咽干、灼热、咽痒;咽部症状与情绪无关,但过食辛辣食物或感受外邪时易加剧。

2. 梅核气与噎膈

梅核气的咽中如有异物梗塞感与噎膈的咽喉梗阻感相似。但梅核气虽觉咽中如有异物梗塞,但无进食困难及梗阻不下等表现。噎膈多见于中老年人,男性居多,梗塞部位主要在胸骨后,伴吞咽困难,甚则饮食难下,消瘦,做食管镜检查常有异常发现。

3. 脏躁与癫证

脏躁的神志恍惚、哭笑无常等情志异常表现与癫证的情志异常相似。但脏躁多发于青中年女性,可见神志恍惚、哭笑无常等症状,每在精神刺激时发作,发作过后如常人。而癫证则多发于青壮年,男女发病率无明显差异,病程迁延,心神失常的症状极少自行缓解。

【辨证论治】

(一)辨证要点

1. 辨脏腑与六郁

郁证的发生主要因肝气郁结,脾失健运,心失所养而致,临床表现各有侧重,临证时应辨清受病主要脏腑及六郁的不同。一般说来,气郁、血郁、火郁,主要与肝相关；食郁、湿郁、痰郁主要与脾相关；而虚证则分别与心、肝、脾有关，其中与心的关系最为密切。

2. 辨证候虚实

初病多实，久病多虚。六郁中的气郁、血瘀、火郁、食积、湿滞、痰积均属实证；而心、肝、脾等脏腑气血或阴精亏虚所导致的郁证均属于虚证。应注意虚实夹杂的复杂证候。

(二)治疗原则

郁证以气机郁滞为基本病机，理气开郁，调畅气机，怡情易性是其基本治疗原则，正如《医方论·越鞠丸》方解中说："凡郁病必先气病，气得疏通，郁于何有？"对于实证，首当理气开郁，再根据其兼血瘀、痰结、化火、湿滞、食积等不同，分别配合活血、祛痰、降火、化湿、消食等法治疗。虚证则根据其虚损情况施以补益，如养心安神、补益心脾、滋养肝肾等。虚实夹杂者，视虚实情况，二者兼顾。

除药物治疗外，精神治疗对郁证有极为重要的作用。解除致病原因，使患者正确认识和对待自己的疾病，增强治愈疾病的信心，怡情自遣，宽怀调养，可促进郁证好转、痊愈。

(三)分证论治

1. 实证

(1)肝气郁结

证候：精神抑郁，情绪不宁，善太息，胸部满闷，胁肋胀痛，痛无定处，脘闷嗳气，不思饮食，大便不调，妇女经前乳房胀痛。舌苔薄腻，脉弦。

证候分析：情志所伤，肝失条达，则精神抑郁、情绪不宁、善太息；肝之经脉布两胁，肝气郁结，气机不畅，经脉失和，则胸部满闷，胁肋胀痛，痛无定处；肝气犯胃，胃失和降，则脘闷嗳气、不思饮食；肝郁乘脾，脾失健运，则大便不调；妇女以肝为用，肝郁则气血失和，冲任不调，故月经不调、经前乳胀；舌苔薄腻，脉弦为肝郁乘脾之征。本证的主要病机为肝气郁结，气机不畅。以精神抑郁，胸胁胀痛，痛无定处，脉弦为审证要点。

治法：疏肝解郁，理气畅中。

方药：柴胡疏肝散加减。方中柴胡、香附、枳壳、陈皮疏肝解郁，理气畅中；川芎、芍药、甘草活血定痛，柔肝缓急。可酌情加郁金、青皮、佛手等以助行气解郁。

若肝胃失和,伴嗳气,呕吐甚者,加代赭石、旋覆花、半夏、苏梗等和胃降逆;伴胸胃刺痛,舌有瘀点、瘀斑,或月经不调,经行腹痛者,加当归、丹参、桃仁、红花、益母草、延胡索等活血通络,调经止痛;若肝郁乘脾,脾失健运,而见腹胀,便溏,食欲不振等,可加白术、茯苓、苍术、厚朴等理气健脾化湿。

(2)气郁化火

证候:性情急躁易怒,失眠多梦,胸胁胀痛,口苦而干,或头痛、目赤、耳鸣,或嘈杂吞酸,大便秘结。舌质红、苔黄,脉弦数。

证候分析:肝气郁结,气机不畅,则胸胁胀痛;气郁化火,火热内扰,则性情急躁易怒、失眠多梦;肝火循经上炎,则头痛、目赤、耳鸣;肝火犯胃,胃肠热盛,则嘈杂吞酸,口苦而干,大便秘结;舌红、苔黄,脉弦数,均为肝郁化火之征。本证的主要病机是气郁化火,肝火上炎。以性情急躁易怒与火热内盛症状共见为审证要点。

治法:疏肝解郁,清热泻火。

方药:丹栀逍遥散加减。方中丹皮、栀子清肝泻火。若热偏盛,口苦,便秘者,加龙胆草、大黄通腑泄热;若肝火犯胃而见胁肋疼痛,口苦,嘈杂吞酸,嗳气,呕吐者,可加黄连、吴茱萸(左金丸)清肝泻火,降逆止呕;肝火上炎而见头痛,目赤,耳鸣者,加菊花、钩藤、刺蒺藜平肝清热;郁火内灼,最易耗伤阴血,而见舌质红苔少,脉细数者,可去原方中当归、白术、生姜之温燥,酌加生地、麦冬、山药等养阴健脾,或改用滋水清肝饮养阴清热。

(3)痰气郁结

证候:精神抑郁,胸部闷窒,胁肋胀满,咽中如有物梗塞,咯之不出,吞之不下,心情舒畅则减轻,抑郁恼怒则加重。舌苔白腻,脉弦滑。

证候分析:肝郁气滞,则精神抑郁,胸部闷窒,胁肋胀满;肝郁脾虚,运化失健,聚湿生痰,痰气交阻咽中,则觉咽中如有异物梗塞,咯之不出,吞之不下,并随情绪变化而波动;舌脉之象为肝郁夹痰湿之征。本证《医宗金鉴·诸气治法》称之为"梅核气"。本证的主要病机是肝郁气滞,痰气交阻。以精神抑郁,咽部有异物感为审证要点。

治法:行气开郁,化痰散结。

方药:半夏厚朴汤加减。方中厚朴、紫苏理气宽胸,开郁畅中;半夏、茯苓、生姜化痰散结,和胃降逆。可酌加香附、枳壳、佛手、桔梗等以升降气机,助其开郁,化痰,降逆之功。若痰郁化热而见烦躁,舌质红,苔黄者,加竹茹、瓜蒌、黄芩、黄连等清化痰热。病久入络而有瘀血征象,伴胸胁刺痛,舌质紫暗或有瘀点瘀斑,脉涩者,加郁金、丹参、降香、姜黄等活血化瘀。

2. 虚　证

（1）心神失养

证候：精神恍惚，心神不宁，坐卧不安，多疑易惊，悲忧欲哭，喜怒无常，或时时欠伸。舌质淡，苔薄白，脉弦细或细弱。

证候分析：忧郁伤神，心气耗伤，营阴暗耗，心神失养，故精神恍惚，心神不宁，坐卧不安，多疑易惊，或时时欠伸；心神惑乱，神不自主，则悲忧欲哭，喜怒无常；舌淡脉细弱，均为心气不足之征。此即《金匮要略·妇人杂病脉证并治》所称之"脏躁"。多见于女性，常因情绪刺激而诱发或加重。本证的主要病机是忧郁伤神，营阴暗耗，心神失养。以精神恍惚，心神不宁，喜怒无常为审证要点。

治法：甘润缓急，养心安神。

方药：甘麦大枣汤加味。方中甘草甘润缓急；小麦味甘微寒，补益心气；大枣益脾养血。可选择加用酸枣仁、柏子仁、茯神、合欢花、龙齿、牡蛎、当归、白芍等助其养心安神。若喘促气逆者，可合五磨饮子开郁散结，理气降逆；血虚生风，见手足蠕动或抽搐者，可加当归、白芍、地黄、珍珠母、钩藤养血息风。

（2）心脾两虚

证候：多思善疑，心悸胆怯，失眠健忘，头晕神疲，纳呆，面色不华。舌质淡，苔白，脉细数。

证候分析：忧愁思虑日久，损伤心脾，心脾两虚，气血不足，心失所养，则多思善疑，心悸胆怯，失眠健忘；气血不能上荣，则头晕神疲，面色不华；脾失健运，则纳呆。本证的主要病机为心脾两虚，心神失养。以心悸胆怯，头晕神疲，失眠，纳呆为审证要点。

治法：健脾养心，补血益气。

方药：归脾汤加减。方中党参、茯苓、白术、甘草、黄芪、当归、龙眼肉等益气健脾生血；酸枣仁、远志、茯神安神定志；木香理气醒脾，使之补而不滞。心胸郁闷，情志不舒者，可加郁金、合欢花、佛手理气开郁；头痛者，加川芎活血定痛。

（3）心肾阴虚

证候：心烦，心悸，健忘，失眠多梦，五心烦热，盗汗，口咽干燥。舌红少津，脉细数。

证候分析：思虑太过，或情志内伤，暗耗心阴，心失所养，则心悸、健忘、失眠多梦；阴虚内热，心神被扰，则心烦、失眠多梦；阴虚火旺，则见五心烦热，盗汗，口咽干燥;舌红少津,脉细数为阴虚火旺之征。本证的主要病机是心阴亏虚,阴虚火旺,心神被扰。以心悸,心烦,失眠多梦与阴虚内热表现并见为审证要点。

治法:滋阴清热,养心安神。

方药:天王补心丹合六味地黄丸加减。天王补心丹滋阴降火,养心安神;六味地黄丸滋补肾阴,共奏滋阴清热,养心安神之功。若心肾不交,而见心烦失眠,多梦遗精者,可合交泰丸(黄连、肉桂)交通心肾;遗精较频者,可加芡实、莲须、金樱子补肾固涩;心火旺盛者,加黄连、栀子清心除烦。

(4)肝阴亏虚

证候:急躁易怒,眩晕耳鸣,两目干涩,或头痛,面红目赤,肢体麻木,筋惕肉瞤。舌红少津,脉弦细数。

证候分析:郁证日久,肝(肾)阴被耗,肝阴亏虚,阴不制阳,肝阳上亢,上扰清窍,故眩晕耳鸣,头痛,面红目赤,急躁易怒;肝阴不足,濡润失职,则两目干涩;肝主筋,肝之筋脉失于濡养,则肢体麻木,筋惕肉瞤;舌红少津,脉弦细数为阴虚火旺之征。本证的主要病机是肝阴亏虚,阴不制阳,肝阳上亢。以眩晕,目涩及性情急躁易怒等肝阳上亢症状为审证要点。

治法:滋养肝肾,清热安神。

方药:滋水清肝饮加减。本方由六味地黄丸合丹栀逍遥散加减而成。若肝阴不足,肝阳偏亢,风阳上扰,头痛、眩晕较重者,加草决明、钩藤、石决明、龟甲、鳖甲、刺蒺藜等平肝潜阳,柔肝息风;虚热较甚,见潮热、五心烦热者,加银柴胡、白薇等清退虚热;月经不调者,可加香附、泽兰、益母草等理气活血,调经。

【转归预后】

郁证的预后一般较好。尽早解除情志致病的原因,对本证的预后有重要作用。若病后不能很好地控制情绪,病情常有反复和波动,病程延长。发病时间较短,情志致病的原因能及时解除者,病情常可治愈;相反,病程较长,情志致病的原因难以消除者,往往病情反复波动,迁延难愈。

【预防调护】

正确对待各种事物,保持心情愉快,避免忧愁思虑,防止情志内伤,是防治郁证的重要措施。医护人员应深入了解病史,详细进行检查,用诚恳、关怀、同情、耐心的态度对待患者,取得患者的信任,做好患者的思想工作,使患者能正确认识和对待疾病,增强治愈疾病的信心,怡情自遣,宽怀调养,以促进疾病的完全治愈。除药物治疗外,促使和帮助患者及家属解除情志致病的原因,亦是治疗郁证的重要措施。

第二节　血　证

　　凡由外感或内伤原因引起火热熏灼或气虚不摄,致使血液不循常道,或上溢于口鼻诸窍,或下泄于前后二阴,或溢出于肌肤,所形成的一类出血性病证,统称为血证。本节主要讨论内科常见的鼻衄、齿衄、咳血、吐血、便血、尿血、紫斑等病证。

　　早在《黄帝内经》一书中,即对血的生理及病理有了较深入的认识,有关篇章对血溢、血泄、衄血、咳血、呕血、溺血、溲血、便血等病证做了记载,并对引起出血的原因及部分血证的预后有所论述。《金匮要略·惊悸吐衄下血胸满瘀血病脉证治》篇对吐血、衄血、下血等血证的病机、证治及预后做了重点论述,将下血分远血和近血分别论治。其中,泻心汤、柏叶汤、黄土汤等治疗吐血、便血的有效方剂一直沿用至今。隋朝巢元方在《诸病源候论·血病诸候》中将各种出血性疾患概称为"血病",并对各种血病的病因病机做了较详细的论述,其中对脏腑损伤导致出血的情况做了正确的分析。唐朝孙思邈《备急千金要方》收载了一些较好的治疗血证的方剂,如至今仍广泛应用的犀角地黄汤。《济生方·失血论治》认为失血可由多种原因导致,对于失血的病机,强调以热邪迫血妄行者为多。朱震亨则对血证之病机独辟蹊径,提出阳盛阴虚导致出血的新见解。在《丹溪心法·吐血》中提出的"诸见血,身热脉大者难治,是火邪胜也。身凉脉静者易治,是正气复也",对于估计血证的预后具有重要的指导价值。明朝虞抟《医学正传·血证》将各种出血病证归纳在一起,率先以"血证"之名概之。自此以后,"血证"病名为众多医家所采用。明朝缪希雍在《先醒斋医学广笔记·吐血》中提出了著名的治吐血三要法。"宜行血不宜止血""宜补肝不宜伐肝""宜降气不宜降火",强调了行血、补肝、降气在治疗吐血中的重要作用。《景岳全书·血证》对血证的内容做了比较系统的归纳,将引起出血的病机概括为"火盛"及"气伤"两个方面。治疗上强调要掌握"有火无火"及"气虚气实"这两个关键。清朝唐宗海《血证论》是论述血证的专书,对各种血证的病因病机、辨证论治均有许多精辟的论述。在治法上,该书提出的"止血""消瘀""宁血""补血"治血四法,乃"通治血证之大纲",对各种血证的治疗均具有十分重要的指导意义。

西医学中多种急、慢性疾病所引起的出血,如血液系统中原发性血小板减少性紫癜、过敏性紫癜、再生障碍性贫血、各型白血病、血友病等以出血为主症者;其他系统疾病如支气管扩张、消化道溃疡、溃疡性结肠炎、肝硬化、肺结核、肾炎、肾结核,以及多个系统的肿瘤等以出血为主要表现者,均可参照本节辨证论治。

【病因病机】

血证的病因主要为感受外邪,饮食不节,情志过极,劳倦过度,久病或热病之后所致,其主要病机是火热熏灼,迫血妄行及气不摄血,血溢脉外。

(一)病因

1.感受外邪

外邪侵袭,或因热病损伤脉络而出血。外邪中以热邪及湿热之邪导致者为多。风热燥邪损伤上部脉络,则引起衄血,咳血,吐血;热邪或湿热之邪损伤下部脉络,则引起尿血,便血。

2.饮食不节

饮酒过度,或过食辛辣厚味,滋生湿热,热伤脉络,引起衄血,吐血,便血;或损伤脾胃,脾胃虚弱,气不摄血,则引起吐血,便血,尿血,紫斑等。

3.情志过极

忧思恼怒过度,肝气郁结,气郁化火,灼伤脉络导致出血。其中,肝火上逆犯肺则引起衄血,咳血;肝火横逆犯胃则引起吐血。

4.劳倦过度

劳神过度伤心耗血,劳力过度伤脾耗气,房劳过度伤肾耗精,导致心、脾、肾等脏腑气阴损伤亏虚。气虚则不能摄血,血溢脉外;阴虚则火旺,虚火迫血妄行,均可导致血证的发生。

5.久病、热病之后

久病、热病可耗气伤阴。阴津耗伤,阴虚火旺,迫血妄行而出血;久病使正气亏损,导致气不摄血,血溢脉外而出血;久病入络,使血脉瘀阻,血行不畅,血不循经而出血。

（二）病机

1. 基本病机

火热熏灼,迫血妄行及气不摄血,血溢脉外是血证的共同病机。

2. 病位

血证涉及脏腑广泛,与五脏六腑均有关系。但病因不同,影响脏腑有异,出血表现也不一样。

3. 病理性质

血证病理性质有虚实之别。由火热亢盛所致者为实,由阴虚火旺及气虚不摄所致者为虚;由瘀血所致者属实,或为虚实夹杂之证。在火热之中,有实火虚火之分。外感风热燥火,湿热内蕴,肝郁化火等均属于实火;而阴虚火旺之火则属虚火。气虚之中,又有气虚及气损及阳,阳气亦虚之别。瘀血则有虚有实或虚实夹杂。水湿痰浊阻络或离经之血瘀血者属于实;而阴虚致瘀、气虚致瘀、阳虚致瘀者,则多为虚证或虚实夹杂证。

4. 病机转化

血证的实证与虚证在疾病的发展过程中可互相转化,其中,以实证向虚证的转化多见。如开始为火热熏灼,迫血妄行,反复出血之后,则会导致阴血亏耗,虚火内生;或因出血过多,血少气衰,导致气虚日甚,不能摄血。因此,在有的情况下,阴虚火旺及气虚不摄,既是出血的结果,又是引起继续出血的病理因素。此外,出血之后,血液若已离经脉而又未及时排出体外,则会蓄积体内,蓄结而为瘀血,"瘀血不去,新血不生",又会导致血虚,使出血加重或反复不止。

【诊断要点】

（一）鼻衄

凡血自鼻道外溢,而非外伤、倒经所致者。

（二）齿衄

凡血自齿龈或齿缝外溢,非外伤所致者。

（三）咳血

1. 临床特征

咳血的病位在肺及气道。血由肺、气道而来,经咳嗽而出,或喉痒胸闷,一咯即出,血色鲜红,或夹泡沫,或痰血相兼,痰中带血。

2. 病史

多有慢性咳嗽,痰喘,肺痨等肺系疾患,反复咳血病史。

3. 辅助检查

实验室检查白细胞计数及分类、血沉、痰培养、痰镜检、胸部 X 线检查、纤维支气管镜检或造影、胸部 CT 等,有助于进一步明确咳血原因。

（四）吐血

1. 临床特征

吐血的病位主要在胃。血随呕吐而出,常夹有食物残渣等胃内容物,呕吐液呈咖啡色或暗红色,吐血量多或出血急骤时可呈鲜红色,大便色黑如柏油样或暗红色;一般吐血发病急,吐血前多有恶心、胃脘不适等;呕血量多,常致血脱,可出现头晕、心悸、汗出肢冷、面色苍白、血压下降、脉微等症;体格检查可见脘腹压痛、听诊可闻及肠鸣音活跃。

2. 病史

多有胃痛、胁痛、黄疸、鼓胀、积聚等病史。

3. 辅助检查

呕吐物或大便隐血试验、胃肠 X 线钡餐造影、纤维胃镜、肝功能及 B 超检查、腹部 CT、磁共振等,可明确出血原因。

（五）便血

1. 临床特征

大便色鲜红、暗红或紫暗,甚至色黑如柏油样,便次增多;可伴有头晕、心慌、气短及腹痛、腹块等症;出血量多时,可出现晕厥、肢冷汗出、面色苍白、心率增快、血压下降。

2. 病史

有胃肠道溃疡、炎症、息肉、憩室或肝硬化等病史。

3. 辅助检查

血常规、大便常规及培养、大便隐血试验、内镜、胃肠 X 线钡餐造影、肛门指检及纤维结肠镜检查,可明确出血原因。

(六)尿血

1. 临床特征

血随小便排出,小便中混有血液或夹有血丝,排尿时无疼痛;尿色多呈淡红、鲜红、洗肉水样,甚至夹有血块。亦有部分不能用肉眼观察而需在显微镜下才能发现的"镜下血尿"。

2. 病史

多有淋证、肾痨、肾炎、肾与膀胱肿瘤等病史,或近期肾外伤、剧烈过度运动史。

3. 辅助检查

尿常规、尿细菌学检查、泌尿系 X 线检查、膀胱镜检查等。

(七)紫斑

1. 临床特征

紫斑是血络受损,血渗于肌肤之间,皮肤出现青紫斑点,小如针尖,大者融合成片状青紫斑块,四肢及全身均可见,好发于四肢,尤以下肢为甚,分布不均,颜色深浅不一,常反复发作。紫斑不高出皮肤,压之不褪色;重者可伴有鼻衄、齿衄、尿血、便血,或伴有腹痛、关节疼痛、尿血、水肿等症,女性可见崩漏;小儿及成人皆可罹患,但以女性多见。

2. 病史

有积聚、鼓胀、痹证、外感热病,或有饮食不慎等病史。

3. 辅助检查

血小板计数,出、凝血时间,血管收缩时间,凝血酶原时间,毛细血管脆性试验等,必要时骨髓穿刺检查,有助于明确病因。

【鉴别诊断】

(一)鼻衄

鼻衄应与外伤鼻衄、倒经等病证进行鉴别。

1. 外伤鼻衄

因碰伤、挖鼻等引起血管破裂导致鼻衄者,出血多在损伤的一侧,经局部止血不再出血,无全身症状,与内科鼻衄不同。

2. 倒经

倒经即经行鼻衄,又名逆经,其发生与月经周期有密切关系,多于经行前期或经期出现,与内科鼻衄机理不同。

(二) 齿衄

齿衄应与舌衄进行鉴别。

齿衄为血自牙龈、齿缝溢出;舌衄为血自舌面而出,舌面上常有针眼样出血点。

(三) 咳血

咳血应与吐血进行鉴别。

咳血与吐血均为血从口出。咳血是血由肺来,经气道随咳嗽而出,血色多为鲜红色,血中常夹有气泡痰液;咳血之前多有咳嗽、胸闷、喉痒,大量咳血后,痰中带血数天,大便一般不呈黑色。吐血是血由胃而来,经呕吐而出,常夹有食物残渣,血色紫暗;吐血之前多有胃脘不适或胃痛、恶心等症状,吐血之后无痰中带血,大便多呈黑色。

(四) 便血

便血应与痢疾、痔疮等病证进行鉴别,便血中远血与近血应进行鉴别。

1. 痢疾

痢疾初起有发热恶寒等症,其便血为脓血相兼,且有腹痛,里急后重,肛门灼热等症;便血无里急后重,无脓血相兼。

2. 痔疮

痔疮属于外科疾患,其便血特点为便时或便后出血,血色多鲜红,常伴有肛门异物感或疼痛,做肛门及直肠检查时可发现内痔或外痔。

3. 远血与近血

远血与近血是指出血部位距离肛门远近而言,便血为其共同特征。远血出血处远离肛门,病位主要在胃及小肠(上消化道),血与粪便相混,血色如黑漆、如柏油或血色紫暗;近血出血处距肛门较近,病变多在肛门及大肠(下消化道),血便分开,或便外裹血,血色多呈鲜红色或暗红色。但远血量大时亦可表现为鲜红或暗红色,应予注意。

（五）尿血

尿血应与血淋、石淋等病证进行鉴别。

1. 血淋

血淋与尿血均可见血随尿出,以小便时痛与不痛为其鉴别要点。不痛者为尿血,痛（多滴沥刺痛）者为血淋。

2. 石淋

两者均有血随尿出。但石淋尿中时有砂石夹杂,小便涩滞不畅,时有小便中断,或伴腰腹绞痛等症,若砂石从小便排出则痛止,此与尿血不同。

（六）紫斑

紫斑应与温病发斑、出疹、丹毒等病证进行鉴别。

1. 温病发斑

紫斑与温病发斑在皮肤表现的斑块,区别不大,但两者病情、病势、预后有异。温病发斑是感受温热之邪,发病急骤,常伴有高热,神昏谵语,四肢抽搐,舌质红绛等症,病情险恶多变;紫斑发病缓慢,多见于内伤杂病,常有反复发作史,也有突然发生者,但全身症状较温病轻,传变不如温病之急速。

2. 出疹

出疹与紫斑均有局部肤色改变,紫斑呈点状者需与出疹鉴别。紫斑隐于皮肤之内,压之不褪色,触之不碍手;出疹之疹点高出皮肤,触之碍手,压之褪色。

3. 丹毒

丹毒属于外科皮肤病,以皮肤色红如红丹而得名,轻者压之褪色,重者不褪色,但其局部皮肤灼热肿痛,与紫斑有别。

【辨证论治】

（一）辨证要点

1. 辨病证类型

血证以出血征象为明确而突出的临床表现,一般不易混淆。但由于引起出血的原因和部位的不同,应注意辨清不同的病证。如口中出血,有吐血与咳血之分;小便出血,需排除血淋与石淋,方可确认为尿血;大便下血则需排除痔疮、痢疾等,才能诊断为便血。因此,临床上应根据临床表现,结合病史等辨明血证的病证类型。

2. 辨病变脏腑

同一血证,可以由不同的脏腑病变而引起,应注意辨明。如同属鼻衄,有在肺、在胃、在肝的不同;吐血有病在胃及在肝之别;齿衄有病在胃及肾之分;尿血则有病在膀胱、肾或脾的不同。

3. 辨证候虚实

血证由火热熏灼,热迫血行引起者为多。但火热之中,有实火及虚火之别。血证有实证及虚证的不同,一般初病多实,久病多虚;由实火所致者属实,由阴虚火旺、气虚不摄甚至阳气虚衰所致者属虚。证候的寒热虚实不同,则治法各异,应注意辨明。

(二)治疗原则

治疗血证,应针对各种血证的病因病机及损伤脏腑的不同,结合证候虚实及病情轻重而论治。对血证的治疗可归纳为治火、治气、治血三个原则。

1. 治火

火热亢盛,迫血妄行是血证最常见的病机。火有虚实之分,治有补泻之别。实火当清热泻火;虚火当滋阴降火。并应结合病变脏腑的不同,选用相应的方药。

2. 治气

一则气为血帅,气能摄血,气行血行,气脱血脱;二则气有余便是火,火热可迫血妄行。故实证治当清气降气,虚证治当补气益气。

3. 治血

《血证论·吐血》说:"存得一份血,便保得一份命。"血证以出血为主症,应重视止血。止血根据出血的病因病机进行辨证论治,常用有凉血止血、收敛止血或化瘀止血等法。

(三)分证论治

以下分别论述鼻衄、齿衄、咳血、吐血、便血、尿血、紫斑七种血证的辨证论治。

1. 鼻衄

鼻腔出血,称为鼻衄,它是血证中最常见的一种。鼻衄多由火热迫血妄行所致,其中以肺热、胃热、肝火为常见。另有少数人可因正气亏虚,血失统摄引起。

鼻衄可因鼻腔局部疾病及全身疾病而引起。内科范畴的鼻衄主要见于某些传染病、发热性疾病、血液病、风湿热、高血压、维生素缺乏症、化学药品及药物中毒等引起的鼻出血。鼻腔局部病变引起的鼻衄,一般属于五官科的范畴。

(1)热邪犯肺

证候:鼻燥衄血,血色鲜红,口干咽燥或咽痛,或兼有身热、咳嗽、痰少等症状。舌红苔薄,脉数。

证候分析:鼻为肺窍,肺内积热或热邪犯肺,血热妄行,上溢清窍,并耗伤肺阴,则鼻燥衄血;火为阳邪,故血色鲜红;若风热上受,表卫受遏,则身热咽痛;热邪犯肺,肺气不宣,则咳嗽;肺热伤津,故痰少,口干咽燥;舌质红,脉数为热盛之征。本证主要病机为邪热犯肺,血热妄行,上溢清窍。以鼻衄,口干,舌红,脉数为审证要点。

治法:清泻肺热,凉血止血。

方药:桑菊饮加减。方中桑叶、菊花、薄荷、连翘辛凉透表,宣散风热;桔梗、杏仁、甘草宣降肺气,利咽止咳;芦根清热生津。血热者可加牡丹皮、白茅根、墨旱莲、侧柏叶凉血止血;若肺热盛而无表证者,去薄荷、桔梗,加黄芩、栀子、桑白皮清泄肺热;咽喉肿痛者,加玄参、马勃清利咽喉;若阴伤较甚,口、鼻、咽干显著者,加玄参、麦冬、生地黄养阴生津润肺。

(2)胃热炽盛

证候:鼻衄,或兼齿衄,血色鲜红,口渴欲饮,鼻干,口干臭秽,烦躁,便秘。舌红苔黄,脉数。

证候分析:胃热亢盛,循经上干于肺,灼伤肺络,迫血妄行,上出清窍,则鼻衄,血色鲜红;足阳明胃之经脉上绕齿龈,胃火炽盛,热迫血行,循经外溢,故致齿衄;胃火消灼胃津,故致鼻干,口渴欲饮;胃火上熏,则口气臭秽;胃热损伤肠中津液,肠道失濡,故便秘;胃热扰心则烦躁;舌红,苔黄,脉数均为胃热炽盛之征。本证主要病机为胃火上炎,迫血妄行。以鼻衄,口干臭秽,便秘,舌红,苔黄,脉数为审证要点。

治法:清胃泻火,凉血止血。

方药:玉女煎加减。方中用石膏、知母清胃泻火;地黄、麦冬养阴清热凉血;牛膝引血引热下行。可加白茅根、大蓟、小蓟、藕节等凉血止血。热盛者加栀子、牡丹皮、黄芩清热泻火;大便秘结,加生大黄通腑泄热;阴伤较重者,加天花粉、石斛、玉竹养胃生津。

(3)肝火上炎

证候:鼻衄,头痛,目眩,耳鸣,烦躁易怒,两目红赤,口苦。舌红,脉弦数。

证候分析:气郁化火,火热迫血妄行,上溢清窍,故鼻衄;肝火上炎,故头痛,目眩,耳鸣;肝气郁结,胆汁失于疏泄,则口苦;肝在志为怒,肝火旺盛,则烦躁易怒;肝开窍于目,肝火上乘,故两目红赤;舌红,脉弦数为肝经实火之征。本证病机为肝郁化火,迫血妄行,上溢清窍。以鼻衄,烦躁易怒,舌红,脉弦数为审证要点。

治法:清肝泻火,凉血止血。

方药:龙胆泻肝汤加减。方中以龙胆草、柴胡、栀子、黄芩清肝泻火;木通、泽泻、车前子清利湿热;生地、当归滋阴养血;甘草调和诸药。全方泻中有补,清中有养,可酌加白茅根、牡丹皮、大蓟、小蓟、藕节等凉血止血。阴虚甚者可去木通、泽泻、车前子,酌加玄参、麦冬、女贞子、墨旱莲养阴清热凉血。

(4)气血亏虚

证候:鼻衄或兼齿衄、肌衄,血色淡红,神疲乏力,面色苍白,头晕,耳鸣,心悸失眠。舌淡,脉细无力。

证候分析:气虚不能统摄血液,血溢清窍,故鼻衄,甚或齿衄,肌衄;气血亏虚,不能上荣于面,则面色苍白;四肢百骸失养,则神疲乏力;心失血养,则心悸、失眠;气血不足,髓海失养,则头晕耳鸣;血脉不充,故舌淡,脉虚无力。本证主要病机为气血亏虚,统摄失职。以鼻衄,神疲乏力,舌淡,脉细无力为审证要点。

治法:补气摄血。

方药:归脾汤加减。方中人参、白术、甘草补气健脾;当归、黄芪益气生血;酸枣仁、远志、茯神、龙眼肉补益心脾,安神定志;木香理气醒脾,使其补而不滞。可加仙鹤草、阿胶、茜草等加强其止血作用。

对以上各证的鼻衄,除内服汤药外,鼻衄之时应结合局部用药治疗,以及时止血。如用棉花蘸云南白药或青黛粉塞入鼻腔止血;或用湿棉条蘸塞鼻散(百草霜15g,龙骨 15g,枯矾 60g,共研极细末)塞鼻止血;严重者可结合鼻腔填塞法。

2.齿衄

齿龈出血称为齿衄,又称牙衄、牙宣。以阳明经脉入于齿龈,齿为骨之余,故齿衄主要与胃肠及肾病变有关。

齿衄可由齿龈局部病变或全身疾病所引起。内科范围的齿衄,多由血液病、维生素缺乏症及肝硬化等疾病所引起。至于齿龈局部病变引起的齿衄,则属于口腔科范畴。

(1)胃火炽盛

证候:齿衄,血色鲜红,齿龈红肿疼痛,头痛,口臭,大便秘结。舌红苔黄,脉洪数。

证候分析:上龈属于足阳明经,下龈属于手阳明经。胃火炽盛,循阳明经脉上犯,以致齿龈红肿疼痛,络损血溢,则齿龈出血,血色鲜红;胃热上蒸,故头痛,口臭;热结阳明,则大便秘结;舌红,苔黄,脉洪数为阳明热盛之征。本证病机为胃火炽盛,灼伤血络。以齿衄,齿龈红肿疼痛,舌红,苔黄,脉洪数为审证要点。

治法:清胃泻火,凉血止血。

方药:加味清胃散合泻心汤加减。前方清胃凉血,后方泻火解毒,合用则清胃泻火,凉血止血作用增强。加味清胃散中以生地黄、牡丹皮、犀角(用水牛角代)清热凉血;黄连、连翘清热泻火;升麻升散胃中郁火,取"郁者发之"之意;当归、甘草养血和中。泻心汤药用黄芩、黄连、大黄苦寒清热泻火。可酌加白茅根、大蓟、藕节凉血止血;烦热口渴者,加生石膏、知母清热除烦。

(2)阴虚火旺

证候:齿衄,血色淡红,齿龈嫩红微痛,齿摇不坚,常因受热及烦劳而发。舌红苔少,脉细数。

证候分析:肾主骨,齿为骨之余,肝肾阴亏,相火上浮,热迫血行,以致齿衄,齿摇不坚;舌红苔少,脉细数为阴虚火旺之征。本证病机为阴虚火旺,络损血溢。以齿衄,齿摇不坚,舌红苔少,脉细数为审证要点。

治法:滋阴降火,凉血止血。

方药:六味地黄丸合茜根散加减。六味地黄丸重在补养肝肾,方中熟地黄、山萸肉、山药滋补肝肾之阴;牡丹皮清退虚热;茯苓、泽泻泻浊;茜根散重在凉血止血,滋阴养血,方中茜草根、侧柏叶、黄芩清热凉血止血;生地黄、阿胶滋阴养血;甘草调中解毒。两方合用,滋阴降火,凉血止血。

3.咳血

肺络受损,血由肺及气管外溢,经口而咳出,表现为痰中带血,或痰血相兼,或纯血鲜红,间夹泡沫,均称为咳血,亦称为嗽血或咯血。

咳血见于多种疾病,许多杂病及温热病都会引起咳血。内科范畴的咳血,主要见于呼吸系统的疾病。如支气管扩张症、急性气管及支气管炎、慢性支气管炎、肺炎、肺结核、肺癌等。其中由肺结核所致者,应参阅本书的肺痨病证。温热病中的风温、暑温亦会导致咳血,详见《温病学》有关内容。

（1）燥热伤肺

证候:喉痒咳嗽,痰少而黏,痰中带血,不易咳出,口干鼻燥,或有身热,恶寒等表证。舌红少津苔薄黄,脉数。

证候分析:感受风热燥邪,损伤于肺,肺失清肃,肺络受损,外溢气道,故致喉痒咳嗽,痰中带血;燥热伤津,故口干鼻燥,吐痰不利;舌红少津,苔薄黄,脉数,为燥热伤津之征。本证病机为燥热伤肺,肺失清肃,肺络受损。以干咳少痰,痰中带血,舌红少津,苔薄黄,脉数为审证要点。

治法:清热润肺,宁络止血。

方药:桑杏汤加减。方中以桑叶、栀子、淡豆豉清宣肺热;沙参、梨皮养阴清热;杏仁、贝母润肺化痰止咳。可加白茅根、茜草、藕节、侧柏叶凉血止血。

（2）肝火犯肺

证候:咳嗽阵作,痰中带血或纯血鲜红,胸胁胀痛,烦躁易怒,口苦目赤,便秘溲赤。舌红苔薄黄,脉弦数。

证候分析:肝火上逆犯肺,肺失清肃,肺络受损,故咳嗽、咳血;肝之脉络布于胁肋,肝火偏亢,脉络壅滞,故胸胁胀痛;肝火上炎,胆气上逆,故口苦,烦躁易怒;舌红,苔薄黄,脉弦数为肝火偏亢之征。本证病机为肝火犯肺,肺络受损。以痰中带血,烦躁易怒,舌红苔薄黄,脉弦数为审证要点。

治法:清肝泻肺,凉血止血。

方药:泻白散合黛蛤散加减。前方清泻肺热,后方泻肝化痰。两方组合,以桑白皮、地骨皮清泻肺热;海蛤壳、甘草清肺化痰;青黛清肝凉血。可酌加生地黄、墨旱莲、白茅根凉血止血。肝火较重,烦躁易怒者,加牡丹皮、栀子、黄芩清肝泻火;若咳血量较多,纯血鲜红者,可用犀角地黄汤加三七粉冲服,以清热泻火,凉血止血。

（3）阴虚肺热

证候:咳嗽痰少,痰黏难出,痰中带血或反复咳血,血色鲜红,口干咽燥,颧红,潮热盗汗。舌红少苔或无苔,脉细数。

证候分析:阴虚肺热,肺失清肃,故咳嗽痰少;虚火灼肺,脉络损伤,故痰中带血或反复咳血;阴虚津乏,不能上承,故口干咽燥;阴虚火旺,则颧红、潮热、盗汗;舌红少苔或无苔,脉细数为阴虚有热之征。本证病机为虚火灼肺,肺络受损。以痰中带血,潮热,盗汗,舌红少苔或无苔,脉细数为审证要点。

治法:滋阴润肺,宁络止血。

方药:百合固金汤加减。本方以百合、麦冬、玄参、生地黄、熟地黄滋阴清热,养阴生津;当归、白芍柔润养血;贝母、甘草肃肺化痰止咳;桔梗性升提,于咳血不利,减去。可加白及、藕节、白茅根、茜草等止血,或合十灰散凉血止血。反复咳血及咳血量多者,加云南白药或三七粉冲服,以加强止血,并酌加阿胶、何首乌养血止血;颧红,潮热,盗汗阴虚甚者,加青蒿、鳖甲、地骨皮、白薇、糯稻根、牡蛎等清退虚热,收敛止汗。

4. 吐血

血由胃来,经呕吐而出,血色红或紫暗,或呈咖啡色,常夹食物残渣,称为吐血,亦称呕血。

吐血主要见于上消化道出血,其中以消化性溃疡出血及肝硬化所致的食管、胃底静脉曲张破裂最为多见,其次见于食管炎,急、慢性胃炎,胃黏膜脱垂症等,以及某些全身性疾病(如血友病、尿毒症、应激性溃疡)引起的出血。

(1)胃热壅盛

证候:胃脘胀闷,甚则疼痛,嘈杂不适,吐血色红或紫暗,常夹有食物残渣,口臭,便秘或大便色黑。舌红苔黄腻,脉滑数。

证候分析:胃中积热,胃失和降,故胃脘胀闷,甚则疼痛;热伤胃络,故吐血鲜红或紫暗;胃气上逆,故呕血夹食;胃热伤津,肠道失濡,则便秘;血随糟粕而下,则大便色黑;舌红,苔黄腻,脉滑数为内有积热之征。本证病机为胃热壅盛,热伤胃络。以吐血,口臭,便秘或大便色黑,舌红,苔黄腻,脉滑数为审证要点。

治法:清胃泻火,化瘀止血。

方药:泻心汤合十灰散加减。前方清胃泻火,后方清热凉血,收涩止血。泻心汤中大黄为君药,功专清泄胃肠实火积滞,并可凉血散瘀,生用具有止血快,维持时间长,止血同时能缓解伴随症状的特点。十灰散中大蓟、小蓟、荷叶、侧柏叶、茜草根、白茅根清热凉血止血;棕榈皮收敛止血;牡丹皮、栀子清热凉血;大黄通腑泄热,化瘀止血。胃气上逆,恶心呕吐者,加代赭石、竹茹、旋覆花和胃降逆;泛酸,加乌贼骨、煅瓦楞制酸;胃痛,加三七粉冲服。胃热伤阴,胃阴损伤,见口渴,舌干红,脉细数者,加麦冬、天花粉、石斛等清养胃阴。

(2)肝火犯胃

证候:吐血色红或紫暗,口苦胁痛,心烦易怒,寐少梦多。舌红苔黄,脉弦数。

证候分析:肝火横逆犯胃,胃络受伤则吐血,色红或紫暗;肝火上炎,胆失疏泄,故口苦;肝气不舒,则胁痛;热扰心神,故心烦易怒,寐少梦多;舌红绛,脉弦数为肝火亢盛之征。本证病机为肝火犯胃,胃络损伤。以吐血,心烦易怒,舌红苔黄,脉弦数为审证要点。

治法:泻肝清胃,凉血止血。

方药:龙胆泻肝汤加减。可加白茅根、藕节、墨旱莲、茜草等,或合用十灰散凉血止血。胁痛甚者,加郁金、香附理气活络止痛。

（3）气虚血溢

证候:吐血缠绵不止,时轻时重,血色暗淡,神疲乏力,心悸气短,面色苍白。舌淡,脉细弱。

证候分析:脾气亏虚,统摄失司,血液外溢,故吐血缠绵不止,时轻时重,血色暗淡;反复出血,气随血去,气血亏虚,心失所养,则心悸气短;形体失养则神疲乏力;血虚不能上荣于面,则面色苍白;舌淡,脉细弱,为气血亏虚之征。本证病机为脾气亏虚,气虚不摄,血溢脉外。以吐血,神疲乏力,舌淡,脉细弱为审证要点。

治法:健脾益气摄血。

方药:归脾汤加减。方中人参、茯苓、白术、甘草健脾益气;黄芪、当归益气生血;龙眼肉、酸枣仁、远志补血养心安神;木香理气醒脾。可加仙鹤草、白及、乌贼骨、炮姜炭温经固涩止血。若气损及阳,脾胃虚寒,可改用柏叶汤合理中丸。柏叶汤中侧柏叶凉血止血,艾叶、炮姜炭温经止血,童便化瘀止血;理中丸用人参、白术、干姜、炙甘草温补脾气以摄血。两方合用,共奏温经止血之效。

临床上,吐血大多发病急骤,出血量较多,严重者可盈盆盈碗,若失血过多,导致气随血脱,表现面色苍白,肢冷汗出,脉微,甚至神情淡漠或昏迷等症者,亟当用独参汤或参附汤或参附注射液等益气固脱,并积极运用中西医结合方法进行抢救。

5. 便血

便血系胃肠脉络受损,出现血随大便而下,或大便呈柏油样为主要临床表现的病证。

便血均由胃肠之脉络受损所致。内科杂病的便血主要见于胃肠道的炎症、溃疡、肿瘤、息肉、憩室炎等。

（1）肠道湿热

证候:便血色红,大便不爽或稀溏,或有腹痛,口苦。舌红苔黄腻,脉濡数。

证候分析:湿热蕴结肠道,肠道脉络受损,血溢肠道,以致便血;肠道传化失常,则大便不爽或稀溏;湿热蕴结,肠道气机阻滞,则腹痛;舌红苔黄腻,脉濡数为内有湿热之征。本证病机为湿热蕴结肠道,肠道脉络受损。以便血色红,大便不爽或稀溏,舌红,苔黄腻,脉濡数为审证要点。

治法:清化湿热,凉血止血。

方药:地榆散合槐角丸加减。前方清化湿热之力较强,后方则兼能理气活血。地榆散以地榆、茜草凉血止血;栀子、黄芩、黄连清热燥湿,泻火解毒;茯苓淡渗利湿。槐角丸以槐角、地榆凉血止血;黄芩清热燥湿;防风、枳壳、当归疏风、理气、活血。若便血日久,湿热未尽而营阴已亏,应虚实兼顾,清热利湿与补益阴血同用,可酌加阿胶、四物汤等养血之品,或酌情选用清脏汤或脏连丸。

(2)气虚不摄

证候:便血日久不愈,反复发作,血色淡红或暗淡,食少体倦,面色苍白,心悸少寐。舌淡,脉细弱。

证候分析:脾气亏虚,统摄无权,血液外溢,故便血色淡红或暗淡;日久不愈,反复发作,脾虚运化无力,气血生化无源,失于濡养,故食少体倦,面色萎黄,心悸,少寐;舌淡,脉细为气血亏虚之征。本证病机为气不摄血,血溢胃肠。以便血日久,血色淡红或暗淡,食少体倦,色萎苍白,舌淡,脉细弱为审证要点。

治法:益气摄血。

方药:归脾汤加减。可酌加地榆、槐花、白及、仙鹤草等加强止血。

(3)脾胃虚寒

证候:便血紫暗,甚则黑色,脘腹隐痛,喜热饮,面色不华,神倦懒言,便溏。舌淡,脉细。

证候分析:脾胃虚寒,中气不足,统血无力,血溢胃肠之内,随大便而下,故血色紫暗,甚至色黑;中虚有寒,寒凝气滞,故脘腹隐痛,喜热饮;脾虚失运,故便溏;脾胃虚寒,气血不足,失于温养,故面色不华,神倦懒言;舌淡,脉细,为气血不足之征。本证病机为脾胃虚寒,统血无力,血溢胃肠。以便血紫暗,脘腹隐痛,神倦懒言,喜热饮,舌淡,脉细为审证要点。

治法:健脾温中,养血止血。

方药:黄土汤加减。方中灶心土温中止血;白术、附子、甘草温中健脾;阿胶、地黄养血止血;黄芩苦寒坚阴,起反佐作用。可加白及、乌贼骨,收敛止血;三七、花蕊石化瘀止血。若阳虚较甚者,加鹿角霜、炮姜炭、艾叶等温阳止血;若气虚者,加党参、黄芪补气摄血;若兼瘀血者,可用失笑散加当归、赤芍、延胡索、香附、茜草、花蕊石、三七粉等行气活血,化瘀止血。

6.尿血

小便中混有血液,甚或伴有血块而排尿不痛的病证,均称为尿血。随出血量多少的不同,小便呈淡红色、鲜红色,或茶褐色之不同。

尿血是一种比较常见的病证。西医学所称的尿路感染、肾结核、肾小球肾炎、泌尿系肿瘤,以及全身性疾病,如血液病、结缔组织疾病等出现的血尿,均可参照本病辨证论治。

(1)下焦热盛

证候:小便黄赤灼热,尿血鲜红,心烦口渴,面赤口疮,夜寐不安。舌红,脉数。

证候分析:热邪盛于下焦,故小便黄赤灼热;脉络受损,血渗膀胱,故尿血鲜红;热扰心神,夜寐不安;火热上炎,故面赤,口疮;热伤津液,则口渴;舌红,脉数为热盛之征。本证病机为下焦热盛,热伤阴络,血渗膀胱。以尿血,小便灼热,面赤,口疮,舌红,脉数为审证要点。

治法:清热泻火,凉血止血。

方药:小蓟饮子加减。方中以小蓟、生地、藕节、蒲黄凉血止血;栀子、木通、竹叶清热泻火;滑石、甘草利水泻热,导热下行;当归养血活血。若热盛心烦口渴者加黄芩、天花粉清热生津止渴;若尿血较重者加槐花、白茅根凉血止血;若有瘀血而尿中夹有血块者,加桃仁、红花、牛膝、益母草等活血化瘀。

(2)肾虚火旺

证候:小便短赤带血,头晕耳鸣,神疲乏力,颧红,潮热盗汗,腰膝酸软。舌红,脉细数。

证候分析:肾阴亏虚,虚火内炽,灼伤脉络,故小便短赤带血;肾阴亏虚,髓海不足,故头晕耳鸣;肾虚失养,故腰膝酸软,神疲乏力;虚火上炎,故颧红,潮热,盗汗;舌红,脉细数,为阴虚火旺之征。本证病机为虚火内炽,热伤脉络。以尿血,颧红,潮热,盗汗,腰膝酸软,舌红,脉细数为审证要点。

治法:滋阴降火,凉血止血。

方药:知柏地黄丸加减。方中以六味地黄丸滋补肾阴,知母、黄檗滋阴降火。可加墨旱莲、大蓟、小蓟、藕节、蒲黄凉血止血。

(3)脾不统血

证候:久病尿血,甚则兼见齿衄,肌衄,面色不华,食少,体倦乏力,气短声低。舌淡,脉细弱。

证候分析:脾气亏虚,统血无力,血不循经,下渗膀胱,故见血尿,甚则见齿衄,肌衄;脾虚运化无力,气血生化乏源,故食少,体倦乏力,气短声低,面色不华;舌淡,脉细弱,为气血亏虚,血脉不充之征。本证病机为脾气亏虚,统血无力,血渗膀胱。以久病尿血,面色不华,体倦乏力,舌淡,脉细弱为审证要点。

治法:补中健脾,益气摄血。

方药:归脾汤加减。可加熟地黄、阿胶、仙鹤草、槐花等养血止血。气虚下陷,见少腹坠胀者,可加升麻、柴胡配合原方中党参、黄芪、白术益气升阳,也可用补中益气汤加减。

(4)肾气不固

证候:久病尿血,血色淡红,头晕耳鸣,精神困倦,腰膝酸软。舌淡,脉沉细。

证候分析:劳倦或久病及肾,肾虚不固,血随尿出,故久病尿血;肾气亏虚,肾精不足,失于濡养,故精神困倦,腰膝酸软,头晕耳鸣;舌淡,脉沉细,为肾气虚衰之征。本证病机为肾虚不固,血失藏摄。以久病尿血,头晕耳鸣,腰膝酸软,舌淡,脉沉细为审证要点。

治法:补益肾气,固摄止血。

方药:无比山药丸加减。方以熟地黄、山药、山萸肉、怀牛膝补肾益精;肉苁蓉、菟丝子、杜仲、巴戟天温肾助阳;茯苓、泽泻健脾益气;五味子、赤石脂益气固涩止血。可加仙鹤草、槐花、蒲黄炭、紫珠草等止血,必要时加煅牡蛎、金樱子、补骨脂等固涩止血。腰脊酸痛,畏寒神怯者,可加鹿角片、狗脊温助肾阳。

7. 紫斑

血液溢出于肌肤之间,皮肤表现青紫斑点或斑块的病证,称为紫斑,亦称肌衄或葡萄疫。

本节主要讨论内科杂病范畴的紫斑。外感温热病热入营血所出现的发斑,可参照《温病学》的有关内容。

内科杂病的紫斑,常见于西医学的原发性血小板减少性紫癜及过敏性紫癜。此外,药物、化学和物理因素等引起的继发性血小板减少性紫癜以及特发性血小板减少性紫癜等亦可参照本节辨证论治。

(1)血热妄行

证候:皮肤出现青紫斑点或斑块,或伴有鼻衄,齿衄,便血,尿血,或有发热,口渴便秘。舌红苔黄,脉弦数。

证候分析:热壅脉络,迫血妄行,血溢肌肤,故见青紫斑点或斑块;若热毒极盛,损伤鼻、齿、肠胃、膀胱等处之脉络,则见鼻衄、齿衄、便血、尿血;内热郁蒸,故发热;

热盛津伤,故口渴、便秘;舌红苔黄,脉弦数为实热之征。本证病机为热壅经络,迫血妄行,血溢肌肤。以皮肤出现青紫斑点或斑块,舌红苔黄,脉弦数为审证要点。

治法:清热解毒,凉血止血。

方药:十灰散加减。方中大蓟、小蓟、荷叶、侧柏叶、茜草根、白茅根清热凉血止血;棕榈皮收敛止血;丹皮、栀子清热凉血;大黄通腑泄热,化瘀止血。若热毒炽盛,发热,出血广泛者,加生石膏、龙胆草、紫草,冲服紫雪丹。若热邪阻滞经络,兼见关节肿痛者,伍用木瓜、秦艽、桑枝等舒筋通络。

(2)阴虚火旺

证候:肌肤青紫斑点或斑块,时发时止,常伴鼻衄、齿衄或月经过多,颧红心烦,潮热盗汗,口渴。舌红苔少,脉细数。

证候分析:阴虚则火旺,虚火伤及脉络,故见肌肤或他处出血;水亏不能上济于心火,心火扰动,故心烦;火热迫津外泄,则盗汗;阴虚火旺,故颧红,潮热,口渴;舌红,苔少,脉细数为火旺而阴液不足之征。本证病机为阴虚火旺,火伤脉络,血溢肌腠。以皮肤青紫斑点或斑块,颧红,潮热,盗汗,舌红,苔少,脉细数为审证要点。

治法:滋阴降火,宁络止血。

方药:茜根散加减。方中用茜草根、侧柏叶、黄芩清热凉血止血;生地黄、阿胶滋阴凉血止血;甘草和中解毒。若阴虚较盛者,酌加玄参、龟甲、女贞子、墨旱莲等养阴清热;潮热可加地骨皮、白薇、秦艽清退虚热。

(3)气不摄血

证候:反复发生肌衄,日久不愈,神疲乏力,头晕目眩,面色苍白或萎黄,食欲不振。舌淡,脉细弱。

证候分析:气虚不摄,血溢肌肤,故反复发生肌衄;久病不愈,气血亏耗,脏腑失于濡养,故神疲乏力,头晕目眩,面色苍白或萎黄;脾虚不能运化水谷,故食欲不振;舌淡,脉细弱,为气血两虚之征。本证病机为脾气亏虚,统摄无力,血溢肌肤。以肌衄,神疲乏力,食欲不振,面色萎黄,舌淡,脉细弱为审证要点。

治法:益气摄血。

方药:归脾汤加减。可酌加仙鹤草、棕榈炭、地榆、蒲黄、茜草根、紫草等加强止血及化瘀消斑的作用。若兼见肾虚腰痛者,加用菟丝子、鹿角胶、阿胶、续断等温补肾气。

【转归预后】

血证的转归预后与三个因素有关：一是引起出血的原因；二是与出血量有关；三是与兼症有关。一般外感易治，内伤难愈，新病易治，久病难疗；出血量少者病轻，出血量多者病重，甚至形成气随血脱危证；出血伴有发热、咳喘、脉数等症者一般病情较重，治疗较难，而身凉、脉静者病情较轻，易于治疗。出血伴有多脏腑病变者病重，单一脏器病变者病轻。

【预防调护】

饮食有节，宜清淡，易于消化，富有营养。如新鲜蔬菜，水果，瘦肉，禽蛋等；忌食辛辣香燥，油腻炙烤之品；对于紫斑与进食某些食品有密切关系者，应禁食诱发紫斑的食品；有吐血病史的患者，应严禁暴饮暴食，忌食难于消化以及辛辣动火的食品；便血患者忌食粗纤维多的食物；吐血、便血量大时应暂禁饮食，绝对卧床休息，待出血停止或出血量少时逐渐过渡至流质饮食或半流质饮食。鼻出血患者鼻道经常干燥者，可用甘油、食用油滴鼻以保持湿润，不宜用力擤鼻，戒除挖鼻等不良习惯。各种血证，出血量大时，应消除紧张、恐惧、忧虑情绪。戒除烟酒，起居有常，劳逸适度，精神愉快，心情舒畅，消除不良情绪。咳血时让患者平卧，头偏向一侧，或取侧卧位，以利于血痰的排出，避免引起窒息。此外，止血的同时，应积极治疗引起出血的原发疾病。

严密观察病情的发展和变化。出血急性期注意严密观察并记录出血的颜色、性状、次数及出血量，记录心率、脉搏、呼吸、血压等生命体征。紫斑患者应注意观察紫斑的颜色、数量及消退情况，注意有无其他部位的出血。不论何种出血，若出现头晕，心慌，烦躁不安，面色苍白，四肢湿冷，血压下降，脉芤或细数等，常为大出血的征兆，应及时救治，以防止厥脱证的发生。

第三节　痰　饮

痰饮是指由于外感寒湿、饮食不当或劳欲体虚等病因导致肺脾肾功能失调，三焦气化不利，体内水液输布运化失常，停聚于某些部位的一类病证。

痰饮有广义和狭义之分。广义痰饮为诸饮之总称，包括《金匮要略》提出的四饮：痰饮、悬饮、溢饮、支饮；狭义痰饮是指诸饮中的一个类型，即饮停胃肠之痰饮。

本节讨论是以《金匮要略》痰饮病内容为主的广义痰饮。

早在《黄帝内经》即有"饮""积饮"之说,如《素问·经脉别论》曰:"饮入于胃,游溢精气,上输于脾,脾气散精,上归于肺,通调水道,下输膀胱,水精四布,五经并行",论述了正常水液的代谢。《素问·至真要大论》又曰:"太阴在泉……湿淫所胜……民病饮积心痛。"《素问·气交变大论》则谓:"岁土太过,雨湿流行,肾水受邪,甚则饮发,中满食减"等。这些论述,是对痰饮认识的开端,又为后世痰饮学说的形成和发展奠定了理论基础。《金匮要略》首创"痰饮"病名,并立专篇对痰饮病的分类、证候、治法、方药等加以详细论述,成为后世对痰饮病辨治的重要依据;其所提出"病痰饮者,当以温药和之"的治疗原则一直被后世奉为治疗寒痰水饮的准绳。隋唐至金元,有痰证、饮证之分,逐渐发展了痰的病理学说,提出"百病兼痰"的论点,对临床实践有十分重要的指导价值。《济生方·痰饮论治》曰:"人之气道,贵乎顺,顺则津液流通,决无痰饮之患,调摄失宜,气道闭塞水饮停膈。"从气和水的关系来论述痰饮的病机。《仁斋直指方》首先将痰和饮的概念明确区分,提出"稠浊为痰,清稀为饮"。叶天士《临证指南医案》总结前人治疗痰饮病经验,重视脾肾,提出"外饮治脾,内饮治肾"的大法。

西医学中的慢性支气管炎、支气管哮喘、渗出性胸膜炎、胃肠功能紊乱、胃扩张、不完全性幽门梗阻、肠梗阻、慢性心功能不全等疾病的某些阶段,均可参照本节辨证论治。

【病因病机】

痰饮的病因主要有外感寒湿、饮食所伤、劳欲体虚等,肺、脾、肾功能失调,三焦气化不利,津液停聚形成痰饮。

（一）病因

1. 外感寒湿

寒湿之邪,易伤阳气。凡气候寒冷潮湿,或冒雨涉水,或坐卧湿地,寒湿之邪侵袭卫表,困遏卫阳,导致肺气不能宣布津液;或寒湿之邪由表及里,中阳受困,脾失运化,水津停滞,积而成为痰饮。

2. 饮食所伤

胃为水谷之海,脾司健运之职。暴饮暴食,恣食生冷,损伤中阳,中阳受阻,中州失运,水液停积而为痰饮。

3. 劳欲体虚

劳倦、纵欲太过,或年高体弱、久病体虚,伤及脾肾之阳,或素体脾肾阳气不足,水液失于输化,停而成饮。

(二)病机

1. 基本病机

肺、脾、肾功能失调,三焦气化不利,津液停聚是形成痰饮的基本病机。

2. 病位

痰饮的病位与肺、脾、肾、三焦密切相关,可影响到五脏。

3. 病理性质

痰饮的病理性质总属阳虚阴盛,运化失调,因虚致实,水液停积为患。虽然其间有因时邪与里水相搏,或饮邪久郁化热,表现饮热相杂之候,但究竟属于少见。痰饮为阴类,非阳不化,若阳气虚衰,气不化津,则阴邪偏盛,寒饮内停。而中阳素虚,脏气不足,是本病发生的内在病理基础。

4. 病机转化

本病属于本虚标实之候,最常见的病机转化为虚实转化,实证可转化为虚证,如寒饮伤阳,饮热伤阴,可出现阳虚或阴虚证;虚证亦可兼夹实象,如阳气不足,则水液内停,阻滞气机,日久可以形成血瘀之候;虚证之间也可以发生转化,如初病气虚,日久及阳,甚则形成气阴两虚等证候。

【诊断要点】

1. 临床特征

(1)痰饮:心下满闷,呕吐清水痰涎,胃中有振水声,肠间沥沥有声,头昏目眩等,形体昔肥今瘦,属饮停胃肠。

(2)悬饮:胸胁饱满,咳唾胸胁引痛,喘促不能平卧,或有肺痨病史,属饮流胁下。

(3)溢饮:身体疼痛而沉重,甚则肢体浮肿,当汗出而不汗出,或伴咳喘,属饮溢肢体。

(4)支饮:咳逆倚息,短气不得平卧,其形如肿,属饮邪支撑胸肺。

2.病史

常有脾胃、心肺、肝肾等脏腑的相关病史可询。

3.辅助检查

四饮涉及疾病较多,应根据痰饮所发生部位,结合相关检查。如胸部 X 线、B超、胸水常规、胃镜、尿常规等。

【鉴别诊断】

首先,痰、饮、水、湿四证应进行鉴别;悬饮应与胸痹进行鉴别;溢饮应与水肿之风水证进行鉴别;支饮、伏饮还应与肺胀、喘证、哮病等病证进行鉴别。

1.痰、饮、水、湿四证鉴别

痰、饮、水、湿四者在病机、形质、病证表现方面各有其不同特点。一般而言,痰多由热煎熬而成,病证复杂,分有形之痰与无形之痰。有形者,形质厚浊;无形者,无处不到。饮主要因阳虚阴寒,积聚而成,形质稀涎。饮之为病,多停于体内局部或体位低下之处,如胃肠、胸肺、胁下、四肢等。水属阴类,有阴水与阳水之分,形质最为清稀。水之为病,则泛溢肌肤、四末,甚至全身,多流聚于体位低下或松弛部位。湿为阴邪,其性黏滞而无定体,可随五气从化相兼为病。但四者同出一源,俱为津液不归正化,停积而成,在一定条件下又可相互转化。

2.胸痹

二者均有胸痛。但胸痹为胸膺部或心前区闷痛,且可痛及左侧肩背或左臂内侧,常于劳累、饱餐、受寒、情绪激动后突然发作,历时较短,休息或用药后得以缓解;悬饮为胸胁胀痛,持续不解,多伴咳唾,转侧、呼吸时疼痛加重,肋间饱满,并有咳嗽、咯痰等肺系证候。

3.风水证

水肿之风水相搏证,可分为表实、表虚两个类型。表实者,水肿而无汗,身体疼重,与水泛肌表之溢饮基本相同。如见肢体浮肿而汗出恶风,则属表虚,与溢饮有异。

4.肺胀、喘证、哮病

支饮、伏饮、肺胀、喘证、哮病五者均有咳逆上气,喘满,咯痰等表现。但肺胀是肺系多种慢性疾患,日久积渐而成;喘证是多种急慢性疾病的重要主症;哮证是反复发作的一个独立疾病;支饮是痰饮的一个类型,因饮邪支撑胸肺而致;所谓伏饮,是指伏而时发的饮证。其发生、发展、转归均有不同,但其间亦有一定联系。如肺胀在急性发病阶段,可以表现支饮证候;喘证的肺寒、痰饮两证,又常具有支饮特点;哮病又属于伏饮范围。

【辨证论治】

(一)辨证要点

1. 辨痰饮停积部位

饮停胃肠者为痰饮,饮流胁下者为悬饮,饮溢四肢者为溢饮,饮停胸肺者为支饮。

2. 辨标本虚实主次

痰饮总属阳虚阴盛,本虚标实之证。其本虚指肺、脾、肾阳气亏虚,不能运化水湿;标实指水饮留聚。在疾病的不同阶段,或表现本虚为主,或表现标实为主。无论病之新久,都要根据症状辨别二者的主次。

3. 辨病邪兼夹

痰饮虽为阴邪,寒证居多。正如《证因脉治·痰饮论》曰:"饮主于水,寒多热少",但亦有郁久化热者;初起若有寒热见症,为夹表邪;饮积不化,气机升降受阻,常气滞。

(二)治疗原则

由于痰饮为阴邪,遇寒则聚,得温则行,故治疗宜谨遵《金匮要略·痰饮咳嗽病脉证并治》"病痰饮者,当以温药和之"之旨,以温阳化饮为基本治疗原则。同时,还应根据标本缓急、表里虚实的不同,"急则治标,缓则治本",采取相应的治疗措施。水饮壅盛者,应祛饮以治标;阳微气衰者,宜温阳以治本;在表者,当温散发汗;在里者,应温化利水;若邪实正虚者,则当攻补兼施;饮热夹杂者,又当温清并用。当饮邪基本消退,无论虚证还是实证,皆应继续健脾温肾,以固其本,方能巩固疗效。

(三)分证论治

1. 痰饮

多由素体脾虚,运化不健,复加饮食不当,或为外湿所伤而致脾阳虚弱,饮留胃肠引起。

(1)脾阳虚弱

证候:胸胁支满,心下痞闷,胃中有振水音,脘腹喜温畏寒,背寒,呕吐清水痰涎,水入易吐,口渴不欲饮,心悸,气短,头晕目眩,食少,便溏,形体逐渐消瘦。舌白滑,脉弦细滑。

证候分析:胃中停饮,支撑胸胁,故脘痞胸满,胃中有振水音;寒饮内停,阳气不能外达,则脘腹喜温畏寒,背寒。水饮上逆,故呕吐清水痰涎,水入易吐;水停中焦,津不上承,则渴不欲饮;饮凌心肺,故心悸、气短;水饮中阻,清阳不升,饮邪上犯,则头晕目眩;脾运不健,故食少、便溏;脾虚水谷不能化为精微以充养形体,则形体日瘦;舌白滑,脉弦细滑均系阳虚水停之象。本证病机为脾阳虚弱,饮停于胃,清阳不升。以胸胁支满,心下痞闷,胃中有振水音,脘腹喜温畏寒,舌白滑,脉弦细而滑为审证要点。

治法:温脾化饮。

方药:苓桂术甘汤合小半夏加茯苓汤加减。前方温脾阳,利水饮,方中茯苓健脾渗湿,以绝生痰之源;桂枝通阳化气,温化痰饮;白术健脾燥湿,与桂枝相伍,则温运之力更强,甘草益气调中。后方化饮行水,降逆止呕,用半夏、生姜、茯苓化饮和胃降逆,用于水停心下,脘痞、呕吐、眩悸。两方合用,共奏温脾化饮,和胃降逆之功。若小便不利,头晕目眩者,加用猪苓、泽泻渗湿升清;若脘部冷痛,呕吐涎沫,加用吴茱萸、干姜、肉桂、椒目等温中和胃;若心下胀满,加用枳实开痞消胀。

(2)饮留胃肠

证候:心下痞满或痛,自利,利后反快,虽利心下续坚满,或水走肠间,沥沥有声,腹满,便秘,口舌干燥。舌苔腻,色白或黄,脉沉弦或伏。

证候分析:水饮留胃,则心下痞满或痛;水饮下行,则利后反快;饮去难尽,新饮复积,故虽利心下续坚满;饮邪从胃下流于肠,则肠间沥沥有声;饮结于中而致腹满、便秘;饮郁化热,故口舌干燥,苔黄;脉沉弦或伏,舌苔白腻为水饮壅盛,阳气郁遏之象。本证病机为水饮郁结,留于肠胃。以心下痞满或痛,自利,利后反快,虽利心下续坚满,或水走肠间,沥沥有声,苔腻,脉沉弦或伏为审证要点。

治法:攻下逐水。

方药:甘遂半夏汤或己椒苈黄丸加减。前方攻守兼施,因势利导,用于水饮在胃。方用甘遂、半夏逐饮降逆;白芍、蜂蜜酸甘缓中,以防伤正,借甘遂、甘草相反相激,驱逐留饮。后方苦辛宣泄,前后分消,用于水饮在肠,饮郁化热之证。方中大黄、葶苈子攻坚决壅,泻下逐水,逐热饮从大便而去;防己、椒目辛宣苦泄,导水饮从小便而除。此两方均为攻逐之剂,临证时须注意不可图快一时,攻逐太过反而损伤正气,导致水邪复积,应中病即止。

2. 悬饮

悬饮多因素体不强,或原有其他慢性疾病,肺虚卫弱,时邪外袭,肺失宣通,饮停胸胁,而致络气不和。如若饮阻气郁,久则化火伤阴耗损肺气。在病程发生发展过程中,可见如下证型。

(1)邪犯胸肺

证候:寒热往来,身热起伏,汗少或发热不恶寒,有汗热不解,咳嗽,少痰,气急,胸胁刺痛,呼吸、转侧疼痛加重,心下痞满硬,干呕,口苦,咽干。舌苔薄白或黄,脉弦数。

证候分析:肺居胸中,两胁为少阳经脉分布循行之处,时邪外袭,热郁胸肺,少阳枢机不利,则寒热往来,胸胁刺痛,呼吸、转侧则疼痛加重;肺热内蕴,肺气失宣,故身热有汗不解,不恶寒,喘而气急少痰;热郁少阳,则心下痞满硬,干呕,口苦,咽干;舌苔薄白或黄,脉弦数属于邪在上焦肺卫之象。本证病机为邪犯胸肺,枢机不利,肺失宣降。以寒热往来,咳嗽,少痰,气急,胸胁刺痛,呼吸、转侧疼痛加重为审证要点。

治法:和解宣利。

方药:柴枳半夏汤加减。方中柴胡、黄芩和解清热;瓜蒌仁、半夏化痰开结;枳壳、桔梗、杏仁、青皮理气和络;甘草和中。咳逆气急,胁痛,加白芥子、桑白皮;心下痞硬,口苦,干呕,加黄连与半夏、瓜蒌相伍,辛开苦降;热盛有汗,咳嗽气粗,去柴胡,加入麻杏石甘汤以清热宣肺化痰。

(2)饮停胸胁

证候:咳唾引痛,胸胁疼痛较前减轻,呼吸困难反加重,咳逆气喘,息促,不能平卧,或仅能偏卧于停饮的一侧,病侧肋间饱满,甚则可见病侧胸廓隆起。舌苔薄白腻,脉沉弦或弦滑。

证候分析:肺气郁滞,气不布津,停而为饮,饮停气滞,脉络受阻,故咳唾引痛;因水饮已成,气机升降痹塞,反见痛轻,而喘息加重;饮邪上迫肺气,则咳逆不能平卧;饮在胸胁,故肋间胀满隆起;舌苔白,脉沉或弦滑为水结于里之象。本证病机为饮停胸胁,脉络受阻,肺气郁滞。以胸胁疼痛,咳逆气喘,不能平卧,肋间饱满或隆起为审证要点。

治法:泻肺祛饮。

方药:椒目瓜蒌汤合十枣汤或控涎丹加减。椒目瓜蒌汤攻逐水饮,重在泻肺降气化痰。方中苏子、葶苈子、瓜蒌、桑白皮泻肺化痰,降气平喘;橘红、半夏化痰除饮,宣通肺气;川椒目、茯苓、泽泻、车前子利水逐饮。后二方均为攻逐水饮之剂。十枣汤用于体壮证实,积饮量多的患者。药用甘遂、大戟、芫花研末,大枣煎汤送下,空腹顿服。控涎丹药力缓和,攻逐之力较轻,系十枣汤去芫花,加白芥子为丸,善祛皮里膜外之痰水,有宣肺理气之功。剂量均宜小量递增,连服3~5日,必要时停二三日再服。如服药后出现剧烈呕吐、腹痛、腹泻,应减量或停服。

(3)络气不和

证候:胸胁疼痛,如灼如刺,胀闷不舒,呼吸不畅,或有闷咳,甚至迁延经久不愈,阴雨天加重。舌质暗苔薄,脉弦。

证候分析:饮邪久郁之后,气机不利,脉络痹阻,故胸胁疼痛,胀闷不舒;肺气不利,故呼吸不畅,闷咳;气郁化火则痛势如灼;气滞络阻则刺痛迁延,经久不愈;内有水湿,阴雨天时内、外湿相合,故症状更为明显;舌苔薄,质暗,脉弦为气滞络痹之象。本证病机为饮邪久郁,气机不利,脉络痹阻。以胸胁疼痛,如灼如刺,呼吸不畅,天阴时加重为审证要点。

治法:理气和络。

方药:香附旋覆花汤加减。方中旋覆花、苏子、半夏、薏苡仁、茯苓降气化痰;香附、陈皮理气解郁。若痰气郁阻,胸闷苔腻加瓜蒌、枳壳;若久痛入络,痛势如刺,加当归须、赤芍、桃仁、红花、乳香、没药以活血止痛;水饮不净,加通草、路路通、冬瓜皮。

(4)阴虚内热

证候:咳呛时作,咯吐少量黏痰,口干咽燥,或午后潮热,颧红盗汗,五心烦热,或伴胸胁闷痛,病久不复,形体消瘦。舌质偏红,少苔或无苔,脉细数。

证候分析:饮阻气郁,化热伤阴,阴虚肺燥,故咳呛痰黏量少,口干咽燥;阴虚火旺,则午后潮热,颧红盗汗,五心烦热;脉络不和故胸胁闷痛;病久正虚而致形体消瘦;舌红少苔或无苔,脉细数属于阴虚内热之象。本证病机为饮阻气郁,化热伤阴,阴虚肺燥。以咳呛,咯吐少量黏痰,潮热盗汗,午后颧红,舌红少苔,脉细数为审证要点。

治法:滋阴清热。

方药:沙参麦冬汤合泻白散加减。前方用沙参、麦冬、玉竹、天花粉养阴生津。

后方用桑白皮、地骨皮、甘草等清肺降火。潮热,加鳖甲、十大功劳叶;咳嗽,配百部、川贝母;胸胁闷痛,酌加瓜蒌皮、枳壳、广玉金、丝瓜络;积液未尽,加牡蛎、泽泻。

3. 溢饮

多因外感风寒,玄府闭塞,以致肺脾输布失职,水饮流溢四肢肌肉,寒水相杂为患。如宿有寒饮,复加外寒客表而致者,多属于表里俱寒;若饮邪化热,可见饮溢体表而热郁于里之证候。

证候:身体沉重而疼痛,甚则肢体浮肿,恶寒,无汗,或有咳喘,痰多白沫,胸闷,干呕,口不渴。苔白,脉弦紧。

证候分析:水为阴邪,其性重浊,寒邪收引、凝滞,主痛,感受寒水,则身体沉重而疼痛;寒邪闭塞玄府,故恶寒,无汗,或有咳喘,痰多白沫,胸闷,干呕;肺宣降失职,不能通调水道,脾不能运化水湿,水湿泛流肢体,则肢体浮肿;水湿为阴邪,津液未受损伤,则口不渴;苔白,脉弦紧为体内有寒之象。本证病机为肺脾失调,寒饮内留,泛流肢体。以恶寒,无汗,身体沉重而疼痛,肢体浮肿,苔白,脉弦紧为审证要点。

治法:发表化饮。

方药:小青龙汤加减。本证为表寒里饮证。方中用麻黄、桂枝解表散寒;半夏、干姜、细辛温化寒饮;白芍、五味子敛肺,使散中有收;炙甘草甘缓和中,配合白芍、五味子防止麻黄、桂枝辛散太过。若外有表寒,内有郁热,伴有发热,烦躁,苔白而兼黄,加石膏以清泄内热;若表寒之象已不显著,改用大青龙汤以发表清里;水饮内聚,见肢体浮肿明显者,尿少者,可配茯苓、猪苓、泽泻利水消肿;饮邪犯肺,喘息痰鸣不得卧者,加杏仁、射干、葶苈子泻肺逐饮。

4. 支饮

多由受寒饮冷,饮邪留伏,或因久咳致喘,迁延反复伤肺,肺津不布,阳虚不运,饮邪留伏,支撑胸膈,上逆迫肺。此证多呈发作性,在感寒触发之时,以邪实为主,缓解期以正虚为主。

(1)寒饮伏肺

证候:咳逆喘满不得卧,咯吐白沫量多,经久不愈,天冷受寒加重,甚则面浮跗肿;或平素伏而不作,遇寒即发,发则寒热,背痛,目泣自出,身体振振瞤动。舌苔白滑或白腻,脉弦紧。

证候分析:受寒饮冷,饮邪留伏阻肺,肺失宣降,不能布津,肺气上逆,则咳逆喘满不得卧,痰吐白沫量多,经久不愈;天冷受寒,外寒引动内饮,故咳喘加重,甚则引起面浮跗肿;舌苔白滑或白腻,脉弦紧为内有寒饮之象。本证病机为寒饮伏肺,遇感引触,肺失宣降。以咳逆喘满不得卧,咯吐白沫量多,舌苔白滑或白腻,脉弦紧为审证要点。

治法:宣肺化饮。

方药:小青龙汤加减。方中用麻黄、桂枝、干姜、细辛温肺散寒化饮;半夏、甘草化痰利气;配伍五味子、白芍敛肺止咳,使散中有收。若兼肺气虚,症见咳嗽,咯痰量多,清稀色白,咳逆喘满不得卧,动则喘甚,自汗出,舌苔白滑,脉弦滑,治宜苓甘五味姜辛汤加减以温肺化饮。

(2)脾肾阳虚

证候:喘促,动则尤甚,心悸,气短,或咳而气怯,痰多,食少,胸闷,蜷卧肢冷,神疲,少腹拘急不仁,脐下动悸,小便不利,足跗浮肿,或吐涎沫,头目昏眩。舌淡胖,苔白润或腻,脉沉细而滑。

证候分析:久病及肾,肾不纳气,则喘促,动则尤甚;肺脾气虚,痰饮内蓄,故咳而气怯,痰多、胸闷、食少;水气凌心,则心悸、气短;脾肾阳虚,肢体失去温煦,则蜷卧肢冷,神疲;肾阳虚衰,膀胱气化失司,水饮留蓄下焦,则小便不利,少腹拘急;饮溢肌肤,则足跗浮肿;饮逆于上,则呕吐涎沫而头目昏眩;舌质淡,舌体胖大,苔白润或腻,脉沉细而滑为阳虚,水湿内停之象。本证病机为支饮日久,脾肾阳虚,饮凌心肺。以喘促,动则尤甚,心悸,气短,舌质淡,舌体胖大,苔白润或腻,脉沉细而滑为审证要点。

治法:温脾补肾,以化水饮。

方药:金匮肾气丸合苓桂术甘汤加减。前方补肾,后方温脾,二方合用,温补脾肾,以化水饮。药用桂枝、附子温阳化饮;怀山药、白术、炙甘草补气健脾;茯苓、泽泻、丹皮泻肾利水;熟地、山萸肉补肾纳气。喘促甚者,加钟乳石、沉香、补骨脂补肾纳气。

【转归预后】

痰饮病主要为肺、脾、肾三脏气化功能失常所致,若施治得法,一般预后尚佳。若饮邪内伏,或久留体内,其病势多缠绵难愈,且易因感受外邪或饮食不当而诱发,反复难愈。若长期反复不愈,则可由脾及肾,或由肺及肾,终至出现肺、脾、肾同病复杂之候,或见水饮凌心射肺之危象。

【预防调护】

　　凡有痰饮病史者，平时应加强体质锻炼，提高抗病能力；避免风寒，预防感冒，慎起居，怡情志；饮食宜清淡，忌甘肥生冷之物；戒烟酒；注意劳逸适度，以防诱发。在应用发汗、利水、峻下逐饮之法时，应注意中病即止，勿伤正气，注意顾护胃气，可以适当辅以清淡饮食、稀粥之饮品，或由白豆蔻、砂仁等芳香健胃之品调配药膳。

参考文献

[1] 冯先波. 中医内科鉴别诊断要点:中医师承学堂[M]. 中国中医药出版社, 2014:212.

[2] 周仲瑛, 薛博瑜, 王国辰. 周仲瑛实用中医内科学:名家实用文库[M]. 中国中医药出版社, 2012:12.

[3] 姚荷生. 近现代名中医未刊著作精品集:中医内科学评讲[M]. 北京:人民卫生出版社, 2014:32.

[4] 周仲瑛. 高等中医药院校教学参考丛书:中医内科学[M]. 2版. 北京:人民卫生出版社, 2008:65.

[5] 陈湘君, 张柏礼. 中医内科学[M]. 北京:科学出版社, 2007:20.